新时代职业教育护理专业高水平实践教学系列教材

护理评估
技能实训

□ 主编 陈方军 王晓晶 朱珠

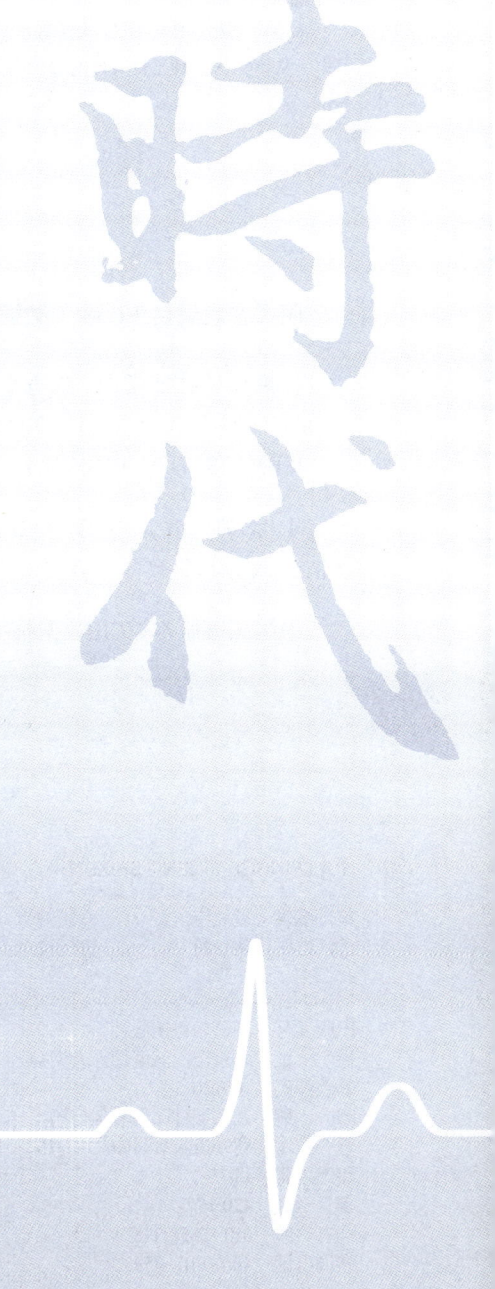

中国教育出版传媒集团

高等教育出版社·北京

内容简介

　　本书是新时代职业教育护理专业高水平实践教学系列教材之一,是根据现代临床护理岗位能力需求、全国护士执业资格考试大纲及全国职业院校护理技能大赛规程编写而成的。内容包含健康史采集、身体评估、心理与社会评估、实验室及心电图检查、临床常见症状评估、护理风险评估6个模块,共50个任务。本书通过临床案例导入任务,每项操作以表格形式呈现,操作流程明晰,附有情境对话,图文并茂;同时通过技能操作视频直观呈现操作程序和职业规范;评价反馈采用自评、互评、问题探究和问题测试,进行全方位评价。

　　本书为新形态一体化教材,以纸质教材为载体,以二维码链接的形式将数字教学资源与教材进行有机融合。配套资源有PPT、视频、测试题、评价表、职业精神微课等。

　　本书可供高等职业教育、中等职业教育护理、助产等专业教学使用,也可作为从事临床护理工作人员的参考书。

图书在版编目(CIP)数据

　　护理评估技能实训 / 陈方军,王晓晶,朱珠主编
.--北京:高等教育出版社,2024.6
　　ISBN 978-7-04-060576-1

　　Ⅰ.①护⋯　Ⅱ.①陈⋯ ②王⋯ ③朱⋯　Ⅲ.①护理 –
评估 – 高等职业教育 – 教材　Ⅳ.①R47

　　中国国家版本馆CIP数据核字(2023)第098901号

HULI PINGGU JINENG SHIXUN

策划编辑	夏　宇	责任编辑	夏　宇	封面设计	王　琰	版式设计	徐艳妮
责任绘图	裴一丹	责任校对	胡美萍	责任印制	高　峰		

出版发行	高等教育出版社	网　　址	http://www.hep.edu.cn
社　　址	北京市西城区德外大街4号		http://www.hep.com.cn
邮政编码	100120	网上订购	http://www.hepmall.com.cn
印　　刷	北京汇林印务有限公司		http://www.hepmall.com
开　　本	889mm×1194mm　1/16		http://www.hepmall.cn
印　　张	14.75		
字　　数	420千字	版　　次	2024年6月第1版
购书热线	010-58581118	印　　次	2024年6月第1次印刷
咨询电话	400-810-0598	定　　价	55.00元

新时代职业教育护理专业高水平实践教学系列教材
编审委员会

《护理评估技能实训》编写人员

主　编：陈方军　王晓晶　朱　珠
副主编：朱　霖　潘瑞丽　李　娜　武丽娟
编　者：(以姓氏笔画为序)

王晓晶（北京协和医院）

王赞丽（咸阳职业技术学院）

卞　莹（贵阳康养职业大学）

朱　珠（贵阳康养职业大学）

朱　霖（安徽医学高等专科学校）

许可彩（安徽医学高等专科学校）

李　晶（天津医学高等专科学校）

李　娜（昆明医科大学海源学院）

李宾宾（北京协和医院）

吴海红（萍乡卫生职业学院）

陈方军（肇庆医学高等专科学校）

陈宇清（肇庆医学高等专科学校）

武丽娟（萍乡卫生职业学院）

郑丹萍（北京协和医院）

钟小景（肇庆医学高等专科学校）

郭　羽（北京协和医院）

陶冬艳（昆明卫生职业学院）

梁　茜（贵阳康养职业大学）

董颖越（北京协和医院）

潘瑞丽（北京协和医院）

前　言

党的二十大报告中提出推进健康中国建设,把保障人民健康放在优先发展的战略位置。护理工作是卫生健康事业发展的重要组成部分,"以病人为中心"的整体护理模式变革对护理人员的素质、理论知识和技能提出了更新、更高的要求。在这种情况下,迫切要求开发与人才培养相适应的,融合了"新理念、新知识、新技术"的新形态一体化技能实训教材,以更好地满足现代社会和护理学发展的需要,保障人民对健康的需求。

本教材以党的二十大精神为指引,遵照全国职业教育大会和新职业教育法的要求,全面贯彻党的教育方针,以立德树人为根本任务,以职业能力培养为核心,强化医学知识与人文精神相融合,突出护理技能与临床思维并重,旨在培养德智体美劳全面发展,具有"敬佑生命、救死扶伤、甘于奉献、大爱无疆"医学精神的高素质护理专业人才。

本教材分6个模块,通过临床案例导入实训任务,突出现代临床护理岗位操作规范及能力的目标要求;按照护理程序的工作方法,技能操作采用流程图的形式呈现,结合真实场景图片或视频及沟通说明,突出护理临床操作过程的实践性;通过职业精神微课,强化课程思政要求,采用自评、互评、问题探究和在线测试,进行全方位评价。

本教材具有以下特点。一是德技融合,既注重实训操作流程,更注重人文关怀、职业素养及创新精神的有机融合,培养学生分析问题、解决问题及临床思维能力。二是岗课赛证融通,融入临床岗位能力、护士执业准入要求和技能大赛规范,实施课程改革。三是多媒体融合,以纸质教材为载体,通过二维码链接的形式将实训教学、数字教学资源与教材进行有机融合,实现线上线下结合的教学模式。

与本教材配套的"护理技能实训数字学习系统"以多媒体教学资源和网络技术为基础,将护理实训教材、实训任务大纲、实训学习资源、实训评估体系等融为一体,着眼于教学应用,贯穿课前、课中及课后实训。通过先学后教、自主学习的理念,改变教学中的师生关系,使学生成为教学的主体,教师转变为指导者和辅助者,实现教学观念的转变,提升课堂教学的质量和效率,为学生的主动学习和全面发展奠定坚实的基础;实现教学过程数字化转型及优质教育资源共享。学习者关注"医博教育"微信公众号,在教材书架选取相应的科目进行在线自主学习;线下技能实训任务完成后,点击"进入自评"开展在线测评;该系统还设有在线测试习题可供学习者日常自主复习。

本教材由来自全国高等职业教育医药卫生院校和三级甲等医院具有丰富临床及教学经验的一线护理专家和教师组成编写团队。教材模块一由陈方军、钟小景编写;模块二由朱珠、钟小景、梁茜、卞莹、王赞丽、朱霖、许可彩编写;模块三由郑丹萍、潘瑞丽编写;模块四由李娜、陶冬艳、武丽娟、吴海红、郭羽、王晓晶编写;模块五由董颖越、李宾宾编写;模块六由陈宇清、李晶编写。

在教材编写过程中,得到了各编者所在单位的大力支持,在此表示诚挚的感谢!现代医学发展日新月异,限于编者的能力和水平,书中难免存在疏漏,恳请读者在使用教材时不吝指正,以便修订完善。

编者
2024年5月

目 录

模块六
护理风险评估 205

参考文献 221

模块一

健康史采集

━ ▸▸▸ **模块导航**

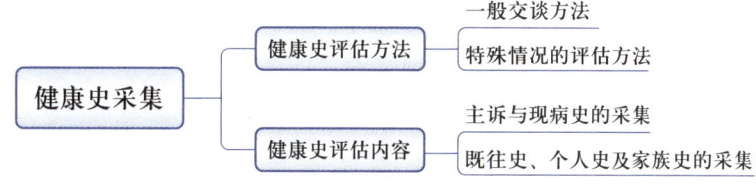

健康史采集
- 健康史评估方法
  - 一般交谈方法
  - 特殊情况的评估方法
- 健康史评估内容
  - 主诉与现病史的采集
  - 既往史、个人史及家族史的采集

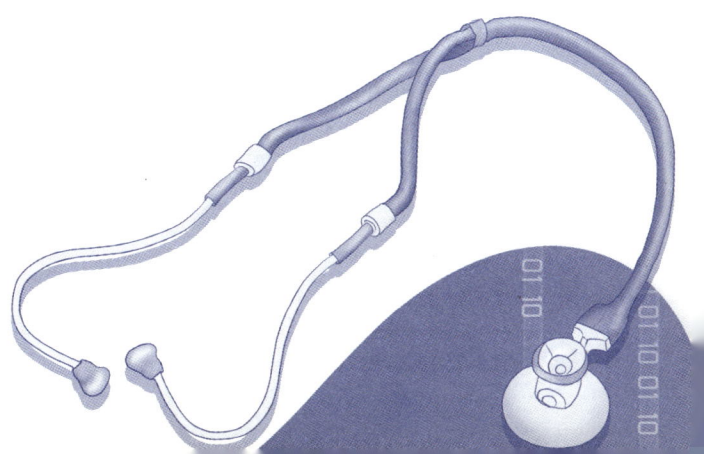

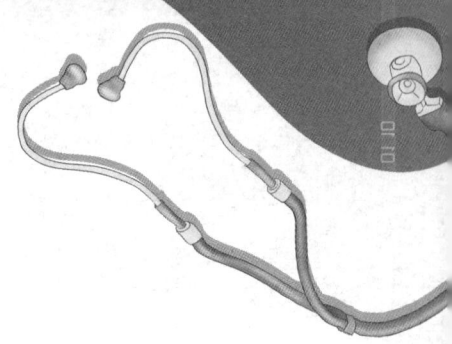

❯ 项目一
健康史评估方法

学习目标

知识目标: 1. 熟记健康史评估的方法与技巧。

2. 熟记特殊情况的评估方法。

技能目标: 1. 能正确运用健康史评估的方法与技巧。

2. 能与病人及家属进行有效的沟通交流。

素质目标: 1. 具有良好的礼仪规范,行为举止符合职业要求。

2. 具有良好的职业道德,谨言慎行,忠于职守。

3. 具有良好的护患沟通能力,与病人沟通融洽。

4. 具有较强的人文关怀理念,对病人关怀备至。

5. 热爱护理工作,践行社会主义核心价值观。

任务一 一般交谈方法

▶ **临床案例**

病人,女,35 岁。发热、咳嗽、咳痰 3 天,胸痛 1 天。门诊拟"肺炎"收入院。3 天前病人淋雨后出现发热,咳嗽、咳痰,发热时体温为 37.5~38 ℃,咳嗽时咳出少量白色黏痰。1 天前出现右侧胸痛,咳嗽时加重,遂入院治疗。

▶ **任务分析**

1. 病人入院后,护士收集病人的健康史。

2. 护士须运用正确的交谈方法与病人进行沟通。

▶ **目的**

1. 营造良好的交谈氛围。

2. 确保资料收集得全面准确。

3. 为建立良好护患关系奠定基础。

▶ 准备

1. **护士准备**　衣帽整洁,洗手,戴口罩。确定所要收集的主要资料及其顺序,必要时,列出交谈提纲。

2. **病人准备**　已安顿且没有相关检查等其他事项干扰,体位舒适,能理解并配合。必要时,遵医嘱进行物理降温或药物降温。

3. **用物准备**　入院护理评估单、记录用纸、笔、快速手消毒液。

4. **环境准备**　安静、舒适,注意保护隐私。

▶ 实施

操作步骤见表1-1-1。

表1-1-1　一般交谈方法步骤

操作流程	交谈过程	说明
自我介绍	护士:"女士,您好! 我是护士××,您住院期间的护理工作主要由我来负责。"(图1-1-1) 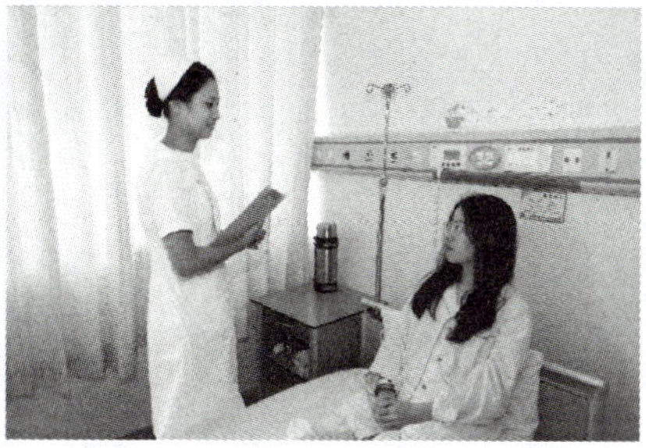 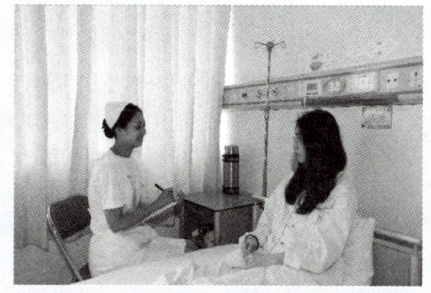 图1-1-1　向病人进行自我介绍	一般情况下,健康史采集的对象多为本人,可根据其年龄、性别等特点选择适宜的称谓。若病人存在神经精神障碍或病人为婴幼儿时,则需要向其他知情者了解情况
核对信息	护士:"请问您叫什么名字?" 病人:"我叫××。" 护士:"请让我核对您的信息。"	核对床号、姓名、腕带
解释说明	护士:"为了更好地提供护理服务,我需要了解您的病情及相关信息,大约需要20 min,可以吗?" 病人:"可以。"	向病人或家属说明交谈目的及所需时间,同时注意观察病人的反应
安置体位	护士:"交谈过程中若您觉得累了,或有什么不舒服,都可以随时跟我说。" 病人:"好的。" 病人取舒适的坐位或卧位。护士可坐在床旁的椅子上,保证与病人有良好的目光接触,并传达出护士认真负责的态度(图1-1-2)	

图1-1-2　开始正式交谈

操作流程	交谈过程	说明
一般性交谈	护士:"您的年龄是?" 病人:"35岁。" 护士:"您的学历是?" 病人:"大学本科。"	闭合式问题简单明了
循序渐进	护士:"请您跟我说说是因为什么不舒服来住院的?" 病人:"发烧、咳嗽和胸痛。" 护士:"是从什么时候开始的?" 病人:"3天前就有发烧和咳嗽了,胸痛是昨天才开始的。"	一般从主诉开始,宜选择易于回答的开放式问题
逐步深入	护士:"您能说说当时的情况吗?" 病人:"大概是3天前,下雨我没带伞,衣服都淋湿了,打了好几个喷嚏。回到家后我把湿衣服换了,晚上开始觉得不舒服,可我没在意,早早睡了,夜里就开始发烧。"	通过一系列问题逐渐深入了解起病的时间、主要症状的特点等
阐述、澄清	护士:"请您具体说说发烧时的体温。" 病人:"当时我自己测体温是37.8℃,接下来几天体温都在37.5~38℃之间。" 护士:"我明白了。您咳嗽是什么时候开始的?" 病人:"发烧的时候就有咳了。" 护士:"咳嗽时有痰吗?" 病人:"有。" 护士:"咳出痰液的颜色、性状和量怎样?" 病人:"白色的,有点黏,量较少。" 护士:"从昨天开始您觉得疼痛的部位在哪儿?" 病人:"右侧胸部。" 护士:"胸痛时的情况是怎样的,能详细讲讲吗?" 病人:"是隐隐地痛,咳嗽时痛得剧烈。"	要使用病人能够理解的词汇进行交流,避免使用医学术语。比如在询问过程中,可用"发烧"代替"发热" 开放式问题与闭合式问题相互结合 避免暗示性提问,如"咳出的是白色黏痰吗" 对含糊不清或有疑问的信息应及时予以核实
复述确认	护士:"我复述一遍您这次的患病情况。您3天前淋雨后出现发烧和咳嗽,发烧时体温为37.5~38℃,咳嗽伴咳少量白色黏痰。1天前出现右侧胸部隐痛,咳嗽时加重。是这样吗?" 病人:"是的。"	针对不同的情况采取不同的核实策略,常用的有澄清、复述、反问、质疑等 交谈过程中,要做好重要信息的记录,以免遗忘
避免遗漏	护士:"您还有什么要补充的吗?" 病人:"护士,我能请假回家吗?家里奶奶92岁了,见不着我会担心、难过……" 护士:"住院期间不能请假外出的。您的心情我能理解,积极配合治疗有助于您尽快战胜疾病的!"护士握住病人的手,表示同情和理解	对病人的言行首先要采取接受和尊重的态度,还应注意观察病人的反应。遇有情绪改变等情况应及时调整交谈策略,并采取适宜的方式给予平复 恰当运用非语言性沟通技术
抓住主题	病人:"我奶奶年纪越大就越像小孩,一天见不到我就会哭闹,她以前不会这样的。我记得小时候……" 护士:"您和奶奶的感情很深厚,许多病人会担心住院后影响家庭生活,您是否也有这方面的顾虑?" 病人:"是的。" 护士:"我很愿意在稍后的时间里与您多交流。现在可否先说一说身体出现不适后您是怎么处理的?"	对于敏感问题,宜采用委婉的提问方式。若遇到病人偏离主题的情况,要避免断然中断或改变话题,而应采取较委婉的方式使病人回到原来主题

操作流程	交谈过程	说明
恰当过渡	护士:"有关您这次的病情已经清楚了,下面我还要了解一下您以前的健康状况,是否患过其他疾病等,这有助于更全面地了解您的健康状况,并为您提供更全面的护理。" 病人:"……"	由一个项目转向另一个项目时,恰当使用过渡性语言,使病人有所准备,同时也要说明其目的
细心观察	病人打呵欠,神情疲惫…… 护士:"怎么了?" 病人:"我累了,想休息。"	在交谈过程中,若病人出现疲惫、不适等表现,应及时询问,适时缩短或结束谈话。必要时,应给予进一步的处理 对于不能耐受较长时间交谈者,可优先收集最主要的资料,然后再分次逐步完善
学会感谢	护士:"非常感谢您的配合,今天的谈话就先到这儿吧。好好休息,有什么不适可以随时按呼叫器,祝您早日康复!" 病人:"好的,谢谢!"	在交谈即将结束时,应有所暗示或提示,避免突然结束话题。一般可以自然地看看表,或者对谈话进行简单的总结
整理用物	• 协助病人安置合适体位 • 整理床单位	
洗手记录	• 记录交谈情况并报告医生	

▶ 自我评价

 一般交谈方法评价表

▶ 问题探究

1. 运用开放式与闭合式问题时应注意什么?

答:护士应根据实际情况灵活运用开放式与闭合式问题,开放式问题可以使病人对有关问题进行更为详细的描述,但不容易抓住重点,甚至离题而占用大量的时间。闭合式问题简单明了,但不利于病人表达自己的感受。此外,过多地使用闭合式问题会使病人产生压抑感、被动感,不利于其主动参与交谈,也会影响病人对护士的信任感等,不利于良好护患关系的建立。

2. 常用的非语言性沟通方式有哪些?

答:有点头、微笑、抚摸、适当的沉默等。

3. 为病情危重病人采集健康史需注意什么?

答:① 选择适宜的评估环境和时机。评估环境应安静、舒适,且应注意保护隐私。必要时,可选择单独的房间进行。② 应及时进行重点资料的收集,集中收集对病人可能造成生命威胁或带来较大痛苦的资料,以便于在较短的时间内明确急需解决的主要护理问题,及时采取相应的护理措施。对于可以暂缓处理的问题待病情平稳后再补充收集。

 一般交谈方法问题测试

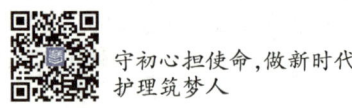

守初心担使命，做新时代
护理筑梦人

（钟小景）

任务二　特殊情况的评估方法

▶ 目的

1. 正确应对各种不同情况，确保资料收集全面且准确。
2. 建立有效护患沟通渠道，密切护患关系。

▶ 准备

1. **护士准备**　衣帽整洁，洗手，戴口罩。
2. **病人准备**　已安顿且没有相关检查等其他事情干扰，体位舒适，能理解并配合。
3. **用物准备**　入院护理评估单、记录用纸、笔、快速手消毒液。
4. **环境准备**　安静、舒适，注意保护隐私。

▶ 实施

操作步骤见表 1-1-2。

表 1-1-2　特殊情况的评估操作步骤

特殊情况	评估技术	沟通与说明
缄默与忧伤	• 一方面，应注意观察病人的表情、目光和躯体姿势 • 另一方面，也要以尊重的态度，耐心地向病人表明我们理解其痛苦并通过言语和恰当的躯体语言给病人以信任感，鼓励其客观地叙述（图 1-1-3） 图 1-1-3　病人伤心而泣	如病人因担心家里年迈的亲人而伤心或哭泣，情绪低落，护士应予安抚、理解，并适当等待、减慢询问速度，使病人镇定后再继续叙述
焦虑与抑郁	• 焦虑病人：应鼓励其说出内心的感受，分析其焦虑的可能原因并进行适当的解释和安慰，但应避免不切实际的保证 • 抑郁病人：可较多地采用直接提问，并注意与病人的感情交流，以便于及时找出抑郁的可能原因。对怀疑有抑郁症者可请精神科会诊	如说"不用担心，一切都会好起来的"这一类话时，首先应了解病人的主要问题，确定表述的方式，以免适得其反，使病人产生抵触情绪，交流更加困难

特殊情况	评估技术	沟通与说明
多话与唠叨	• 提问应限定在主要问题上 • 根据初步判断,在病人提供不相关的内容时,巧妙地打断 • 让病人稍休息,同时仔细观察病人有无思维奔逸或混乱的情况,如有,应按精神科要求采集病史和做精神评估 • 分次进行问诊	告诉病人问诊的内容及时间限制等,但均应有礼貌、诚恳表述,切勿表现得不耐心而失去病人的信任
愤怒与敌意	• 提问应该缓慢而清晰,询问内容主要限于现病史 • 一旦病人情绪失控,护士应注意自身安全	您反映的问题我们会及时处理。现在还有什么需要我帮忙的吗
多种症状并存	• 护士应结合自己所学知识及初步医疗诊断等,在众多症状中抓住关键,找出主要症状	您这些年来患病的情况我都记下来了,能告诉我您此次住院最主要的不适是什么吗
说谎和不信任	• 护士应避免记录下不可靠、不准确的病史资料 • 对病人的不信任和说谎,护士不必强行纠正,但若根据观察、询问、了解有说谎可能时,应觉察到问题,待病人情绪稳定后再询问病史资料 • 若有人没病装病或怀有其他非医学上的目的有意说谎时,护士应根据医学知识综合判断,予以鉴别	有的病人求医心切可能夸大某些症状,或害怕面对可能的疾病而淡化甚至隐瞒某些病史
文化程度低和语言障碍	• 文化程度低:护士语言应通俗易懂,减慢提问的速度,注意必要的重复及核实 • 语言不通:最好是找到翻译,并请如实翻译,勿带倾向性,更不应只是解释或总结。有时通过体语、手势,加上不熟练的语言交流也可抓住主要问题 • 反复核实很重要	有时病人对问题回答"是",不过是一种礼貌和理解的表示,实际上可能并不理解,也不一定是同意或肯定的回答,对此应特别注意
重危和晚期病人	• 重危病人需要高度浓缩的病史及体格检查,并可同时进行。经初步处理,病情稳定后,可赢得时间,须详细询问病史 • 重症晚期病人应特别关心,引导其作出反应。亲切的语言,真诚的关心,表示愿在床旁多待些时间,对病人都是极大的安慰和鼓励,而有利于获取准确而全面的信息	护士对诊断、预后等回答应恰当和力求中肯,避免造成伤害,更不要与其他医护人员的回答发生矛盾。如不清楚、不理解,应妥善交代或作出适当许诺,待以后详细说明
残疾病人	• 听力损害或聋哑人:① 可用简单明了的手势或其他体语;② 谈话清楚、大声,态度和蔼、友善;③ 请病人亲属、朋友解释或代述,同时注意病人表情;④ 必要时做书面提问,书面交流 • 盲人:先向病人自我介绍及介绍现场情况,搀扶病人就座,尽量保证病人舒适	告诉病人其他现场人员和室内家具或装置,仔细聆听病史叙述并及时给予语言的应答
老年人	• 先用简单清楚、通俗易懂的一般性问题提问 • 减慢评估的进度,使之有足够时间思索回忆,必要时作适当的重复 • 注意病人的反应,判断其是否听懂,有无思维障碍、精神失常,必要时向家属和朋友收集补充病史 • 耐心仔细进行系统回顾,以便发现重要线索 • 仔细询问既往史及用药史,个人史中重点询问个人嗜好、生活习惯改变 • 注意精神状态、外貌言行、与家庭及子女的关系等	言语清晰,语速适中,注意老年患者反应

特殊情况	评估技术	沟通与说明
儿童	• 问病史时应注意态度和蔼,体谅家长因子女患病而引起的焦急心情,认真地对待家长所提供的每个症状 • 5~6岁及以上的小儿,可让其补充叙述一些有关病情的细节,但应注意其记忆及表达的准确性	小儿多不能自述病史,须由家长或保育人员代述。所提供的病史材料是否可靠与他们观察小儿的能力、接触小儿的密切程度有关,对此应予注意并在病历记录中说明 有些患儿由于惧怕住院、打针等而不肯实述病情,在与其交谈时,仔细观察并全面分析有助于判断其可靠性
精神疾病病人	• 有自知力的精神疾病病人,问诊对象是病人本人 • 缺乏自知力的病人,其病史从病人的家属或相关人员中获得。由于不是本人的患病经历和感受,且家属对病情的了解程度不同,有时会提供大量而又杂乱无章的资料,护士应结合医学知识综合分析,归纳整理后记录	对缺乏自知力病人的交谈,询问与观察属于精神检查的内容,但有时所获得的一些资料可以作为其病史的补充
整理用物	• 协助病人安置合适体位 • 整理床单位	我现在已经了解您的情况,谢谢您的配合。您还有什么需要帮助的吗?(没有了,谢谢) 那您好好休息,有事可以按呼叫器,我们会及时过来的
洗手记录	• 记录交谈情况并报告医生	

▶ 自我评价

特殊情况评估评价表

▶ 问题探究

1. 如何与愤怒病人沟通?

答:护士应采取坦然、理解和不卑不亢的态度,尽量发现其发怒或产生敌意的原因并予以解释说明,注意切勿使其迁怒于他人或其他部门。护士提问应该缓慢而清晰,内容主要限于现病史,对个人史及家族史或其他可能比较敏感的问题,询问要十分谨慎,或分次进行,以免触怒病人。一旦病人情绪失控,护士应注意自身安全。

2. 如何与临终病人沟通?

答:护士首先应了解病人是否知晓病情与预后,然后根据病人的具体情况进行沟通。回答病人提出的问题时,应力求中肯可靠,同时给予病人情感上的支持。

特殊情况评估问题测试

▶ **职业精神**

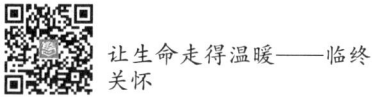 让生命走得温暖——临终
关怀

（钟小景）

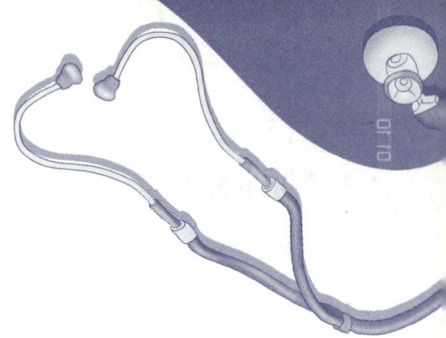

项目二
健康史评估内容

学习目标

知识目标: 1. 熟记健康史评估的内容。
2. 了解健康资料的分类。
技能目标: 1. 能正确运用交谈技巧收集健康资料。
2. 能与病人及家属进行有效的沟通交流,并采集到准确的健康史。
素质目标: 1. 具有良好的护患沟通能力和同理心,护患关系融洽。
2. 具有较强的人文关怀理念,对病人关怀备至。
3. 具有爱岗敬业、乐于奉献、一丝不苟、精益求精的职业道德修养。

临床案例

病人,男,65 岁。5 天前感冒后出现左侧胸痛,为持续性针刺样、放电样疼痛,阵发加重,伴有局部的烧灼感、过电感,无胸闷、气短,无恶心、呕吐。2 天前左胸背部出现沿肋骨呈簇状、带状分布的红色丘疹,疼痛逐渐加重,影响睡眠,为进一步治疗来就诊。入院初步诊断为"带状疱疹神经痛"。

任务分析

1. 病人入院后,护士收集病人的主诉与现病史。
2. 护士收集病人的既往史、个人史及家族史。

任务一 主诉与现病史的采集

▶ **目的**

1. 了解病人所存在的主要健康问题、病情发生发展的经过。
2. 了解病人所采取的应对措施及效果。
3. 了解疾病对病人的影响。

▶ 准备

1. **护士准备** 衣帽整洁,洗手,戴口罩。确定所要收集的主要资料及其顺序,必要时,列出交谈提纲。
2. **病人准备** 体位舒适,能理解并配合。必要时,遵医嘱缓解病人疼痛。
3. **用物准备** 入院护理评估单、记录用纸、笔、快速手消毒液。
4. **环境准备** 安静、舒适,注意保护隐私。

▶ 实施

操作步骤见表1-2-1。

表 1-2-1　主诉与现病史的采集操作步骤

评估流程		沟通过程	说明
主诉		护士:"请问您是因为怎样不舒服而住院的?" 病人:"胸痛和皮疹。" 护士:"您这样的不舒服持续多长时间了?" 病人:"胸痛5天了,皮疹是这两天才有的。"	主诉为病人本次就诊最主要的原因及其持续时间,应用一两句话加以概括,并同时注明主诉自发生到就诊的时间,如"左侧胸痛5天,加重伴左胸背部皮疹2天"
现病史	起病情况与患病时间	护士:"您这次患病是什么原因引起的?" 病人:"感冒后就开始胸痛了。" 护士:"左侧胸痛了5天,胸背部皮疹2天了,对吗?" 病人:"是的。"	何时、何地、如何起病,起病缓急,病程长短,与本次发病有关的病因和诱因。现病史的时间应与主诉保持一致
	主要症状的发生与发展	护士:"请您详细说一下胸痛的情况。是哪儿痛,怎么痛,能缓解吗?" 病人:"我是左侧胸痛,痛起来就像针刺、放电一样,局部还会有被火烧、被电样的感觉。" 护士:"这样的疼痛是一过性还是持续的?" 病人:"持续的一直痛,还会有一阵阵的加强。" 护士:"您皮疹的情况是怎样的?" 病人:"皮疹是2天前才出现的,在左侧胸背部都有,我拉起衣服给你看看。"	按症状发生的先后详细描述症状的性质、部位、程度、发作频率、持续时间、严重程度、有无缓解或加重的因素,有无伴随症状等
	伴随症状	护士:"除了胸痛和皮疹您还有其他不舒服吗,比如胸闷、气短、恶心、呕吐等?" 病人:"没有。"	与主要症状同时或随后出现的其他症状,应记录其发生的时间、特点和演变情况,与主要症状之间的关系等。与鉴别诊断有关的阴性症状也应记录
	诊疗护理经过	护士:"您患病后曾在外院做过什么检查或治疗吗?效果怎样?" 病人:"没在外院做过治疗。"	发病后曾在何时、何地做过何种检查,诊断及治疗、护理措施与其效果
	一般情况	护士:"我看您目前的精神状态还是不错的。您觉得自己的体力、食欲、食量、睡眠和大小便等方面有没有明显的改变?" 病人:"我睡不好,痛醒!"	病人患病后的精神、体力状态,食欲及食量的改变,睡眠与大小便的情况等
	健康问题对病人的影响	护士:"这次患病住院对您的工作、生活等方面会带来什么影响吗?" 病人:"住院后家里就没有收入来源了……"	病人对自己目前健康状况的评价及疾病对生理、心理、社会各方面的影响

评估流程	沟通过程	说明
学会感谢	护士:"非常感谢您的配合,今天的谈话就先到这儿吧。好好休息,有什么不适可以随时按床铃,祝您早日康复!" 病人:"好的,谢谢!"	
整理用物	• 协助病人安置合适体位 • 整理床单位	
洗手记录	• 记录交谈情况并报告医生	

▶ 自我评价

主诉与现病史的采集评价表

▶ 问题探究

1. 记录病人主诉要注意什么?

答:① 记录主诉要简明,一般不超过 20 个字,或不超过 3 个主要症状。② 应尽可能用病人语言描述的症状,一般不直接使用诊断名词。③ 体征一般不作为主诉,但能为病人所感知而无明显症状者亦可作为主诉,如发现腹部包块。④ 病程较长、病情比较复杂的病例,应该结合整个病史,综合分析以归纳出更能反映其患病特征的主诉。

2. 记录主要症状的发生与发展要注意什么?

答:记录文字要精练,类同的症状不需反复描述,但症状的性质、程度等发生变化时应记录变化的情况。

主诉与现病史的采集
问题测试

▶ 职业精神

疫路有你——周雪贞

(钟小景)

任务二 既往史、个人史及家族史的采集

▶ 目的

1. 评估病人既往的健康状况、出生及成长情况。
2. 评估病人是否存在不良的生活习惯与嗜好。
3. 分析既往健康状况、出生及成长情况,明确遗传、家庭及环境因素对病人目前健康状况的可能影响。

▶ 准备

1. **护士准备** 衣帽整洁,洗手,戴口罩。确定所要收集的主要资料及其顺序,必要时,列出交谈提纲。
2. **病人准备** 体位舒适,能理解并配合。必要时,遵医嘱缓解疼痛。
3. **用物准备** 入院护理评估单、记录用纸、笔、快速手消毒液。
4. **环境准备** 安静、舒适,注意保护隐私。

▶ 实施

操作步骤见表1-2-2。

表1-2-2 既往史、个人史及家族史的采集操作步骤

评估流程	评估内容	举例说明
既往史	• 评估前做好转承和铺垫 • 一般健康状况:若病人有既往病史,要进一步追问所患疾病的时间、表现、处理措施及最后的转归情况。对于目前依然存在的慢性疾病,更应详细询问 • 急性、慢性传染病史 • 预防接种史:包括预防接种时间及类型 • 有无手术史、外伤史:对有手术史者,应询问手术的时间、原因及名称等;有外伤史者,应询问外伤的时间、原因、损伤的情况、处理措施及转归等 • 有无过敏史:包括食物、药物、环境因素中已知的过敏物质等。若病人回答对哪种食物、药物或其他接触物过敏,则需要进一步询问具体的过敏表现	现在需要了解您以前的健康状况 请问您以前是否患过带状疱疹神经痛?是否患过其他慢性疾病,如原发性高血压、肝病、糖尿病等病史 您有无接种过带状疱疹疫苗,什么时候接种的 您是否患过其他急慢性的传染病 您以前有无受过外伤或做过手术 您有无对特定食物、药物或环境中的某些物质过敏
个人史	• 社会经历:包括出生地、居住地区和居留时间(尤其是疫源地和地方病流行区)、受教育程度、经济生活和业余爱好等。不同传染病有不同潜伏期,应根据考虑的疾病询问过去某段时间是否去过疫源地 • 职业及工作条件:包括工种、劳动环境、对工业毒物的接触情况及时间 • 习惯与嗜好:起居与卫生习惯、饮食的规律与质量。烟酒嗜好时间与摄入量,以及其他异嗜物和麻醉药品、毒品等 • 有无冶游史:是否患过淋病性尿道炎、尖锐湿疣、下疳等	请问您的籍贯是哪里?现在居住在哪儿?您过去是否接触过带状疱疹的病人 您的文化程度、职业和经济状况可以说一下吗 您平时有无烟酒嗜好?有无其他不良的生活习惯
家族史	• 直系亲属的健康状况:对于已死亡的直系亲属,应问清死亡的原因及死亡年龄 • 家族及遗传病史:询问家族成员中有无与病人类似疾病病史者	您的父母、兄弟姐妹等直系亲属有无患过带状疱疹
整理用物	• 协助病人安置合适体位 • 整理床单位	我现在已经了解您的情况了,谢谢您的配合。您还有什么需要帮助的吗(没有了,谢谢) 那您好好休息,有事可以按呼叫器,我们会及时过来的
洗手记录	• 记录交谈情况并报告医生	

既往史、个人史及家族史
的采集评价表

▶ 问题探究

1. 既往史的记录顺序有何要求？

答：既往史的记录应按发生的先后顺序进行记录，可以由远及近，也可以由近及远。

2. 在询问有无家族遗传病史时，如何避免遗漏信息？

答：可列举出常见的家族遗传性疾病，如冠心病、高血压、糖尿病等，避免病人不清楚何种疾病属于家族遗传病而遗漏有意义的信息。

既往史、个人史及家族史
的采集问题测试

▶ 职业精神

疫路有你——周雪贞

（钟小景）

模块二

身体评估

— ▸▸▸ 模块导航

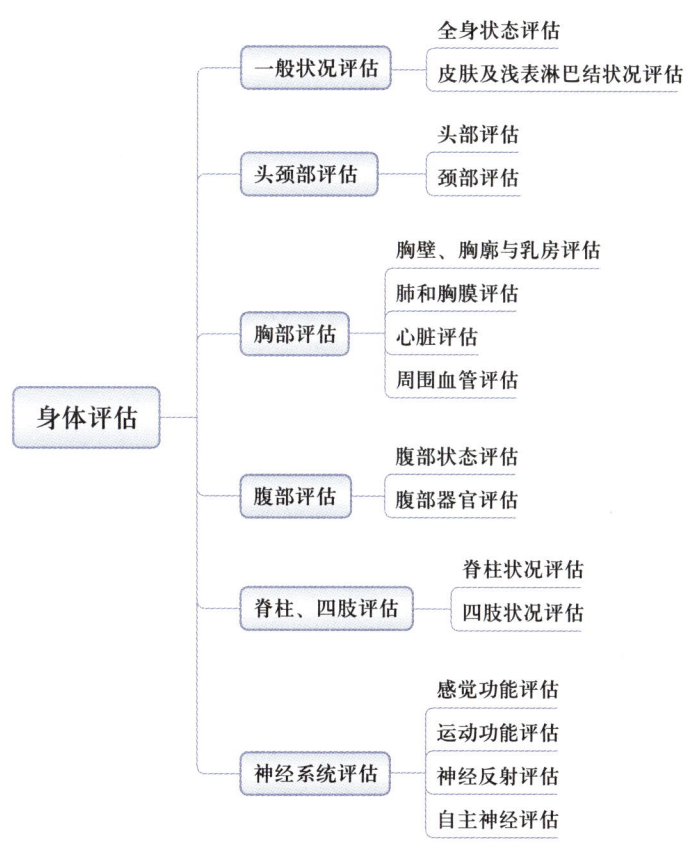

身体评估
- 一般状况评估
  - 全身状态评估
  - 皮肤及浅表淋巴结状况评估
- 头颈部评估
  - 头部评估
  - 颈部评估
- 胸部评估
  - 胸壁、胸廓与乳房评估
  - 肺和胸膜评估
  - 心脏评估
  - 周围血管评估
- 腹部评估
  - 腹部状态评估
  - 腹部器官评估
- 脊柱、四肢评估
  - 脊柱状况评估
  - 四肢状况评估
- 神经系统评估
  - 感觉功能评估
  - 运动功能评估
  - 神经反射评估
  - 自主神经评估

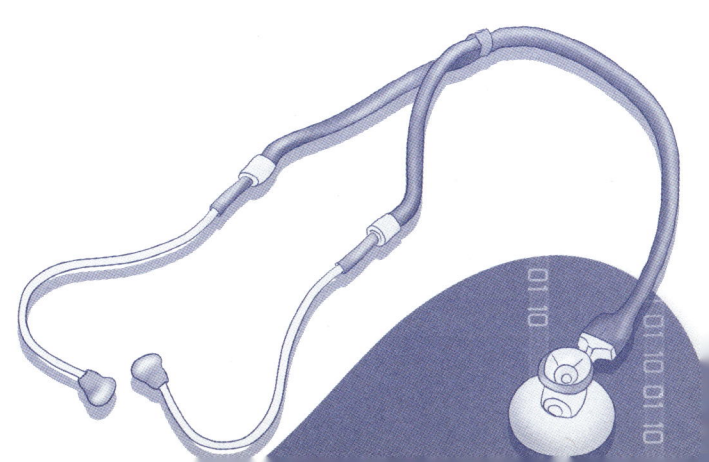

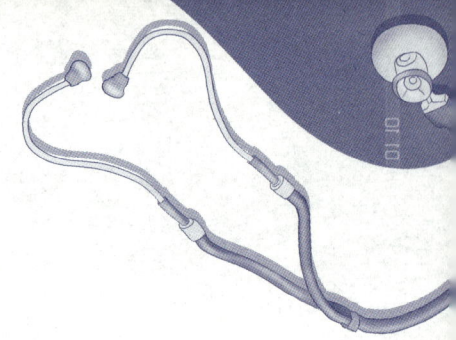

项目一
一般状况评估

学习目标

知识目标: 熟记一般检查的内容及方法。

技能目标: 1. 能够为病人正确测量生命体征。

2. 能够准确判断一般状态评估结果。

素质目标: 1. 具有良好的礼仪规范,行为举止符合职业要求。

2. 具有很好的护患沟通能力,与病人沟通融洽。

3. 具有较强的人文关怀理念。关爱病人,保护病人的隐私。

任务一　全身状态评估

▶ 临床案例

病人,男,28岁,已婚。近一年出现易饥多食、体形消瘦、畏热多汗、烦躁易怒、双眼球突出、眼裂增宽、目光炯炯有神。3天前来医院就诊。门诊医生以"甲状腺功能亢进"收入住院治疗。

▶ 任务分析

1. 对该病人进行一般状态评估。

2. 该病人一般状况可能出现什么异常?为什么?

3. 如何为该病人进行营养状态评估?

▶ 目的

1. 掌握一般状况检查的内容、方法及临床意义。

2. 发现与护理问题相关的阳性体征。

▶ 准备

1. **护士准备**　衣帽整洁、仪表规范,修剪指甲、洗手、戴口罩。

2. **病人准备**　充分暴露被检查部位,根据需要采取合适体位。

3. **用物准备**　体温计、血压计、听诊器、压舌板、酒精棉球、手电筒、软尺、体重秤、皮褶厚度计、记录单、笔、快速手消毒剂。

4. **环境准备**　环境安静、整洁,光线充足,温度、湿度适宜,关门窗或拉屏风。

▶ 实施

全身状态评估操作

操作步骤见表2-1-1。

表 2-1-1　全身状态评估操作步骤

操作流程	操作步骤	沟通与说明
核对解释	• 核对床号、姓名、腕带,向病人或家属解释	您好,我是护士××,请问您叫什么名字?(我叫×××)让我核对您的腕带信息,您现在感觉怎么样?为了更好地了解您的病情,今天需要给您做一个身体的评估,请您配合我好吗?请问您30 min内有运动、情绪激动、用药、进食或者沐浴吗,如果有,需间隔30 min后再进行评估(没有)。好的,我先为您调节好室温,检查需要时会拉好屏风遮挡。我去准备用物,您稍等
再次核对安置体位	• 协助其采取仰卧位或坐位	您是想坐着还是躺在床上呢?您可以坐在床上或者仰卧在床上 注意给病人保暖,保护病人的隐私
一般资料	• 评估病人性别、年龄	
评估生命体征:体温	• 将体温计水银柱甩至35℃以下 腋温:协助病人擦干腋下汗液,将水银端放至腋窝正中,嘱病人屈肘过胸、夹紧,测量10 min(图2-1-1)	现在我要为您测量体温,今天我们选择测量腋温,首先我会为您擦一下腋下,保证腋下是干燥的。现在请您将体温计的水银端放在腋窝正中,我已将体温计水银柱甩至35℃以下。然后请您将手肘弯曲抬高放到胸前,夹紧体温计。体温测量需要10 min 现在10 min到了,请您将体温计取出

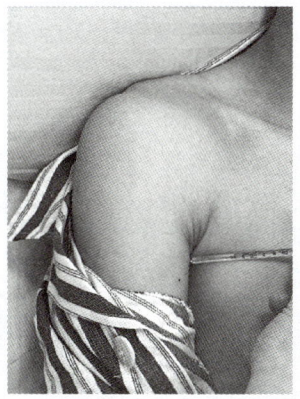

图 2-1-1　测量腋温

• 口温:将水银端斜放至舌下热窝,嘱病人闭口,用鼻呼吸,测量3 min
• 肛温:协助病人取侧卧位或俯卧位,用液状石蜡润滑肛门表面后,用手分开臀部,自肛门缓慢插入体温计3~4 cm,测量3 min

操作流程	操作步骤	沟通与说明
评估生命体征：体温	• 正常体温：腋温 36.5℃（范围 36.0~37.0℃），口温 37.0℃（范围 36.3~37.2℃），肛温 37.5℃（范围 36.5~37.7℃）	注意：腋下有创伤、炎症、手术、肩关节受伤、极度消瘦者不宜测腋温；婴幼儿、精神异常、昏迷、口腔疾患、口鼻手术、呼吸困难者不宜测口温；直肠或肛门手术、腹泻、心肌梗死者不宜测肛温；选取不同部位测量时，应注意选择相应的体温计
评估生命体征：脉搏	• 在桡动脉处触诊，协助病人手臂置于舒适位置，腕部伸展（偏瘫病人应选择健侧肢体测量脉搏）。检查者示指、中指、环指三指并拢，指腹按压在桡动脉近手腕横纹处，压力适中，以能清楚触及脉搏搏动为宜（不用拇指触诊脉搏） • 评估脉搏的频率、节律、强弱。一般测量 30 s，异常时测量 1 min（图 2-1-2）。 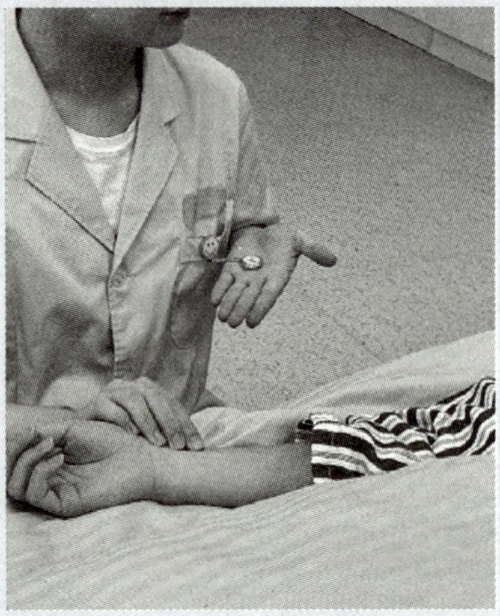 图 2-1-2　测量脉搏 • 发生脉搏短绌时，需由两名护士同时测量，一人在心尖部听心率，一人测脉率，由听心率者发出"开始"或"停止"的口令，计数 1 min，记录方式：心率 / 脉率。正常成年人在静息状态下脉率为 60~100 次 / 分，节律规则，强弱一致	现在我为您测量脉搏，您的手可以自然放在床上，您放松，平静呼吸
评估生命体征：呼吸	• 测量脉搏后，保持诊脉姿势继续测量呼吸 • 用眼的余光观察病人胸腹部的起伏 • 评估呼吸的频率、节律、深度。一般测量 30 s，异常时测量 1 min。正常成年人在安静状态下呼吸频率为 16~20 次 / 分，节律规则，均匀平稳	

操作流程	操作步骤	沟通与说明
评估生命 体征：血 压	• 常选右上肢或健侧肢体肘窝处肱动脉，协助病人取仰卧位或坐位，暴露右上臂，掌心向上，上肢略外展 • 打开血压计水银槽开关 • 将袖带平整地缠于右上臂，使袖带气囊对准肱动脉，袖带下缘距肘窝 2~3 cm，松紧以可插入一指为宜，保证血压计零点、肱动脉、心脏在同一水平（坐位时，肱动脉平第四肋；平卧位时，肱动脉平腋中线） • 戴好听诊器，检查听诊器胸件 • 将听诊器胸件置于肘窝肱动脉搏动最明显处，向袖带内充气至肱动脉搏动音消失后汞柱再上升 20~30 mmHg。再缓慢放气，以汞柱每秒下降 4 mmHg 为宜，当闻及第一声搏动音时为收缩压，汞柱继续下降，搏动音突然减弱或消失时为舒张压 • 间隔 1~2 min 后再测一次，取两次平均值作为测量结果 • 右倾 45°，使水银全部流回水银槽，关闭水银槽开关，整理好血压计，协助病人整理衣袖 • 正常成年人在静息状态下收缩压为 90~139 mmHg，舒张压为 60~89 mmHg（图 2-1-3）	请您脱掉右侧衣袖，暴露右上臂 您的血压是 ××/×× mmHg

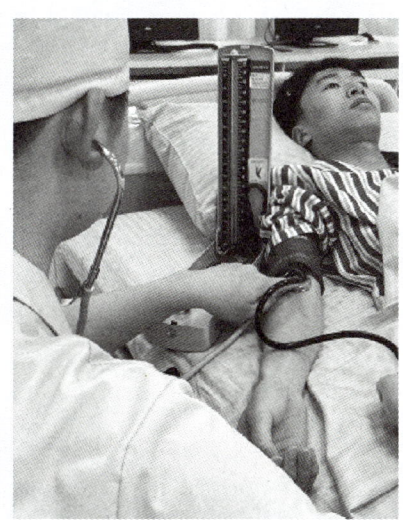

图 2-1-3　测量血压

评估发育 与体型	• 发育：以年龄、智力和体格成长状态（身高、体重与第二性征）及其相互间的关系进行综合判断 • 体型：包括无力型（腹上角 < 90°）、正力型（腹上角 90° 左右）、超力型（腹上角 > 90°）（图 2-1-4）	

操作流程	操作步骤	沟通与说明
评估发育与体型	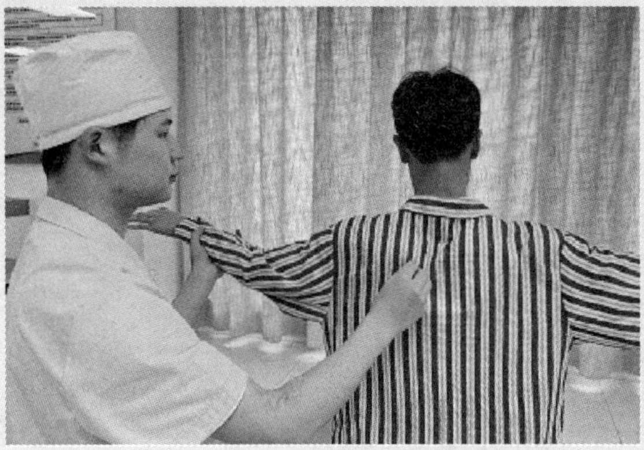 图 2-1-4　发育体型	
评估营养状态	• 测量体重：于清晨、空腹、排便和排尿后进行 • 测量皮褶厚度：常测量肱三头肌皮褶厚度，评估者用拇指和示指在肩峰至尺骨鹰嘴连线中点的上方 2 cm 处捏起皮褶，用皮褶厚度计测量，一般测量三次，取平均值 • 根据皮肤、毛发、皮下脂肪和肌肉的情况，结合年龄、身高和体重进行综合判断，可分为良好、中等、不良三个等级 • 标准体重（kg）= 身高（cm）−105 • 正常体重：在标准体重 1% ± 10% 以内 • 消瘦：低于标准体重 10%；超重：超过标准体重 10%~20%；肥胖：超过标准体重 20% • 体质指数（BMI）= 体重（kg）/ 身高 ^{2}（m^2），按照我国标准，BMI 18.5~23.9 为正常，24.0~27.9 为超重，≥ 28 为肥胖	现在请您起身测一下身高和体重
意识状态	• 可分为清醒、嗜睡、意识模糊、谵妄、昏睡、昏迷。可按格拉斯哥昏迷评分量表（Glasgow coma scale，GCS）对意识障碍程度评分	请问您知道现在这是哪里吗？今天几号？您现在感觉怎么样
面容与表情	• 临床常见异常面容包括急性面容、慢性面容、甲状腺功能亢进面容、黏液水肿面容、二尖瓣面容、肢端肥大面容、满月面容、面具面容、贫血面容、肝病面容、肾病面容、病危面容等（图 2-1-5） 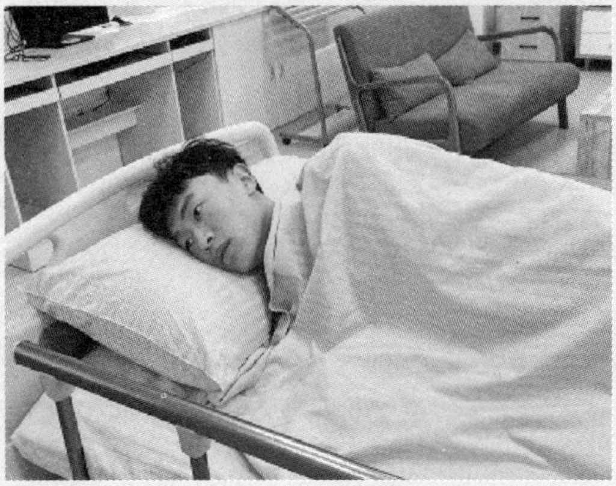 图 2-1-5　面容表情	
体位	• 常见体位包括主动体位、被动体位、强迫体位	

操作流程	操作步骤	沟通与说明
步态	• 常见异常步态包括蹒跚步态、酒醉步态、共济失调步态、慌张步态、跨阈步态、剪刀步态、间歇性跛行等(图2-1-6)	现在请您起身,从床这边走到床另一边 走路过程中观察病人步态

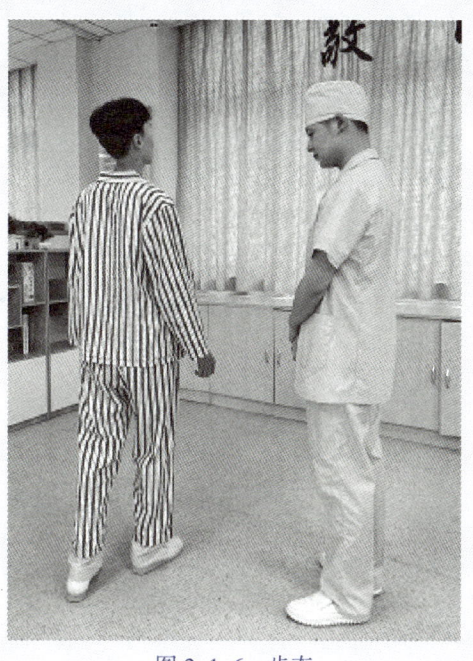

图 2-1-6　步态

整理、记录	• 协助病人取合适体位:检查完毕,协助病人穿好衣服、取舒适体位 • 清理用物:整理床单位,洗手 • 记录	×室×床×××,检查已经做完了,请问您有哪里不舒服吗?如果您有什么不适,请及时通知我,我会尽快来处理的。还有什么需要帮助的吗?(没有了,谢谢)谢谢您的配合,我们将结合本次评估所得为您制订适合的护理方案,您好好休息,有事按呼叫器

▶ **自我评价**

 全身状态评估评价表

▶ **问题探究**

1. 常见病态面容的特点及其临床意义是什么?
答:常见病态面容的特点及其临床意义见表 2-1-2。
2. 比较常见异常步态的特点及其临床意义。
答:常见异常步态的特点及其临床意义见表 2-1-3。

表 2-1-2　常见病态面容的特点及其临床意义

病态面容种类	病态面容特点	临床意义
急性病容	面颊潮红、表情痛苦、鼻翼扇动、结膜充血	急性感染性疾病,如肺炎球菌肺炎、疟疾
慢性病容	面容憔悴、面色灰白或灰暗、双目无神	慢性消耗性疾病,如严重结核病、恶性肿瘤
病危面容	面容枯槁,面色发绀或苍白,表情淡漠,目光无神,眼眶凹陷,皮肤湿冷,甚至大汗淋漓	严重脱水、大出血、休克等病危病人
甲状腺功能亢进面容	面容惊愕、眼球突出、眼裂增宽、目光炯炯有神	甲状腺功能亢进
黏液性水肿面容	面色苍黄、颜面水肿、睑厚面宽、目光呆滞、反应迟钝、毛发稀疏、舌色淡且肥大	甲状腺功能减退
满月面容	面圆如满月,皮肤发红,常伴胡须和痤疮,水牛背(向心性肥胖)	库欣综合征和长期应用糖皮质激素者
肝病面容	面色黝黑,额部、鼻部、双颊有褐色色素沉着	慢性肝病
肾病面容	面色苍白,眼睑、颜面水肿,舌色淡、舌缘有齿痕	慢性肾病
二尖瓣面容	面色晦暗,双颊暗红、口唇发绀	风湿性心脏病二尖瓣狭窄
肢端肥大症面容	头大,面长,眉弓与两额隆起,下颌增大前突,耳鼻增大,唇舌肥厚	肢端肥大症
苦笑面容	面肌痉挛,牙关紧闭,呈苦笑状	破伤风

表 2-1-3　常见异常步态的特点及临床意义

异常步态种类	特点	临床意义
慌张步态	起步后小步急行,身体前倾,有难以止步之势	帕金森病
偏瘫步态	行走时患侧上肢屈曲、内收、前旋,下肢伸直、外旋、足跖屈,步行中下肢向下画圆圈	偏瘫(脑血管病)
醉酒步态	走路时躯干重心不稳,步态紊乱、不准确,如醉酒状	小脑疾病、酒精或巴比妥中毒
跨阈步态	由于踝部肌肉、肌腱弛缓,病足下垂,行走时必须抬高下肢才能起步	腓总神经麻痹
共济失调步态	起步时一脚高抬,骤然垂落,且双目向下注视,两足间距很宽,以防身体倾斜,闭目时则不能保持平衡	脊髓、小脑疾病
剪刀步态	由于双下肢肌张力增高,尤以伸肌和内收肌张力增高明显,移步时下肢内收过度,双下肢交叉呈剪刀状	脑性瘫痪或截瘫病人
蹒跚步态(鸭步)	行走时身体左右摇摆如鸭行	佝偻病、大骨节病、先天性髋关节脱位

全身状态评估问题测试

▶ **职业精神**

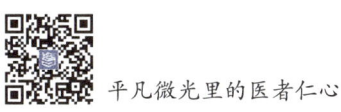

平凡微光里的医者仁心

（朱　珠）

任务二　皮肤及浅表淋巴结状况评估

▶ **临床案例**

皮肤覆盖全身体表,是人体最大的器官,主要承担着保护身体、排汗、感觉冷热和压力的功能。在很多护理操作(如床上擦浴、更换体位、口腔护理、换药等)中,需要护士进行皮肤及其衍生物的评估,并根据病人的需要制订护理计划。

病人,男,65岁。因反复咯血1年,加重伴头晕、乏力2月入院。疼痛与咳嗽有关,病人呈进行性消瘦。体格检查:消瘦,严重贫血貌;右侧锁骨上窝两个淋巴结肿大,粘连质硬,无压痛;上腹软,明显压痛,未触及包块。

▶ **任务分析**

1. 病人可能出现了什么情况?
2. 右侧锁骨上窝淋巴结肿大的临床意义是什么?

▶ **目的**

1. 掌握皮肤及浅表淋巴结评估的内容和方法。
2. 熟悉皮肤及浅表淋巴结评估的正常表现。
3. 了解皮肤及浅表淋巴结评估中异常表现的临床意义。
4. 掌握对被评估者进行正确皮肤及浅表淋巴结评估的方法,并判断其是否存在异常体征。
5. 能够充分运用沟通技巧,在评估过程中注重人文关怀。

▶ **准备**

1. **护士准备**　衣帽整齐注重仪表,剪短指甲,洗手,戴口罩和帽子。
2. **病人准备**　向病人自我介绍,解释本次评估的目的与作用,取得病人家属的理解与配合。
3. **用物准备**　笔、记录本、护理评估单、护理床、手表、听诊器(钟型和膜型)。
4. **环境准备**　光线充足、安静,室温合适,屏风遮挡。

▶ **实施**

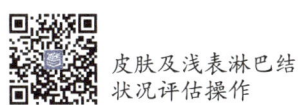

皮肤及浅表淋巴结
状况评估操作

操作步骤见表 2-1-4

表 2-1-4　皮肤及浅表淋巴结状况评估操作步骤

操作流程	操作步骤	沟通与说明
核对解释	• 核对床号、姓名、腕带，向病人或家属解释	您好，我是护士×××，请问您的名字？（我叫×××）让我核对您的腕带信息，您现在感觉怎么样？还胸闷吗？为了更好地评估您的病情，现在需要给您做一个全身皮肤及浅表淋巴结的检查，检查中可能需要您脱掉外衣配合，我先为您调节好室温，检查时会拉好屏风遮挡。我去准备用物，您稍等
再次核对安置体位	• 协助其采取坐位或站立位	请您坐好（注意给病人保暖，保护病人的隐私）
皮肤评估	• 颜色：反映皮肤本身色素沉着情况和血液灌流情况 1. 苍白：皮肤黏膜苍白可见于贫血、休克、寒冷及主动脉瓣关闭不全等，以面部、结膜、甲床和口腔黏膜表现最明显 2. 发红：生理情况多见于运动、饮酒、情绪激动等；病理情况见于发热性疾病、一氧化碳中毒、阿托品中毒等；皮肤持久性发红可见于库欣综合征及真性红细胞增多症等 3. 发绀：皮肤黏膜呈青紫色，常见于舌、口唇、耳垂、面颊及肢端，主要因为还原血红蛋白增多或异常血红蛋白症引起。常见于心肺疾病、亚硝酸盐中毒等 4. 黄染：皮肤黏膜发黄称黄染，主要见于黄疸。早期或轻微时黄疸仅见于巩膜、硬腭后部及软腭黏膜，明显时才见于皮肤 5. 色素沉着：生理情况下，身体外露部分、乳头、腋窝、关节、生殖器、肛门周围等处皮肤色素较深。如果这些部位的色素明显加深，或其他部位出现色素沉着，则提示为病理现象，常见于慢性肾上腺皮质功能减退、肝硬化、肝癌晚期、肢端肥大症及应用抗肿瘤药物等 6. 色素脱失：皮肤失去原有的色素称为色素脱失。常见于白癜、白斑、白化症 • 湿度：视诊结合触诊评估。与汗腺分泌功能有关，正常人皮肤比较湿润，并随周围环境的温度、湿度的变化而改变。在病理情况下出汗过多、过少或无汗则具有临床意义 • 弹性：触诊评估。皮肤弹性与年龄、营养状况、皮下脂肪及组织间隙水分多少有关。儿童、青年人皮肤弹性好，中年以后皮肤逐渐松弛，弹性减弱，老年人皮肤弹性差。评估时常用示指和拇指将手背或上臂内侧皮肤捏起，1~2 s 后松开，皮肤皱褶迅速恢复原状为弹性正常（图 2-1-7）。皮肤皱褶平复缓慢为弹性减退 • 完整性：皮肤的完整性关系到身体的防御功能，破损的皮肤易发生感染，且体液容易散失。对护理人员而言，维持受检者皮肤的完整性具有重要的临床意义，评估皮肤是否有破损，受损表面是否清洁或渗出（性质和量）等	请您放松，我将检视您的全身皮肤状况，需要您配合解开衣服。如果您的皮肤有异常情况也请您主动告知我，我将进一步为您检查 视诊为主，配合触诊。最好在自然光或日光灯下进行

操作流程	操作步骤	沟通与说明
皮肤评估		

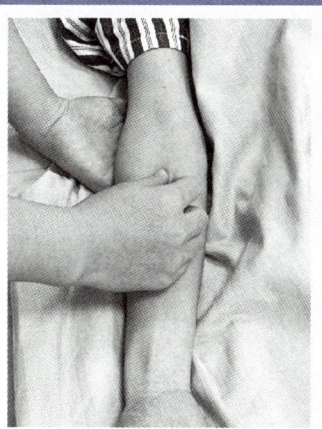

图 2-1-7 测量皮肤弹性

- 皮疹：视诊结合触诊，必要时棉签搔刮。常见皮疹有斑疹、丘疹、斑丘疹、荨麻疹、玫瑰疹等。评估时注意皮疹出现与消失的时间、发展顺序、分布部位、形态大小、颜色、压之是否退色，平坦或隆起，有无瘙痒及脱屑等。皮疹多为全身性疾病的表现之一，常见于传染病、皮肤病、药物及其他物质所致的过敏反应
- 皮下出血：视诊辅以触诊。见于造血系统疾病、重症感染、外伤、某些血管损害性疾病及毒物或药物中毒。皮下出血直径 < 2 mm 称为瘀点，直径 3~5 mm 为紫癜，5 mm 以上为瘀斑，片状出血伴皮肤隆起者为血肿。皮疹受压时一般可退色或消失，瘀点和小红痣受压后不退色，且小红痣触诊时稍高于皮面
- 水肿：视诊结合触诊进行评估。正常人无水肿。明显水肿时皮下组织水肿部位的皮肤张紧发亮，视诊可判断，但轻度水肿视诊不易发现，需结合触诊。指压后局部组织出现凹陷者为凹陷性水肿，黏液性水肿及象皮肿指压后无组织凹陷为非凹陷性水肿（图 2-1-8）。临床根据水肿的程度，将其分为轻、中、重三度

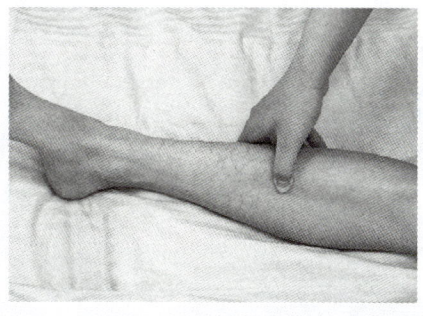

图 2-1-8 测量下肢水肿

- 蜘蛛痣与肝掌：视诊结合触诊。蜘蛛痣多见于上腔静脉分布的区域，如面、颈、手背、上臂、前胸及肩部等处。评估时用钝头棉签等物品压迫痣中心，其辐射状小血管网即消失，去除压力后又复出现（图 2-1-9）。肝掌是指手掌大、小鱼际处发红，加压后褪色。一般认为蜘蛛痣和肝掌的发生与肝对体内雌激素灭活作用减弱有关，常见于慢性肝炎或肝硬化。但蜘蛛痣有时也可见于妊娠期妇女及健康人

操作流程	操作步骤	沟通与说明
皮肤评估	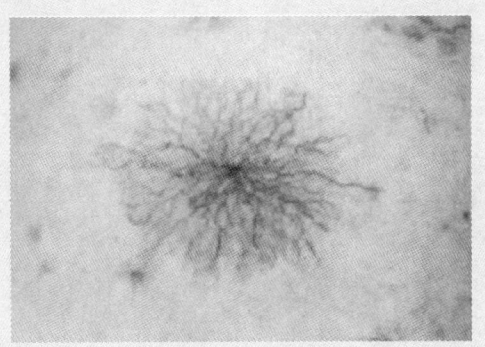 图 2-1-9　蜘蛛痣 • 皮下结节　触诊辅以视诊。评估时注意其部位、大小、硬度、压痛及活动度。常见的皮下结节有风湿结节、囊蚴结节、痛风结节、结节性红斑。其他还有脂膜炎结节、奥斯勒(Osler)结节、动脉炎结节	
浅表淋巴结评估	• 淋巴结分布于全身,一般身体评估仅能检查身体各部表浅的淋巴结。正常浅表淋巴结质地柔软,表面光滑,无压痛,体积较小,直径多为 0.2~0.5 cm,与毗邻组织无粘连,不易触及,亦无压痛。浅表淋巴结的评估方法有视诊和触诊,以触诊为主,主要采用浅部触诊法,按一定顺序进行,以免遗漏 • 检查方法:由浅入深滑动触诊法,配合视诊,由上至下按顺序进行。受检者可采坐位或立位 • 评估顺序　耳前→耳后乳突区→枕骨下区→颌下→颏下→颈后三角→颈前三角→锁骨上窝→腋窝→滑车→腹股沟→腘窝 • 评估方法 1. 检查颈部淋巴结时可站在被检查者背侧,手指紧贴检查部位,由浅及深进行滑动触诊,嘱被检查者头稍低,或偏向检查侧,以使皮肤或肌肉松弛,有利于触诊(图 2-1-10) 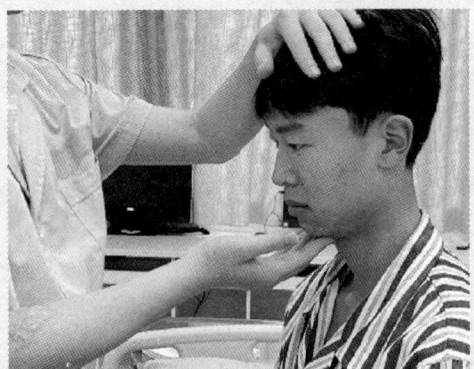 图 2-1-10　触诊颈部淋巴结 2. 检查锁骨上淋巴结时,让被检查者取坐位或卧位,头部稍向前屈,检查者以左手触诊右侧,右手触诊左侧,由浅部逐渐触摸至锁骨后深部(图 2-1-11)	现在我要为您做浅表淋巴结的评估,请您配合我的动作指令。 "现在为您检查颌下及颈部淋巴结,请您低头放松颈部。" "现在为您检查锁骨上淋巴结,请您头部稍稍向前方。" "现在为您检查腋窝淋巴结,请您配合我先抬起右手,再抬起左手。" "现在为您检查腹股沟及腘窝淋巴结,请您稍微屈曲您的双腿。"

操作流程	操作步骤	沟通与说明

浅表淋巴结
评估

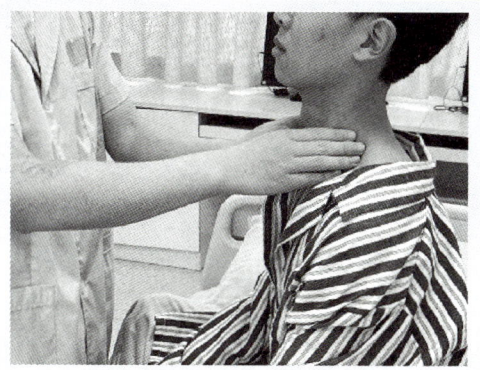

图 2-1-11　触诊锁骨上淋巴结

3. 检查腋窝时应以手扶被检查者前臂稍外展,检查者以右手检查
左侧,以左手检查右侧,由浅及深触诊至腋窝顶部(图 2-1-12)

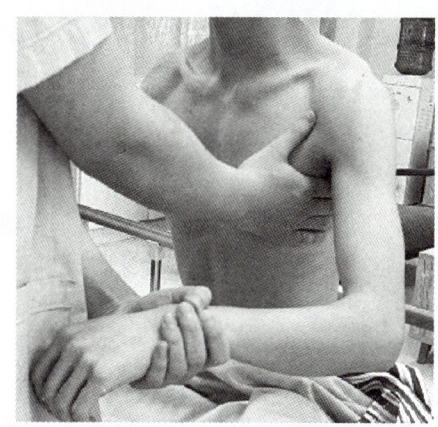

图 2-1-12　触诊腋窝淋巴结

4. 检查滑车上淋巴结时,以左(右)手扶托被检查者左(右)前臂,
以右(左)手向滑车上由浅及深进行触摸。(图 2-1-13)

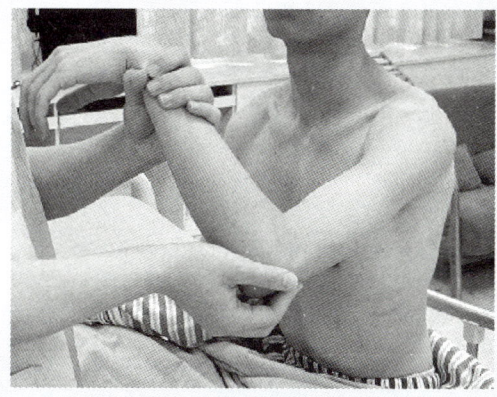

图 2-1-13　触诊滑车上淋巴结

5. 检查腹股沟淋巴结时,被检查者仰卧位两下肢稍屈曲,检查者
站在右侧,先触摸腹股沟韧带下方水平组淋巴结,再触摸股上部大
隐静脉起始处的垂直组淋巴结

操作流程	操作步骤	沟通与说明
整理、记录	• 协助病人取合适体位：检查完毕，协助病人穿好衣服、取舒适体位 • 清理用物 • 记录	×室×床×××，皮肤及浅表淋巴结检查已经做完了，我帮您穿上衣服，请问您有哪里不舒服吗？如果您有什么不适，请及时通知我，我会尽快来处理的。还有什么需要帮助的吗？（没有了，谢谢）谢谢您的配合，我们将结合本次评估所得为您制定适合的护理方案，您好好休息，有事按呼叫器 清理用物：整理床单位，洗手

▶ 自我评价

皮肤及浅表淋巴结状况
评估评价表

▶ 问题探究

1. 临床对水肿程度怎样划分？

答：临床根据水肿的程度，将其分为轻、中、重三度。① 轻度，见于疏松组织如眼睑、胫前、踝部，指压后轻度凹陷；② 中度，全身水肿，指压下陷较深，平复缓慢；③ 重度，全身明显水肿，皮肤发亮甚至有液体渗出或体腔积液。

2. 评估时发现浅表淋巴结肿大，应注意检查哪些内容？

答：发现淋巴结肿大时，应注意其部位、大小、硬度、压痛、活动度，有无粘连，局部皮肤有无红肿、瘢痕、瘘管等。同时注意寻找引起淋巴结肿大的原发病灶。对肿大淋巴结大小描述可以用淋巴结径线表示，如 1.5 cm×3.0 cm，亦可用形象化表示，如"蚕豆大小""核桃大小""鸡蛋大小"。不同部位的淋巴结肿大，预示不同疾病。

皮肤及浅表淋巴结状况
评估问题测试

▶ 职业精神

苔花如米小，也学牡丹开

（朱　珠）

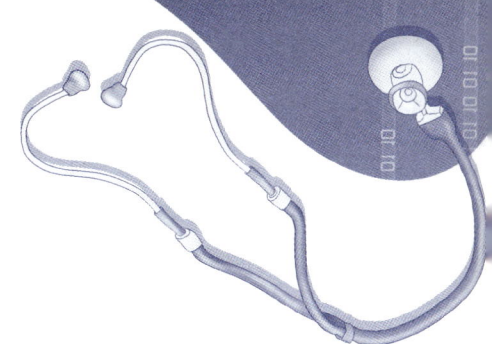

项目二
头颈部评估

学习目标

知识目标：1. 熟记头颈部评估内容。
2. 熟记头颈部评估正常表现和异常体征的临床意义。

技能目标：1. 熟练运用身体评估基本方法，尤其视诊、触诊进行头颈部评估。
2. 掌握头颈部的评估方法。
3. 发现与护理问题相关的阳性体征。

素质目标：1. 具有良好的礼仪规范，行为举止符合职业要求。
2. 具有较强的人文关怀理念，对病人关怀备至。
3. 具有爱岗敬业、乐于奉献、一丝不苟、精益求精的职业道德修养。

任务一 头 部 评 估

头部检查包括头颅和头部器官检查。

▶ 临床案例

病人，男，35 岁。咽部疼痛 3 天，伴发热、咳嗽，经检查后考虑为"急性上呼吸道感染"收入院。3 天前病人无明显诱因出现咽部疼痛，伴发热、刺激性干咳，体温最高达 41℃。

▶ 任务分析

1. 护士为病人进行头面部评估。
2. 护士需关注病人的意识状态。
3. 护士须重点检查病人咽部情况。

▶ 目的

1. 评估头颅、眼、耳、鼻、口情况。
2. 发现与护理问题相关的阳性体征。

▶ 准备

1. **护士准备**　衣帽整洁，洗手，戴口罩。

2. **病人准备** 取舒适体位,自然放松,理解并配合操作。
3. **用物准备** 尺子、手电筒、纸、笔。
4. **环境准备** 室内空气清新,自然光线充足,温度适宜。

▶ 实施

 头面部评估操作

以视诊为主,配合触诊与嗅诊。

操作步骤见表2-2-1。

表2-2-1 头部评估操作步骤

操作流程	操作步骤	沟通与说明
核对解释	• 核对床号、姓名、腕带,向病人及家属解释	护士:"小朋友,你好,我是护士×××,你可以叫我××姐姐。能告诉我你的名字吗?" 病人:"我叫××。" 护士:"让我核对你的腕带信息。你现在感觉怎么样,口咽部还疼吗?为了更清楚地了解你的病情和发育情况,姐姐稍后要检查一下你的头面部,你愿意配合吗?" 病人:"可以。" 护士:"非常棒!" 护士:"家长您好,稍后我给孩子检查大概需要5 min,希望您能理解和配合。" 家长:"好的。" 护士:"我去准备用物,您稍等。"
再次核对安置体位	• 自然光线充足,协助病人安置舒适的坐位	护士:"你是×室×床×××小朋友吧,现在我给你检查。这样坐得舒服吗?" 病人:"可以。"
检查头颅	• 视诊:头颅大小、外形,有无畸形与异常运动 • 触诊:拨开头发,触诊头颅有无压痛、包块、瘢痕、损伤等 • 测量头围:以软尺自眉间绕到颅后,通过枕骨粗隆进行测量(图2-2-1) 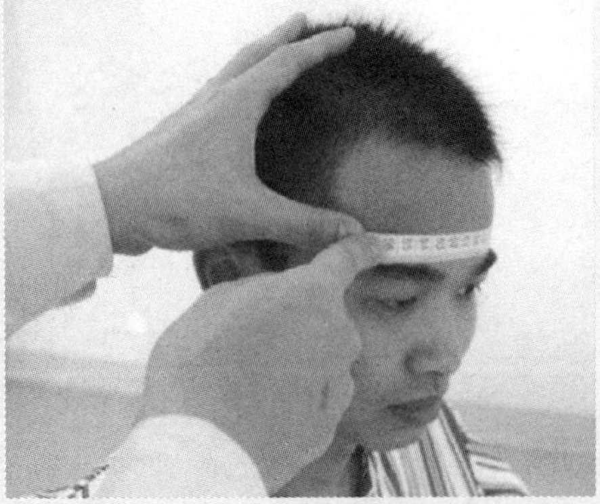	头围随着人体发育的不同阶段而变化。出生时头围平均为34 cm,出生后前半年增加8~10 cm,后半年平均增加2~4 cm,2岁时约48 cm,5岁时约50 cm。正常成人头围≥53 cm

图2-2-1 头围评估

操作流程	操作步骤	沟通与说明
检查眼	• 眉毛：有无稀疏、脱落 • 眼的功能：包括视力、视野、色觉等 • 视力：检查顺序为先左后右。在距离视力表5 m处用远距离视力表检查远视力，在距视力表33 cm处用近距离视力表（图2-2-2） 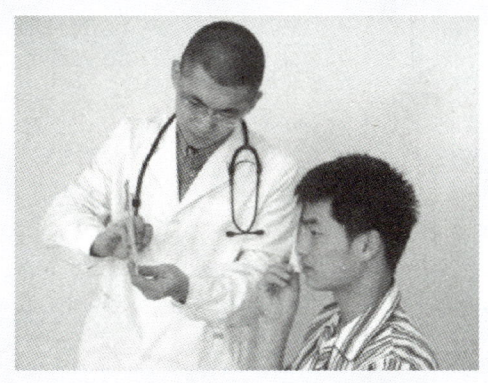 图2-2-2　近距离视力表评估 • 视野：可用面对面对比法及利用视野计法，做精确视野测定（图2-2-3） 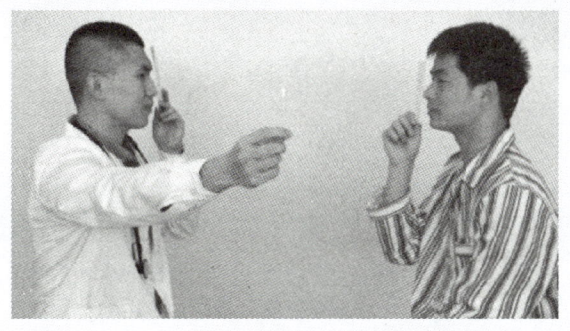 图2-2-3　视野检查 • 色觉：在自然光线下，让病人在距0.5 m处读出色盲表上彩色数字或图像 • 眼睑：注意眼睑皮肤、形状和运动，尤其是上睑是否下垂，闭合有无障碍等 • 结膜与巩膜：用示指和拇指捏起上睑中部边缘，嘱病人向下看，此时轻轻向前下方牵拉，然后示指向下压迫睑板上缘，拇指将睑缘向上捻转，即可将上睑翻开检查上睑结膜（图2-2-4A）；嘱病人向上看，拇指置于眼眶下缘将眼睑向下拉，即可将巩膜与下睑结膜显露出来检查下睑结膜（图2-2-4B）	远距离视力表：在距离视力表5 m处能看清1.0行视标者为正常视力 近距离视力表：在距视力表33 cm处，能看清"1.0"行视标者为正常视力 视野：即检查黄斑以外的视网膜功能 护士："请读出这是什么数字/图像？" 若病人在5~10 s不能读出，则按色盲表上的说明判断为某种色觉异常（色盲或色弱） 护士："检查结膜时需将您的眼睑外翻使结膜暴露充分，可能会有一些不适，请您忍耐一下！" 正常结膜呈粉红色，检查时注意其颜色、充血、苍白、黄染、出血点等 正常巩膜为瓷白色，检查时注意有无黄染等 正常人角膜无色透明而有光泽。角膜检查应观察角膜光泽、透明度，有无云翳、白斑、溃疡、软化及新生血管等

操作流程	操作步骤	沟通与说明
检查眼		

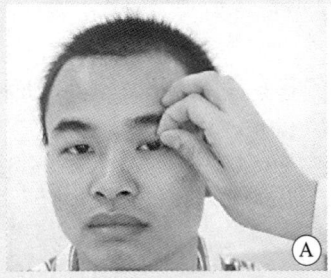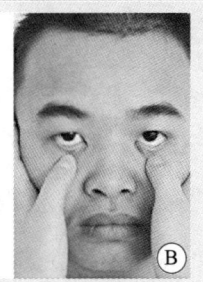

A. 翻开上睑；B. 下拉下睑

图 2-2-4　结膜与巩膜评估

- 角膜：用笔形手电由角膜斜方照射进行视诊
- 虹膜与瞳孔：观察虹膜的颜色、形状、纹理及清晰度。瞳孔检查时注意以下几方面。①瞳孔形状和大小：需在自然光线下观察（图 2-2-5）。②对光反射：用笔形手电从斜方照入瞳孔，观察瞳孔收缩情形

正常瞳孔直径为 3~4 mm，两侧等大正圆。小于 2 mm 为缩小，大于 6 mm 为瞳孔散大

间接对光反射，也称交感反射

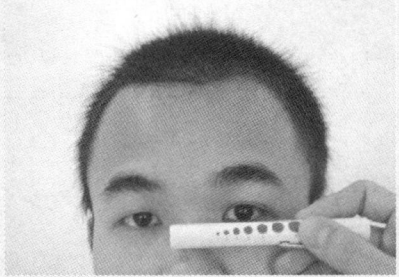

图 2-2-5　瞳孔形状和大小评估

- 直接对光反射：用光源照射受检瞳孔时，瞳孔立即缩小，移去光源后迅速复原
- 间接对光反射：用光源照射一侧瞳孔时，对侧未受照射瞳孔也立即缩小（图 2-2-6）

护士："请看着我的手指，头不要动。请家长协助一下。"

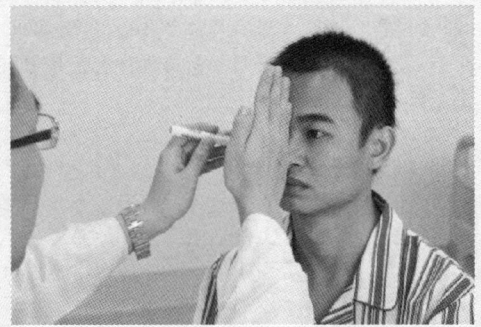

图 2-2-6　对光反射评估

- 调节与辐辏反射：嘱病人注视 1 m 远以外护士的示指，然后将示指迅速移近距眼球 10 cm 左右处，观察两侧瞳孔是否缩小（图 2-2-7A）。重复上述检查，且示指缓慢移近病人眼球，观察其两侧眼球是否同时向内聚合（图 2-2-7B）

操作流程	操作步骤	沟通与说明

检查眼

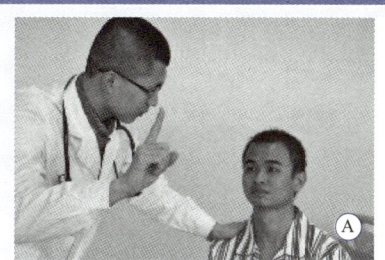 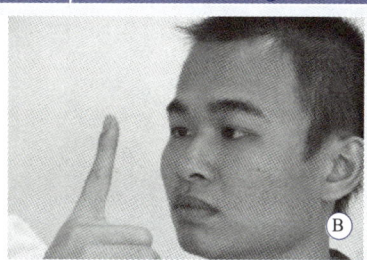

A. 调节反射；B. 辐辏反射

图 2-2-7　调节与辐辏反射评估

- 眼球运动检查：与病人面对面相距为 50~60 cm 而坐，嘱病人头部固定。护士以示指为目标让病人在 6 个方向上凝视，一般顺序是左→左上→左下→右→右上→右下（图 2-2-8）

护士："眼睛看向我的手指，注意头不要动哦！请家长协助保持孩子的头部固定，谢谢！"

家长："好的。"

护士："请继续保持头部不要动，眼睛跟随姐姐的手指方向。配合得真棒！"

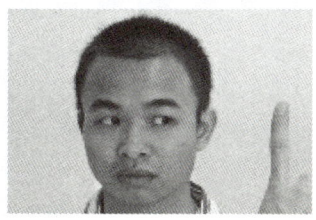 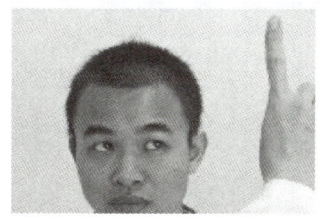 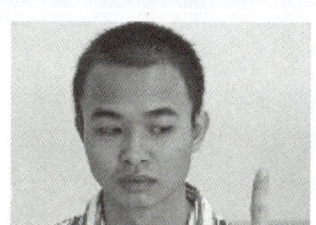

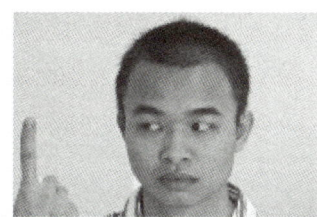 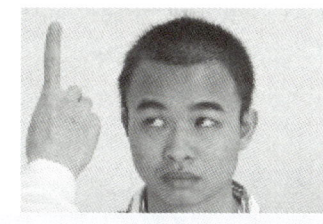 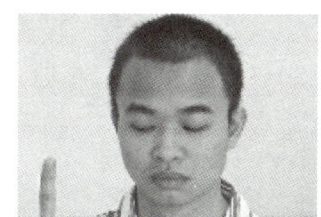

图 2-2-8　眼球运动检查

- 眼球震颤：嘱病人头部不动，眼球随护士手指（约离开眼 30 cm）所示方向（垂直、水平）运动数次，观察眼球是否出现一系列有规律的快速往返运动

检查耳部

- 耳郭：观察并触诊耳郭有无畸形、结节、触痛、红肿、血肿
- 外耳道：嘱病人头部转向右侧，护士右手拇指放在其左耳屏前向前牵拉，示指和中指将耳郭向后下方牵拉（成人向后上方，儿童向后下方），左手持手电观察外耳道有无红肿、溢液、牵拉痛，耳道是否通畅，有无耵聍、异物、新生物、畸形。换手检查右侧（图 2-2-9）

护士："现在给您检查耳朵，请把头转向右侧。检查过程中有痛或其他不适请及时告诉我。"

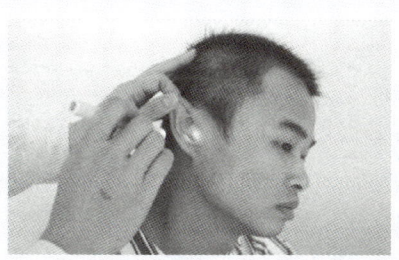

图 2-2-9　外耳道检查

操作流程	操作步骤	沟通与说明
检查耳部	• 乳突：观察耳郭后方皮肤有无红肿，触诊乳突有无压痛，先左后右（图2-2-10） 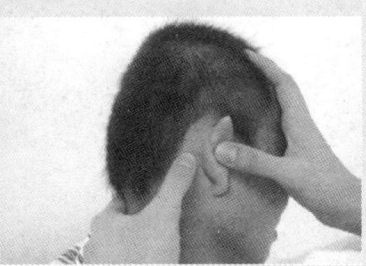 图2-2-10　乳突检查 • 听力：嘱病人闭目，手指堵塞一侧耳道，护士持手表或以拇指、示指互相摩擦，从1 m以外逐渐移近病人耳部，直到其听到声音为止，测量距离。同法查另一耳（图2-2-11） 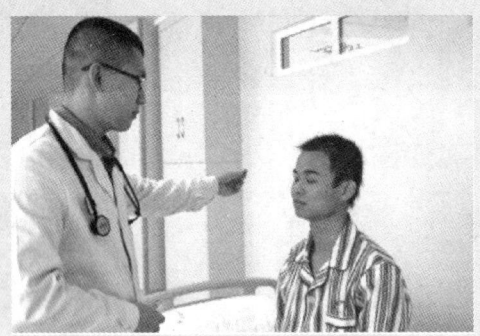 图2-2-11　听力检查	 护士："请堵塞一侧耳道，请家长协助一下。当您另一侧耳朵听到有声音时，请及时告诉我。" 正常人一般在1 m处可闻及机械表或捻指音
检查鼻部	• 鼻的外形：观察病人鼻部皮肤颜色，鼻外形有无改变，有无充血、肿胀、皮损、鼻骨折和畸形（歪鼻、鞍鼻、塌鼻）；触诊鼻部皮肤是否增厚、变硬、触痛，双侧鼻骨是否对称，有无移位，从上向下触诊鼻梁 • 鼻翼扇动：观察病人有无吸气时鼻孔张大、呼气时鼻孔回缩现象 • 鼻前庭和鼻中隔：嘱病人略抬头，护士用左手拇指抬起其鼻尖，右手持电筒观察有无鼻出血，鼻腔黏膜有无充血、肿胀、渗出、糜烂、皲裂、新生物，鼻中隔有无偏曲、穿孔。用手指压闭一侧鼻翼，嘱病人呼吸，判断鼻道通气状况。同法检查另一侧（图2-2-12） 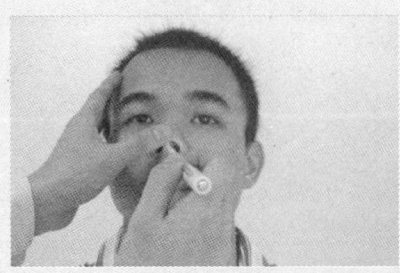 图2-2-12　鼻前庭和鼻中隔检查	鼻翼扇动：常见于伴有呼吸困难的高热、心源性哮喘、支气管哮喘等 护士："请把头稍微抬起来。" 护士："现在我压住了您一侧鼻腔，请您用另一侧鼻腔呼吸，感觉通畅吗？"

操作流程	操作步骤	沟通与说明

检查鼻部 · 鼻旁窦

1. 额窦：一手扶持病人枕部,用另一拇指或示指置于眼眶上缘内侧用力向后向上按压(或以双手固定于病人头部,双手拇指置于眼眶上缘内侧向后向上按压),询问有无压痛,双侧有无区别。也可用右手中指指腹叩击该区,询问有否叩击痛(图 2-2-13)

护士:"我检查的部位有痛或其他不适请及时告诉我。"
护士:"两侧按压时的感觉有什么不同吗? 这儿呢,按压或叩击时有没不适?"

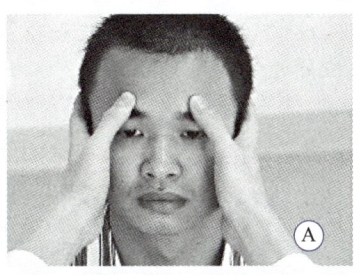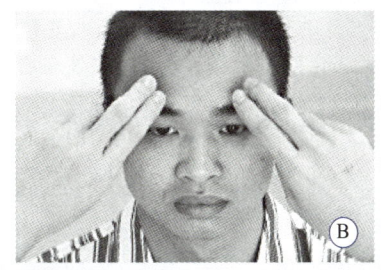

A. 按压;B. 叩击

图 2-2-13　额窦检查

2. 筛窦：用双手固定于病人两侧耳后,双侧拇指分别置于鼻根部与眼内眦之间向后按压(图 2-2-14)

蝶窦位置较深,不能在体表检查。鼻窦压痛的临床意义:见于鼻窦炎,同时还可有鼻塞、流涕、头痛

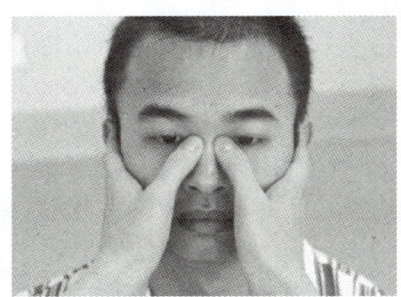

图 2-2-14　筛窦检查

3. 上颌窦：护士用双手固定于病人两侧耳后,拇指分别置于病人左右颧部向后按压。也可用右手中指指腹叩击颧部(图 2-2-15)

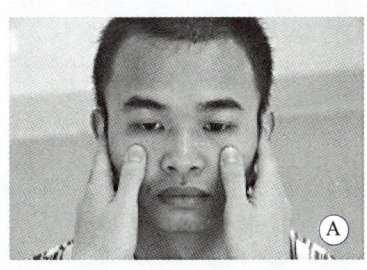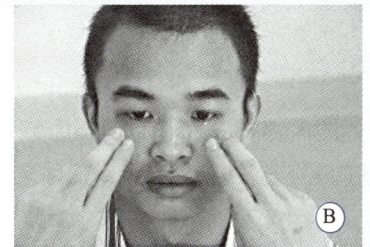

A. 按压;B. 叩击

图 2-2-15　上颌窦检查

操作流程	操作步骤	沟通与说明
检查口咽部	• 口唇：观察口唇有无苍白、发红、发绀、皲裂、疱疹、斑片、口角糜烂、口唇肥厚及溃疡等 • 口腔黏膜、牙、牙龈、舌：在自然光线或手电筒照明下观察口腔黏膜颜色，有无溃疡、出血点、色素沉着、充血、肿胀、斑疹等，检查口底黏膜和舌底部。注意牙齿颜色，有无缺齿、义齿、龋齿、残根，牙龈有无水肿、出血、溢脓、色素沉着、铅线等。观察舌的外形、颜色，有无干燥、肿大、裂纹、舌乳头肿胀、舌震颤等 • 咽部及扁桃体：嘱病人取坐位，头略后仰，口张大并发"啊"音，用压舌板在舌的前 2/3 与后 1/3 交界处迅速下压，此时软腭上抬，在照明的配合下观察软腭、腭垂、软腭弓、扁桃体、咽后壁等（图 2-2-16） 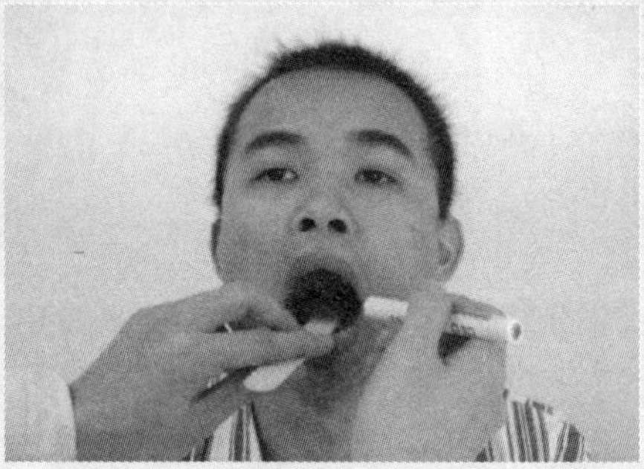  图 2-2-16　咽部及扁桃体检查	护士："请把嘴巴张开，我给您检查一下口腔情况。" 护士："请坐好，头稍稍后仰，口张大发～啊～音。配合得很棒！" 注意：有无黏膜充血、肿胀、腺体分泌增多、淋巴滤泡增生，扁桃体隐窝内有无黄白色分泌物或苔片状假膜
整理用物	• 协助病人安置合适体位 • 整理用物	护士："您好，我现在已经完成检查了，谢谢您的配合。您还有什么需要帮助的吗？" 病人："没有了，谢谢。" 护士："那您好好休息，有事可以按呼叫器，我们会及时过来的。"
洗手记录	• 记录检查情况并报告医生	

▶　自我评价

头部评估评价表

▶　问题探究

1. 瞳孔评估的内容有哪些？有何临床意义？

答：评估的内容有瞳孔形状和大小、对光反射（直接、间接对光反射）、调节与辐辏反射。瞳孔检查非常重要，它可提供部分中枢神经的生命征象。

2. 扁桃体肥大如何分度？

答：扁桃体肥大分三度。不超过咽腭弓为 I 度；超过咽腭弓为 II 度；达到或超过咽后壁中线者为 III 度。

3. 为长期使用广谱抗生素的重症病人检查口腔时,应特别观察的内容有哪些? 为什么?

答: 应重点观察口腔黏膜上有无白色或灰白色凝乳块状物(鹅口疮),因长期使用广谱抗生素或重病衰弱者易致白念珠菌感染。

头部评估问题测试

▶ **职业精神**

骑行天使,守护健康

(钟小景)

任务二 颈 部 评 估

颈部检查包括外观、血管、淋巴结、甲状腺及气管。

▶ **临床案例**

病人,男,21 岁。颈部肿大 20 天,伴多食、消瘦,经检查后考虑为"甲状腺功能亢进"。

▶ **任务分析**

1. 护士为病人行颈部检查。
2. 护士须重点检查病人甲状腺情况。

▶ **目的**

1. 掌握颈部评估的内容、方法及临床意义。
2. 发现与护理问题相关的阳性体征。

▶ **准备**

1. **护士准备** 衣帽整洁,洗手,戴口罩。
2. **病人准备** 病人松解颈部衣扣,充分暴露颈部和肩部。
3. **用物准备** 纸、笔、听诊器。
4. **环境准备** 室内空气清新,自然光线充足,温度适宜。

▶ **实施**

颈部评估操作

操作步骤见表2-2-2。

表2-2-2 颈部评估操作步骤

操作流程	操作步骤	沟通与说明
核对解释	• 核对床号、姓名、腕带,向病人及家属解释	护士:"您好,我是护士×××。请问您叫什么名字?" 病人:"我叫×××。" 护士:"请让我核对您的腕带信息,您现在感觉有什么不适的吗?" 病人:"没有。" 护士:"为了更清楚了解您的病情,我需要检查一下您的颈部,检查时间大概5 min,希望您能配合。" 病人:"可以。" 护士:"我去准备用物,您稍等。"
再次核对安置体位	• 自然光线充足,协助病人安置舒适的坐位	护士:"您是×室×床×××吧,现在为您检查颈部,请松解颈部衣扣,充分暴露颈部和肩部。您这样坐得舒服吗?" 病人:"可以。"
检查颈部	• 颈部外形与分区:观察颈部外形,是否直立、两侧对称。观察颈部分区,颈前三角、颈后三角有无包块 • 颈部姿势与运动:观察病人坐位时颈部直立、伸屈、转动是否自如,有无活动受限及疼痛。除枕检查颈椎屈曲及左右运动情况 • 颈部皮肤:有无包块、蜘蛛痣、感染、瘢痕等 • 头颈部淋巴结:以示、中、环三指并拢,指腹平放于被检者皮肤,由浅到深进行滑动触诊,多方向或转动式滑动,分别检查耳前(双)→耳后(双)→枕后(单)→颌下(单、转)→颏下(单、低)→颈前(单、转)→颈后(单、转)→锁骨上(双、屈)淋巴结,先左后右(图2-2-17)	正常人颈部直立、两侧对称、静坐时颈部血管不显露 颈前三角:指胸锁乳突肌内缘、下颌骨下缘、前正中线之间;颈后三角是指胸锁乳突肌后缘、锁骨上缘、斜方肌前缘之间的区域 若触及淋巴结,需注意其部位、大小、数目、硬度(质地)、压痛、波动感,有无粘连,局部皮肤有无红肿、瘢痕、瘘管等

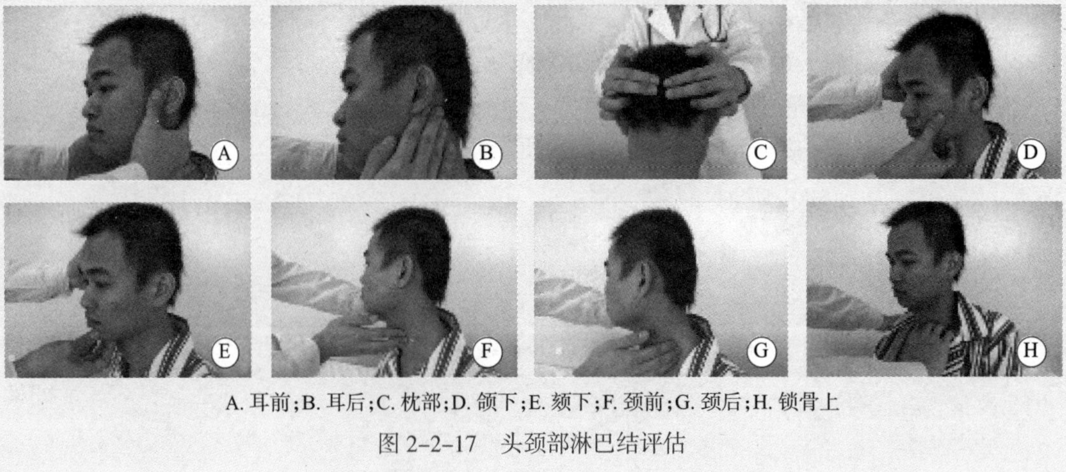

A. 耳前;B. 耳后;C. 枕部;D. 颌下;E. 颏下;F. 颈前;G. 颈后;H. 锁骨上

图2-2-17 头颈部淋巴结评估

操作流程	操作步骤	沟通与说明
检查颈部	• 颈部血管：观察有无颈静脉怒张、搏动和颈动脉搏动，先左后右。分别触诊双侧颈动脉。听诊颈部血管有无杂音，记录颈动脉搏动次数（图2-2-18） 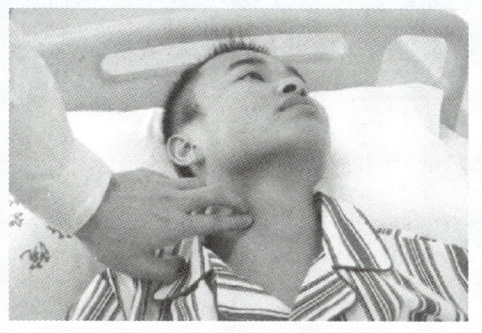 图2-2-18　颈动脉搏动评估	安静状态下出现颈动脉搏动见于主动脉瓣关闭不全、高血压、甲状腺功能亢进、严重贫血等 在颈部大血管区听到血管性杂音应考虑颈动脉或椎动脉狭窄，还应注意其部位、强度、性质、音调、传播方向和出现时间
检查甲状腺	• 视诊：嘱病人头轻度后仰，然后饮水或做吞咽动作，观察甲状腺的大小和对称性 • 触诊：包括甲状腺峡部和甲状腺侧叶的检查 1. 甲状腺峡部：护士位于病人前面用拇指（或背面用示指）从胸骨上切迹向上触摸，可触及气管前软组织即为甲状腺峡部，判断其有无增厚（图2-2-19） 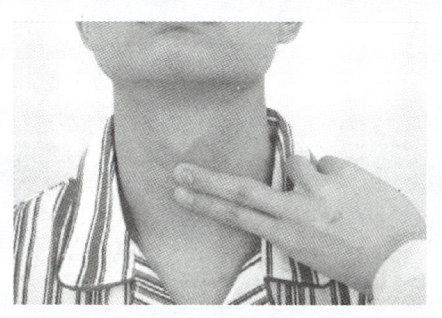 图2-2-19　甲状腺峡部触诊 2. 甲状腺侧叶：① 前面触诊法，护士位于病人前面，一手拇指施压于其一侧甲状软骨，将气管推向对侧，另一手示指、中指在对侧胸锁乳突肌后缘向前推挤甲状腺侧叶，拇指在胸锁乳突肌前缘触诊，配合吞咽动作，重复检查，可触及被推挤的甲状腺。同样方法检查另一侧甲状腺。② 后面触诊法（图2-2-20），护士位于病人背面，一手示指、中指施压于其一侧甲状软骨，将气管推向对侧，另一手拇指在对侧胸锁乳突肌后缘向前推挤甲状腺，示指、中指在胸锁乳突肌前缘触诊，配合吞咽动作，重复检查。同样方法检查另一侧甲状腺 • 听诊：当触到甲状腺肿大时，用钟型听诊器直接放在肿大的甲状腺上，感受是否听到低调的连续性静脉"嗡鸣"音或收缩期动脉杂音	正常甲状腺峡部位于环状软骨下的气管环上，两侧叶向后围绕气管两侧，部分被胸锁乳突肌覆盖，两侧对称，质地柔软 护士："请您头轻度后仰，然后喝口水或做吞咽动作。" 若甲状腺随吞咽动作而向上移动，是鉴别甲状腺肿大或包块和颈前肿大或包块的要点 护士："请您继续做吞咽动作配合，若感觉触诊部位疼痛或有其他不适可立即示意我。" 甲状腺触诊可了解甲状腺大小、质地，有无压痛、结节

操作流程	操作步骤	沟通与说明
检查甲状腺	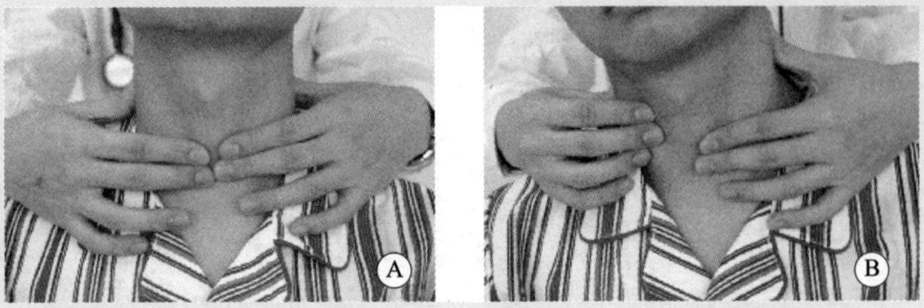 A. 峡部；B. 侧叶 图 2-2-20 甲状腺侧叶后面触诊法	
检查气管	• 护士将右手示指与环指分别置于病人两侧胸锁关节上,中指于其胸骨上窝触及气管,观察中指与示指和环指间的距离(图 2-2-21) 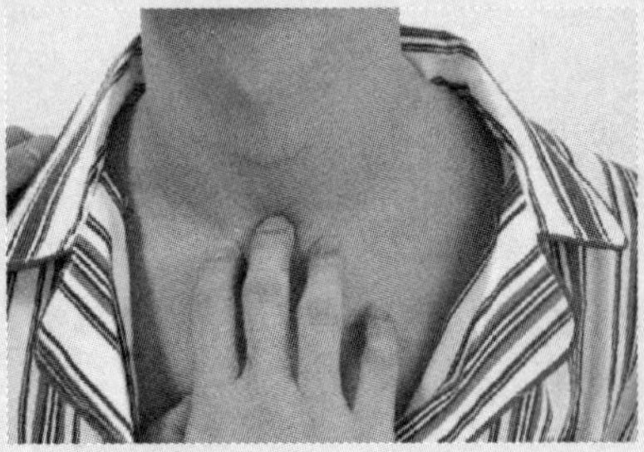  图 2-2-21　气管检查	病人可取端坐或仰卧位。护士:"请您头部摆正,两肩等高,使颈部处于自然正中位置。" 病人:"好的。" 正常人两侧距离相等,气管居中
整理用物	• 协助病人安置合适体位 • 整理用物	护士:"您好,我现在已经完成检查了,谢谢您的配合。您还有什么需要帮助的吗?" 病人:"没有了,谢谢!" 护士:"那您好好休息,有事可以按呼叫器,我们会及时过来的。"
洗手记录	• 记录检查情况并报告医生	

▶ **自我评价**

颈部评估评价表

▶ **问题探究**

1. 如何判断病人有无颈静脉怒张? 颈静脉怒张有何临床意义?

答: 正常人立位或坐位时颈静脉常不显露,平卧时稍见充盈,但充盈的水平仅限于锁骨上缘至下颌角距离的 2/3 以内。颈静脉充盈或怒张,提示颈静脉压升高,见于右心衰竭、缩窄性心包炎、心包积液、上腔静脉阻塞综合征,以及胸腔、腹腔压力增加等情况。

2. 甲状腺肿大如何分度?

答: 甲状腺肿大分三度。不能看出肿大但能触及者为Ⅰ度;能看到肿大又能触及,但在胸锁乳突肌以内者为Ⅱ度;超过胸锁乳突肌外缘者为Ⅲ度。

3. 气管偏移有何临床意义?

答：① 向健侧偏移,可见于大量胸腔积液、胸腔积气、纵隔肿瘤、单侧甲状腺肿大等；② 向患侧偏移,可见于肺不张、肺硬化、胸膜粘连等。

 颈部评估问题测试

▶ 职业精神

 战"疫"下的选择与担当

（钟小景）

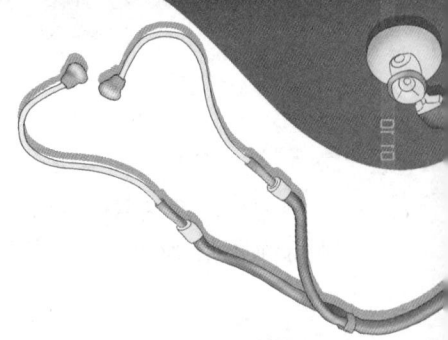

项目三
胸部评估

学习目标

知识目标: 1. 熟记胸廓、心脏与周围血管评估的内容和方法。

　　　　　　2. 熟记肺部、心脏与周围血管评估的正常表现。

　　　　　　3. 熟记肺部、心脏与周围血管评估异常体征并解释其临床意义。

技能目标: 1. 掌握胸廓与乳房评估、评估内容及方法,并准确描述评估所见。

　　　　　　2. 掌握肺部、心脏与周围血管评估内容及方法,并准确描述评估所见。

素质目标: 1. 具有良好的礼仪规范,行为举止符合职业要求。

　　　　　　2. 具有良好的职业道德,尊重病人,保护病人的隐私。

　　　　　　3. 具有很好的护患沟通能力,与病人沟通融洽。

　　　　　　4. 具有较强的人文关怀理念,对病人关怀备至。

临床案例

　　病人,男,55 岁,因"咳嗽、咳痰 5 年,加重伴咯血、胸痛 1 年"入院。病人于 5 年前开始反复出现咳嗽,有少量黏液痰,近 3 年咳嗽加重,痰量增多,伴少量咯血、胸痛、午后低热、乏力、盗汗、食欲减退、体重减轻。门诊以"继发性肺结核"收入院。

任务分析

　　1. 该病人体格检查的重点有哪些? 为什么?

　　2. 对该病人进行肺部检查可能发现哪些异常体征? 为什么?

任务一　胸壁、胸廓与乳房评估

▶ **目的**

　　1. 发现胸壁有无静脉充盈、皮下气肿,肋间隙有无膨隆。

　　2. 了解胸廓正常形态,发现胸廓有无外形改变、局部隆起。

　　3. 了解乳房正常形态,发现乳房有无外形改变,有无压痛,有无硬结,淋巴结有无肿大。

▶ 准备

1. 护士准备 衣帽整洁、仪表规范，修剪指甲、洗手、戴口罩(检查女病人乳房时要有病人家属或女医护人员在场)。

2. 病人准备 充分暴露被检查部位，根据需要采取合适体位(女性病人乳房评估最佳时间在月经结束后第 7~10 天)。

3. 用物准备 听诊器、记录单、笔、快速手消毒剂。

4. 环境准备 环境安静、整洁，光线充足，温度、湿度适宜，关闭门窗或拉屏风。

▶ 实施

 胸壁、胸廓和乳房评估操作

操作步骤见表 2-3-1。

表 2-3-1 胸壁、胸廓与乳房评估操作步骤

操作流程	操作步骤	沟通与说明
核对解释	• 核对床号、姓名、腕带，向病人或家属解释	您好，我是护士×××，请问您叫什么名字?(我叫×××)让我核对您的腕带信息，您现在感觉怎么样? 还咳嗽吗? 为了更好地评估您的病情，今天需要给您做一个胸部及乳房的检查，检查需要您脱掉上衣，我先为您调节好室温，检查时会拉好屏风遮挡。我去准备用物，您稍等
再次核对安置体位	• 协助其采取仰卧位或坐位，充分暴露病人胸部	请您脱掉上衣，坐在病床上，上半身挺直，双手自然下垂 注意给病人保暖，保护病人的隐私
视诊胸廓外形	• 观察胸廓外形是否正常，前后径与左右径之比是否正常，有无扁平胸、桶状胸、佝偻病胸、漏斗胸；左右胸廓是否对称，有无一侧或局部隆起或凹陷(图 2-3-1)	请您自然呼吸

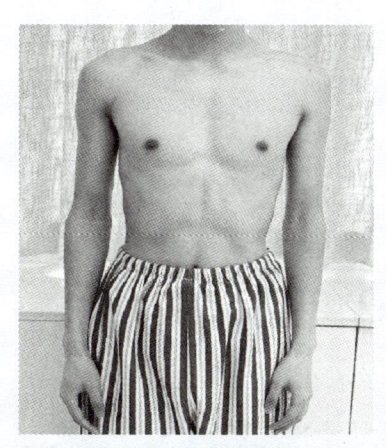

图 2-3-1 正常胸廓外形

• 正常成人胸廓两侧大致对称，呈椭圆形，前后径与左右径之比为 1:1.5，老年人和小儿前后径略小于左右径或大致相等，呈圆柱形

操作流程	操作步骤	沟通与说明
视诊胸壁	• 观察胸壁的营养状态、骨骼发育情况和皮肤；检查胸壁有无静脉曲张，肋间隙有无凹陷或膨隆 • 正常胸壁无明显静脉可见，当上腔静脉或下腔静脉受阻建立侧支循环时，可见胸壁静脉充盈或曲张，如病人有静脉曲张，应进一步通过检查血流方向明确受阻血流部位	肋骨：共12对，在背部与胸椎相连接，第1~7肋骨在胸前部与各自的肋软骨、胸骨相连，第8、9、10肋软骨通过上一肋软骨与胸骨相连。第11、12肋不与胸骨相连，为浮肋 肋间隙：为两肋骨之间的空隙。第1、2肋骨之间的间隙为第1肋间隙，以此类推
视诊乳房	• 重点观察乳房皮肤有无红肿、下陷、溃疡、皮疹、瘢痕和色素沉着等(图2-3-2) 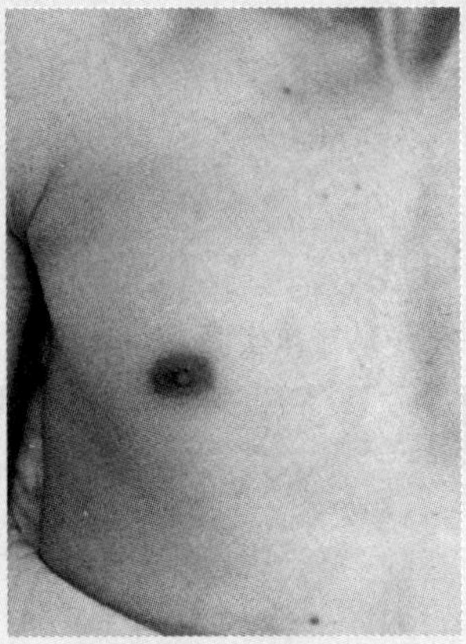 图2-3-2 视诊乳房 • 皮肤发红或溃疡：局部炎症，常伴有红、肿、热、痛，或因乳腺癌引起的癌性淋巴管炎，皮肤呈深红色，不伴疼痛，发展快，面积多超过一个象限 • 乳房水肿：常见于乳腺癌("橘皮样"征)或炎症 • 皮肤回缩：外伤、炎症、乳腺癌早期	请您跟随我的指令做以下动作：双手上举过头、双手叉腰、上身前倾(有助于早期发现乳房皮肤回缩) 检查女病人乳房时要有病人家属或女医护人员在场
视诊乳头	• 注意乳头大小、位置，两侧是否对称，有无回缩与分泌物 • 乳头回缩：自幼发生者为发育异常，如近期发生可能为乳腺癌或炎性病变 • 乳头出现浆黄色分泌物见于慢性囊性乳腺炎，血性分泌物见于导管内乳头状瘤、乳腺癌及乳管炎等	请您保持双手叉腰
触诊乳房	• 协助病人取合适的体位，充分暴露病人乳房 • 乳房触诊合适的体位：仰卧位，在受检者肩下垫一小枕抬高肩部，手臂置于枕后；或坐位，先双臂下垂，然后双臂高举过头或双手叉腰 • 以乳头为中心，做一垂直线和水平线，将一侧乳房分成四个象限，外上－外下－内下－内上 • 触诊方法：将示指、中指和环指并拢，用指腹轻施压力，旋转或来回滑动触诊 • 触诊顺序：健侧→患侧，左侧→右侧。检查时自外上象限开始，按照外上－外下－内下－内上的顺序，由浅入深，触诊直至四个象限检查完毕，再用双手轻柔挤压乳头(图2-3-3)	接下来我要为您做乳房检查，请您将双臂自然下垂 现在我为您做乳腺的触诊，如果过程中有疼痛等不适，请您及时告诉我

操作流程	操作步骤	沟通与说明
触诊乳房	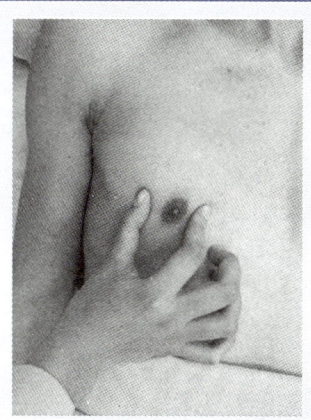 图2-3-3　挤压乳头 • 注意乳房的硬度和弹性,有无红、肿、热、痛和包块;乳头及周围腺组织有无硬结,有无乳汁、脓性或血性分泌物。如触及包块,应注意其部位、大小、外形、数目、硬度,有无压痛及活动度	
触诊淋巴结	• 检查者一手抬起被检查者前臂使其稍外展,另一手进行触诊,以右手检查被检查者左侧腋窝,以左手检查被检查者右侧腋窝,触诊时由浅及深至腋窝各部。触诊的顺序为腋窝顶部—内侧壁—前壁—后壁—外侧壁	请您双手自然下垂,我抬起您的左手臂向外打开,请您放松 现在换另一边
整理、记录	• 协助病人取合适体位:检查完毕,协助病人穿好衣服,取舒适体位 • 清理用物,整理床单位,洗手 • 记录	×室×床×××,检查已经做完了,我帮您穿上衣服,请问您有哪里不舒服吗?如果您有什么不适,请及时通知我,我会尽快来处理的。还有什么需要帮助的吗?(没有了,谢谢)谢谢您的配合,我们将结合本次评估所得为您制定适合的护理方案,您好好休息,有事按呼叫器

▶ 自我评价

 胸壁、胸廓与乳房评估
评价表

▶ 问题探究

1. 检查女性病人乳房有哪些注意事项?

答:护士在给女性病人进行乳房检查时应动作轻柔,关心爱护病人,为其提供必要的遮挡,保护其隐私。检查时需充分暴露胸部,并且要有病人家属或女医护人员在场。

2. 胸廓外形常见的改变有哪些?

答:① 扁平胸:胸廓扁平,前后径常短于左右径的一半(前后径 < 1/2 横径);见于慢性消耗性疾病,如肺结核、肿瘤晚期等,亦可见于无力体型者。② 桶状胸:胸廓呈圆桶状,前后径增宽,与左右横径近似相等;主要见于肺气肿病人。③ 佝偻病胸:胸廓前后径略长于左右径,胸部上下长度较短,胸骨下端前突,胸廓前侧壁肋骨可凹下,也称鸡胸;主要见于佝偻病胸病人,包括鸡胸、漏斗胸、肋膈沟和肋骨串珠等。

胸壁、胸廓与乳房评估
问题测试

▶ 职业精神

天使之洁,贵在尽责

(梁 茜)

任务二 **肺和胸膜评估**

▶ **目的**

1. 掌握肺和胸膜的视诊、触诊、叩诊、听诊。
2. 肺和胸膜评估的正常表现及异常表现的临床意义。

▶ **准备**

1. **护士准备** 衣帽整洁、仪表规范,修剪指甲、洗手、戴口罩。
2. **病人准备** 充分暴露被检查部位,根据需要采取合适体位。
3. **用物准备** 听诊器、记录单、笔、快速手消毒剂。
4. **环境准备** 环境安静、整洁,光线充足,温度、湿度适宜,关闭门窗或拉屏风。

肺和胸膜评估

▶ **实施**

操作步骤见表 2-3-2。

表 2-3-2 肺和胸膜评估操作步骤

操作流程	操作步骤	沟通与说明
核对解释	• 核对床号、姓名、腕带,向病人或家属解释	您好,我是护士×××,请问您叫什么名字?(我叫×××)让我核对您的腕带信息,您现在感觉怎么样?还咳嗽吗?为了更好地评估您的病情,今天需要给您做一个肺部的检查,检查需要您脱掉上衣,我先为您调节好室温,检查时会拉好屏风遮挡。我去准备用物,您稍等

操作流程	操作步骤	沟通与说明
再次核对 安置体位	• 协助其采取仰卧位或坐位,充分暴露病人胸部	请您脱掉上衣,坐在病床上,上半身挺直,双手自然下垂 注意给病人保暖,保护病人的隐私
视诊呼吸 运动	• 观察呼吸类型、频率、节律和幅度、深度等,双侧呼吸运动是否对称 • 呼吸类型:正常成年男性和儿童以腹式呼吸为主,女性则以胸式呼吸为主 • 三凹征:当病人出现呼吸费力,吸气时胸骨上窝、锁骨上窝与各肋间隙明显凹陷即三凹征,提示气管、喉或支气管狭窄或阻塞 • 肋间隙膨隆:下呼吸道阻塞时出现 • 呼吸节律和幅度:一般测量 1 min,不少于 30 s。正常成人静息状态下,呼吸为 16~18 次 / 分,呼吸与脉搏比为 1:4。新生儿呼吸约 44 次 / 分。成人呼吸频率超过 24 次 / 分为呼吸过速,低于 12 次 / 分为呼吸过缓 • 潮式呼吸:呼吸浅慢→深快→浅慢→呼吸暂停,周而复始,节律和幅度每个呼吸均不一,常见于中枢系统疾病 • 间停呼吸:规律均匀呼吸→呼吸暂停→规律均匀呼吸,周而复始,常见于中枢系统疾病 • 叹息样呼吸:正常呼吸→深大呼吸→正常呼吸,常见于神经衰弱、抑郁症等	请您放松,平静呼吸 胸骨上窝:为胸骨柄上方的凹陷处,气管位于其后方 锁骨上窝:为锁骨上方的凹陷部,相当于肺尖的上部,左右各一 锁骨下窝:为锁骨下方的凹陷部,其下界为第 3 肋骨下缘。相当于肺尖的下部,左右各一
触诊胸廓 扩张度	• 观察病人在平静呼吸及深呼吸时两侧胸廓动度是否对称(图 2-3-4、图 2-3-5)	请您跟随我的指令呼吸,现在请您自然呼吸 – 深呼吸 – 自然呼吸 – 深呼吸 剑突:为胸骨体下端的突出部分,呈三角形,其底部与胸骨体相连 前正中线:即胸骨中线,为经过胸骨的正中点所画的垂直线

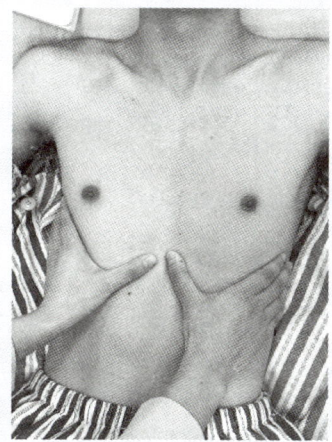
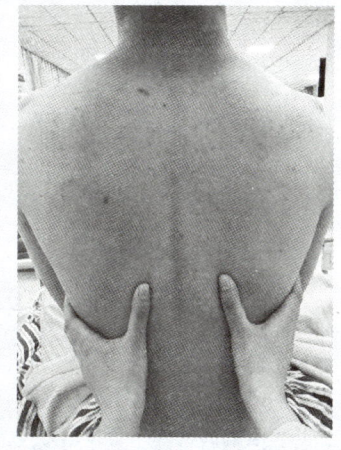

图 2-3-4　胸廓扩张度触诊(前面)　图 2-3-5　胸廓扩张度触诊(背面)

• 检查前胸廓扩张度时,检查者两手置于胸廓前下部的对称部位,左右拇指分别沿两侧肋缘指向剑突,并与前正中线的距离相等,手掌和伸展的手指置于前侧的胸壁。检查后胸扩张度时,嘱病人取坐位或站立位,检查者手平置于病人背部,约第 10 肋骨水平,拇指与中线平行,并将两侧皮肤向中间轻推。嘱病人做深呼吸运动,观察和比较两手的动度是否一致

• 一侧胸廓扩张度降低见于大量胸腔积液、气胸、胸膜增厚、肺不张等

• 双侧胸廓扩张度受限见于双侧胸膜增厚、肺气肿

• 双侧胸廓扩张度增强见于发热、代谢性酸中毒及腹部病变等

操作流程	操作步骤	沟通与说明
触诊胸壁	• 检查有无胸壁压痛和皮下气肿(图 2-3-6) 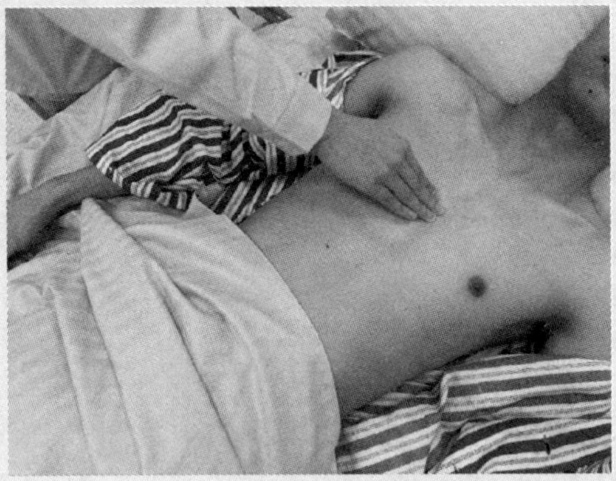 图 2-3-6　胸骨按压部位 • 皮下气肿：触诊时能感觉到气体在皮下组织移动,出现捻发感或握雪感,常见于自发性气胸、纵隔气肿、胸部外伤、肋骨骨折等	现在我需要轻压您胸壁,如果您感觉到疼痛就告诉我
触诊语音震颤	• 两手掌或两手掌的尺侧缘轻置于病人胸壁对称位置(图 2-3-7) 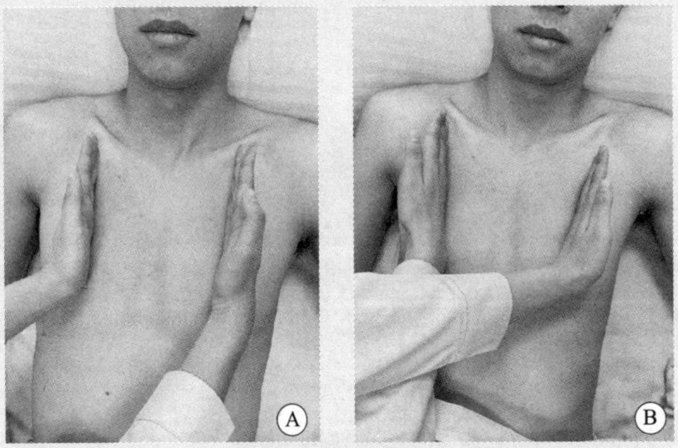 图 2-3-7　触觉性震颤手法(两侧对比) • 嘱病人用同等强度重复发"yi"长音 • 双手自上而下,由内向外,先前胸后背部。双手可交叉重复一次 • 比较两侧相应部位语音震颤的异同,注意有无单侧、双侧或局部语音震颤的增强、减弱或消失。语音震颤增强,常见于肺组织实变;语音震颤减弱或消失见于肺泡内含气量过多	请您用同等强度不断重复发"yi"长音,音调要低沉。就像这样"yi"(操作者示范)

操作流程	操作步骤	沟通与说明
触诊胸膜 摩擦感	• 两手平置于病人的胸廓前下侧部 • 嘱病人做深呼吸运动,若两手有两层皮革相互摩擦的感觉即为胸膜摩擦感,于胸廓的下前侧部或腋中线第5、6肋间最易触及(图2-3-8) 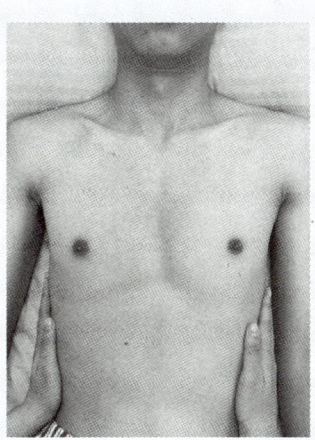 图2-3-8　胸膜摩擦感触诊 • 正常无,常见于胸膜炎症、胸膜原发或继发肿瘤、胸膜高度干燥、肺部病变累及胸膜时	请您做深呼吸 胸膜:分脏、壁两层,脏层胸膜覆盖于肺表面,壁层胸膜覆盖于胸廓内面、膈肌及纵隔表面。肋胸膜与膈胸膜在肺下界以下的转折处称为肋膈隐窝,有2~3个肋间深度,由于其位置最低,胸腔积液易积于此处。胸膜的下界是肋胸骨与膈胸骨的折返线。右侧起自第6胸肋关节后方,左侧起自第6肋软骨后方,两侧均行向外下方,在锁骨中线处与第8肋相交,在腋中线处与第10肋相交并转向后内侧,最后在胸椎体外侧处止于第12肋颈下方。由于受肝的影响,右侧膈的位置较高,所以右侧胸膜下界常略高于左侧
叩诊	• 叩诊方法:叩诊时,病人取仰卧位或坐位,按前胸、侧胸和背部的顺序进行叩诊,自上而下,由外向内,多按"弓"字形回旋定位叩诊并注意对称部位的比较。间接叩诊法,以左手中指第二指节为叩诊板,紧贴于肋间隙,右手中指以垂直的方向叩击指板,自上而下、由内向外。(图2-3-9) 图2-3-9　肋间叩诊 1. 前胸:自左侧第1肋间开始左右对比,向下逐个肋间进行叩诊,至第3肋间开始应逐渐向外以避开心脏,逐渐扣至变音为止 2. 侧胸:嘱受检者双上臂上举,至腋窝开始,注意左右对比,逐一肋间叩诊,直至肋缘	请您仰卧在床上 请您将双手举过头顶 腋窝:为上肢内侧与胸壁相连处的凹陷部分,左右各一

操作流程	操作步骤	沟通与说明
叩诊	3. 背部：自第1胸椎水平逐渐向下叩诊，叩诊肩胛间区时，叩诊板指平行于脊柱。至肩胛下区时，则应与肋间平行（图2-3-10） 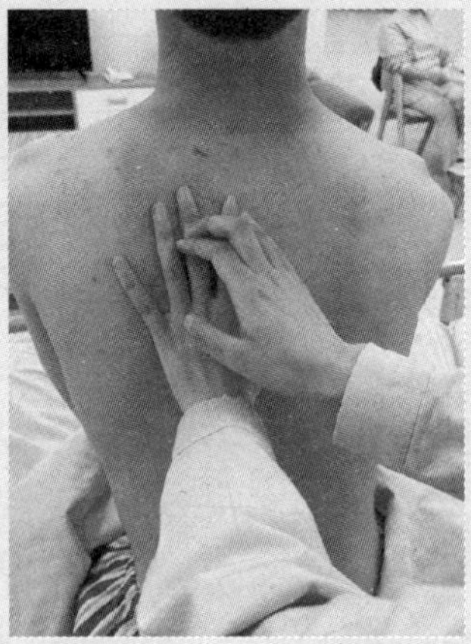 图2-3-10　肩胛间叩诊 • 注意对称部位的比较	请您上半身略向前倾斜，头稍低，双手交叉抱肘 肩胛上区：为肩胛冈以上的区域，外上界是斜方肌的上缘。相当于上叶肺尖的下部，左右各一 肩胛下区：为两肩胛下角连线与第12胸椎水平线之间的区域，左右各一 肩胛间区：为两肩胛骨之间的区域，左右各一
肺部叩诊音	• 正常的肺部叩诊音为清音 • 异常叩诊音：浊音或实音见于肺含气量减少的病变、肺内不含气的占位性病变、胸腔积液及胸膜病变等；过清音见于肺张力减弱而含气量增多的病变；鼓音见于肺内空腔性病变	
肺界叩诊	• 肺上界：即为肺尖的宽度，自斜方肌前缘中央部开始，分别逐渐向外侧和内侧叩诊，由清音转为浊音分别为肺上界外侧终点及内侧终点，两点之间的距离为肺尖的宽度，为4~6 cm。右侧较左侧稍窄	现在请您上半身挺直，双手自然下垂
	• 肺前界：正常右肺前界在胸骨右缘位置；左肺前界在胸骨旁线4~6肋间隙处，相当于心脏的绝对浊音界 • 肺外侧界：由肺上界向下延伸而成，几乎与侧胸壁的内表面相接触 • 肺内侧界：由胸锁关节处下行，于胸骨角处左右两肺的前内界几乎相遇。然后分别沿前正中线两旁下行，至第4肋软骨水平处分开，右侧几乎呈直线继续向下，至第6肋软骨水平处垂直向右，下行与右肺下界连接。左侧由于心脏的影响于第4肋软骨水平处向左侧达第4肋骨前端，沿第4~6肋骨的前端向下，至第6肋软骨水平处再向左，下行与左肺下界连接	胸部体表垂直线标志： 前、侧面标记线：① 前正中线，即胸骨中线，为经过胸骨的正中点所作的垂直线；② 锁骨中线，为通过锁骨肩峰端与胸骨端两者中点的垂直线。即通过锁骨中点向下的垂直线，左右各一；③ 胸骨线，为沿胸骨边缘与前正中线平行的垂直线，左右各一；④ 腋前线，为通过腋窝前皱襞所作的垂直线，左右各一；⑤ 腋中线，为自腋窝顶端于腋前线和腋后线之间向下的垂直线，左右各一；⑥ 腋后线，为通过腋窝后皱襞所作的垂直线，左右各一

操作流程	操作步骤	沟通与说明
肺界叩诊	• 肺下界：从肺野的清音区（一般前胸从锁骨中线第2肋间隙、侧胸从腋窝顶部、后胸从肩胛线上第8肋间隙）开始叩诊，向下叩至浊音或实音时即为肺下界，并做标记 • 肺下界：正常人两侧肺下界基本相等，平静呼吸时前胸部的肺下界始于第6肋骨，向两侧斜行向下，于锁骨中线处达第6肋间隙，至腋中线处达第8肋间隙。后胸壁的肺下界几乎呈一条水平线，于肩胛线处位于第10肋间隙水平。因为心脏在左锁骨中线上，因此一般不在左锁骨中线叩诊左肺下界（图2-3-11） 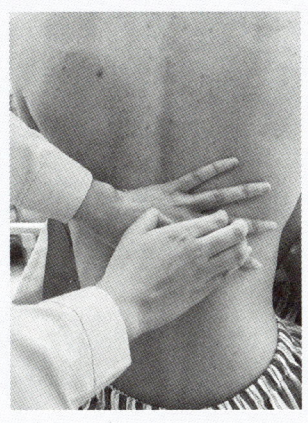 图2-3-11 肺下界叩诊 • 肺下界移动范围：于病人深吸气末屏住呼吸，沿肩胛线上由平静状态所叩得的肺下界继续向下叩出深吸气时肺下界并做好标记；于病人深呼气末屏住呼吸，沿肩胛线上由平静状态所叩得的肺下界继续向上叩出深呼气时肺下界并做好标记；标记的最高点与最低点之间的距离即为肺下界移动范围，正常为6~8 cm，相当于呼吸时膈肌的移动范围 • 肺下界移动范围减小见于肺组织萎缩、肺组织弹性消失、肺组织炎症和水肿等	请您平静呼吸 背部的标记线：① 后正中线，即脊柱中线。为通过椎骨棘突或沿脊柱正中下行的垂直线；② 肩胛线，为双臂自然下垂时通过肩胛下角的垂直线，左右各一 请您跟随我的指令呼吸，首先需要请您深吸一口气然后屏气 现在您可以自然呼吸 现在请您吸气，然后深呼一口气，屏住呼吸 好，现在您可以恢复自然呼吸了
听诊	• 听诊方法：病人取卧位或坐位，微张口做均匀呼吸，从肺尖开始，从前胸部→侧胸部→背部，前胸部沿锁骨中线和腋前线，侧胸沿腋中线和腋后线，背部沿肩胛区和肩胛线自上而下，左右交替逐一肋间隙进行（图2-3-12、图2-3-13） 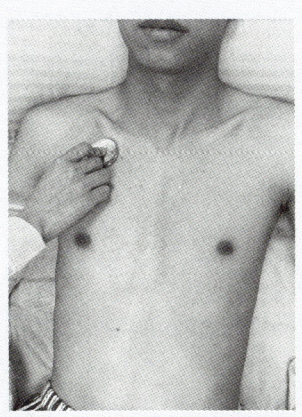 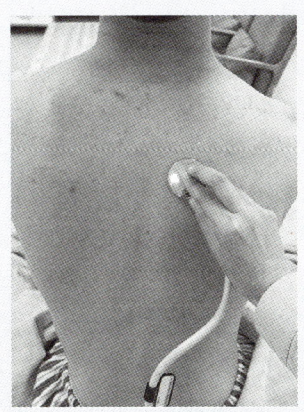 图2-3-12 胸部听诊（前面）　图2-3-13 胸部听诊（背面）	请您微微张口，做均匀呼吸 必要时可进行深呼吸或咳嗽动作

操作流程	操作步骤	沟通与说明
听诊	• 尽量充分暴露听诊部位,注意每个部位至少听诊 1~2 个呼吸周期,注意左右、上下部位对比 • 呼吸音的强弱与性别、年龄、肺组织弹性、胸壁的厚度及呼吸深浅等因素有关,注意区分 • 注意有无异常呼吸音及干湿啰音	
	• 语音共振:嘱病人用一般的声音强度重复发出"yi"的长音,用听诊器听诊语音,一般在气管和大支气管附近最强,听诊时应上下左右对比 • 胸膜摩擦音:正常无。当胸膜发生炎症时产生胸膜摩擦音,在前下侧胸壁最易闻及	请您用同等强度不断重复发"yi"长音,音调要低沉。就像这样"yi"(操作者示范)
整理、记录	• 协助病人取合适体位:检查完毕,协助病人穿好衣服、取舒适体位 • 清理用物:整理床单位,洗手 • 记录	×室×床×××,检查已经做完了,我帮您穿上衣服,请问您有哪里不舒服吗?如果您有什么不适,请及时通知我,我会尽快来处理的。还有什么需要帮助的吗?(没有了,谢谢)谢谢您的配合,我们将结合本次评估所得为您制定适合的护理方案,您好好休息,有事按呼叫器

▶ **自我评价**

肺和胸膜评估评价表

▶ **问题探究**

1. 什么是啰音?干湿啰音各有何特点及临床意义?

答:啰音是正常呼吸音以外的附加声音。根据声音的性质不同其临床特点不同。① 干啰音:依其发出的部位和支气管狭窄程度的不同而不同,一般发生在大支气管者音调低而粗,称为"鼾音";发生在小支气管者音调高,犹如哨笛音,称为"哨笛音",呼气延长的哨笛音称为哮鸣音。干啰音见于慢性支气管炎、支气管哮喘、肺气肿及心源性哮喘等疾病。② 湿啰音:根据大、中、小支气管口径不同所产生的湿啰音分别为粗、中、细湿啰音,又称大、中、小水泡音。粗湿啰音多见于肺水肿、肺结核空洞等,中湿啰音多见于支气管炎、支气管肺炎,细湿啰音多见于细支气管肺炎、肺淤血等疾病。

2. 常见呼吸改变及临床意义是什么?

答:① 胸式呼吸减弱,可见于肺炎、重症肺结核、胸膜炎、肋间神经炎、肋骨骨折等胸部疾病。② 腹式呼吸减弱,可见于腹膜炎、大量腹水、腹腔内巨大肿瘤及妊娠晚期。③ 呼吸过速,呼吸频率 > 20 次/分,见于发热、疼痛、贫血、甲状腺功能亢进、心力衰竭。④ 呼吸过缓,呼吸频率 < 12 次/分,见于镇静剂或麻醉剂过量或颅内压增高等。⑤ 呼吸浅快,见于大量腹水、肥胖及肺部疾病,如肺炎、胸膜炎、胸腔积液和气胸。⑥ 呼吸深快,见于剧烈运动、情绪激动、过度紧张。

肺和胸膜评估问题测试

青春该有的模样

（梁　茜）

任务三　心脏评估

▶ **临床案例**

病人，男，70岁。1年前出现夜间阵发性呼吸困难，7天前受凉后出现咳嗽、咳白色泡沫痰，呼吸困难加重，夜间发作频繁，不能平卧，遂来院就诊。查体：体温36.4℃，脉搏110次／分，呼吸33次／分，血压180/100 mmHg，两肺可闻及湿啰音，其他体格检查未见明显异常。高血压病史30年。

▶ **任务分析**

1. 为该病人进行体格检查应重点检查什么内容？为什么？

2. 为该病人进行心脏检查的内容有哪些？检查办法有哪些？

3. 该病人的心脏评估可能会出现哪些异常体征？

在进行心脏评估时，需有一个安静、光线充足的环境，病人多采取卧位，充分暴露胸部。护士多位于受检者右侧，光线来源于左侧。心脏检查时，一方面注意采取视、触、叩、听依次进行，以全面地了解心脏情况；另一方面在确定某一异常体征时，也可同时交替应用两种以上的检查方法加以判断。

▶ **目的**

1. 掌握心脏评估的内容和方法。

2. 熟悉心脏评估的正常表现。

3. 了解心脏评估中异常表现的临床意义。

4. 能够充分运用沟通技巧，在评估过程中注重人文关怀。

▶ **准备**

1. **护士准备**　衣帽整齐注重仪表，剪短指甲，洗手，戴口罩和帽子。

2. **病人准备**　向病人自我介绍，解释本次评估的目的与作用，取得病人家属的理解与配合。

3. **用物准备**　笔、记录本、护理评估单、护理床、手表、听诊器（钟型和膜型）。

4. **环境准备**　光线充足、安静、室温合适、屏风遮挡。

▶ **实施**

心脏评估操作

操作步骤见表2-3-3。

表 2-3-3　心脏评估操作步骤

操作流程	操作步骤	沟通与说明
核对解释	• 核对床号、姓名、腕带,向病人或家属解释	您好,我是护士×××,请问您的名字?(我叫×××)让我核对您的腕带信息,您现在感觉怎么样,还胸闷吗?为了更好地评估您的病情,现在需要给您做一个心脏的检查,检查需要您脱掉上衣,我先为您调节好室温,检查时会拉好屏风遮挡。我去准备用物,您稍等
再次核对安置体位	• 协助其采取仰卧位,充分暴露病人心前区	请您脱掉上衣,仰卧平躺在病床上 注意给病人保暖,保护病人的隐私 注意病人躯干勿左右倾斜,以免影响心脏的正常位置
视诊心脏	• 护士观察心前区外形和心尖搏动时需要蹲下,视线与病人胸廓同高或与搏动点呈切线方向(图2-3-14) 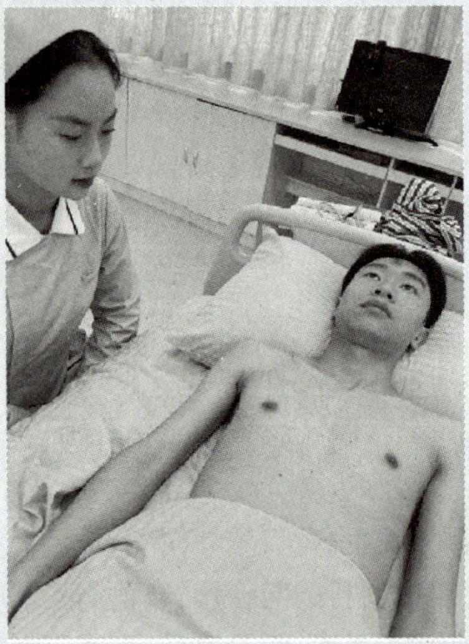 图 2-3-14　心脏视诊 • 心前区外形:正常成年人心前区的外形与右侧对称,没有异常隆起或凹陷。心前区异常隆起常见于先天性心脏病 • 心尖搏动:心脏收缩时,心尖向前冲击左心室前胸壁相应部位而形成。正常心尖搏动位于第5肋间,左锁骨中线内侧 0.5~1.0 cm,搏动范围为 2.0~2.5 cm。可随体位、年龄或体型略有改变。心尖搏动的位置、强弱、范围、节律和频率受生理和病理情况的影响	请您放松,自然呼吸

操作流程	操作步骤	沟通与说明
视诊心脏	• 心前区异常搏动：正常人心前区无异常搏动。胸骨左缘第3、4肋间搏动见于右心室肥大或瘦弱者；剑突下搏动可能是右心室收缩期搏动，也可由腹主动脉搏动产生；胸骨左缘第2肋间搏动多见于肺动脉扩张或肺动脉高压；胸骨右缘第2肋间搏动，多为主动脉弓动脉瘤或升主动脉扩张	
触诊心脏	• 先用右手全手掌置于心前区开始评估，然后逐渐缩小到手掌尺侧(小鱼际)或示指和中指并拢以指腹进行触诊，注意心尖搏动的位置、强度，有无震颤和心包摩擦感(图2-3-15)	现在我要为您做心脏的触诊，在这个过程中如果您有任何不舒服的感觉可以告诉我(触诊时压力要适当，否则影响检查效果)

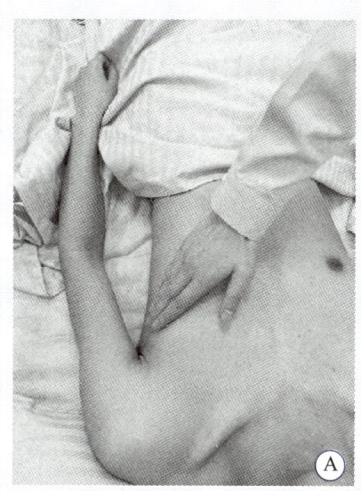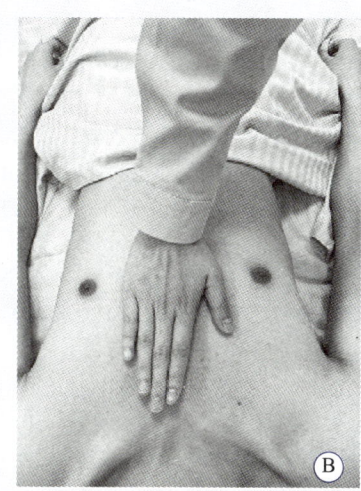
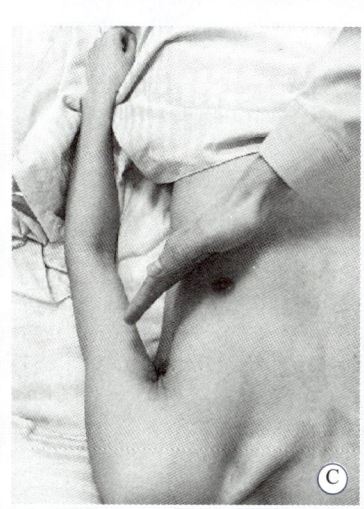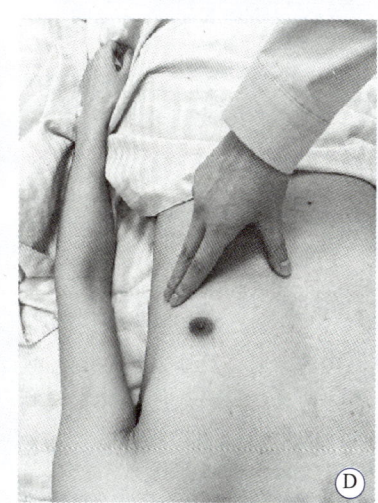

图 2-3-15　心脏触诊

• 心尖搏动及心前区搏动：触诊能更准确地判断心尖搏动或其他搏动的位置、强弱和范围，尤其是视诊不能发现的心尖搏动及心前区搏动。心尖搏动位置同视诊，搏动范围为2 cm。先用全手掌在左锁骨中线第5或第4肋间触诊心尖搏动范围及有无抬举感，再用示指和中指指腹确定其位置和强度

操作流程	操作步骤	沟通与说明
触诊心脏	• 当用手指触诊时,手指如被强有力的心尖搏动抬起,这种较大范围的外向运动称为抬举性搏动,提示左心室肥大。正常人无抬举性搏动,无心前区异常搏动。触诊时,心尖搏动冲击胸壁的时间标志着心室收缩期的开始,这有助于确定第一心音、收缩期还是舒张期震颤或杂音 • 异常心尖搏动:心尖搏动减弱多见于急性心肌梗死、扩张型心肌病、心包积液、左侧胸腔大量积液。心尖搏动增强在生理情况下可见于剧烈运动、情绪激动等;病理情况下见于发热、贫血、甲状腺功能亢进等 • 震颤:是用手触诊时感觉到的一种细微振动,又称猫喘,是器质性心血管病的特征性体征之一,见于心脏瓣膜狭窄等 • 心包摩擦感:是一种与胸膜摩擦感相似的心前区摩擦震动感,见于心包膜炎症。以胸骨左缘第4肋间处,坐位前倾或呼气末最明显。当心包渗液增多时,摩擦感消失	
叩诊心脏	• 以左手中指作为叩诊板指,板指与肋间平行放置。叩诊时,板指平置于心前区拟叩诊的部位,以右手中指均匀叩击板指,并且由外向内逐渐移动板指,以听到声音由清变浊来确定心浊音界。通常的顺序是先叩左界,后叩右界(图2-3-16) 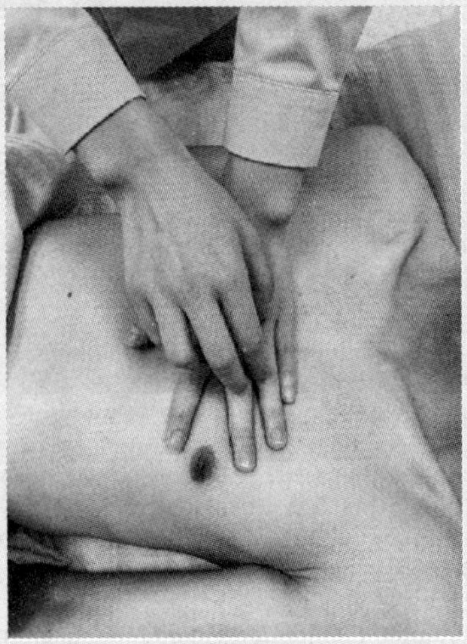 图2-3-16　心脏叩诊 • 叩诊心脏左界时,从心尖搏动最强点外2~3 cm处开始,沿肋间由外向内逐渐叩诊,至叩诊音由清音变为浊音时,表示已达到心脏边界,用笔作标记,如此逐个肋间向上叩诊直至第2肋间 • 叩诊心脏右界时,先沿着锁骨中线叩出肝上界,然后于其上一肋间(一般为第4肋间)开始,由外向内扣出浊音界,用笔作标记,逐一肋间向上叩诊直至第2肋间。用尺测量前正中线至各标志点的垂直距离,再测量左锁骨中线距前正中线的距离,以记录心脏相对浊音界的位置 • 正常心浊音界:正常心脏左界自第2肋间几乎与胸骨左缘一致,第3肋间起向外逐渐形成一外凸弧形,直至第5肋间。右界各肋间几乎与胸骨右缘一致,仅第4肋间稍超过胸骨右缘。以胸骨中线至心浊音界线的垂直距离(cm)表示正常成人心相对浊音界。第5肋间相对浊音界与前正中线的距离为7~9 cm(表2-3-4)	现在我要为您做心脏的叩诊,请您放松,保持平静呼吸

操作流程	操作步骤	沟通与说明

叩诊心脏

表 2-3-4　正常心脏相对浊音界

右界 /cm	肋间	左界 /cm
2~3	Ⅱ	2~3
2~3	Ⅲ	3.5~4.5
3~4	Ⅳ	5~6
	Ⅴ	7~9

- 心浊音界各部的组成：正常心脏左界第 2 肋间处相当于肺动脉段，第 3 肋间为左心耳，第 4、5 肋间为左心室。右界第 2 肋间相当于升主动脉和上腔静脉，第 3 肋间以下为右心房（图 2-3-17）

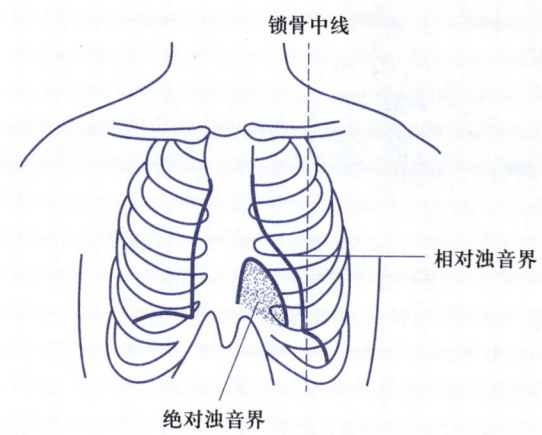

图 2-3-17　心脏相对浊音界

- 心浊音界改变（心脏因素）
1. 左心室增大（靴型心）　见于主动脉瓣关闭不全
2. 右心室增大　心浊音界向左扩大但不向下，显著增大时，心浊音界向左右扩大
3. 左心房与肺动脉扩大　心腰部饱满或膨出，心浊音界呈梨形。见于二尖瓣狭窄
4. 心包积液　心浊音界向两侧扩大，并随体位改变而改变
- 心浊音界改变（心外因素）
1. 大量胸腔积液和气胸　心界叩不出，健侧心界向外移位
2. 肺实变、肺肿瘤或纵隔淋巴结肿大　心浊音界叩不出
3. 肺气肿　心浊音界缩小或叩不出
4. 腹腔大量积液或巨大肿瘤　使膈肌上抬，心脏呈横位，心界扩大

操作流程	操作步骤	沟通与说明
听诊心脏	• 听诊器:膜型听诊器用于听心率、心律、心音、主肺动脉瓣杂音和心包摩擦音,使用时将其紧贴胸壁,离开时留有压痕。钟型听诊器适于听低调音,如二尖瓣隆隆样杂音,使用时轻扣于胸壁,离开时不留压痕。在心脏听诊时,必要时可以改变体位,或做深吸气、深呼气,或者适度运动后听诊,以便更好地辨别心音或杂音(图 2-3-18) 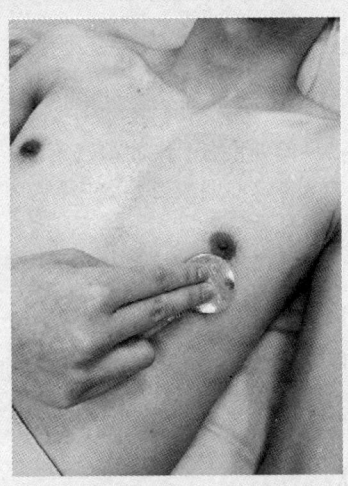 图 2-3-18　心脏听诊 • 心脏瓣膜听诊区及听诊顺序:心脏各瓣膜开放与关闭时所产生的声音传导至体表最易听清的部位称心脏瓣膜听诊区,与其解剖部位不完全一致,通常有 5 个听诊区,即二尖瓣区、肺主动脉区、主动脉瓣区、主动脉瓣第二听诊区、三尖瓣区听诊区。将听诊器放置于心脏各瓣膜听诊区,按照逆时针方向进行逐一听诊心率、心律、心音、额外心音、杂音及心包摩擦音(图 2-3-19) 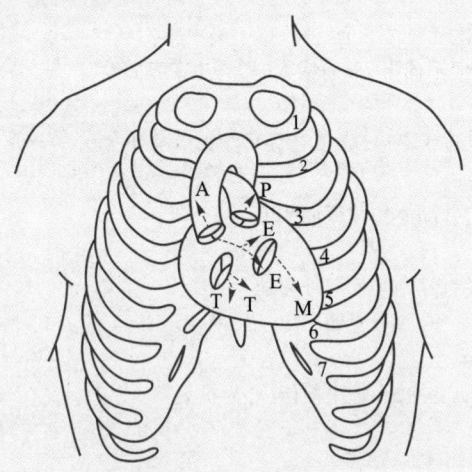 M:二尖瓣区　A:主动脉瓣区　E:主动脉瓣第二听诊区(Erb区)　P:肺动脉瓣区　T:三尖瓣区 图 2-3-19　心脏瓣膜听诊区	

操作流程	操作步骤	沟通与说明
听诊心脏	• 心率：每分钟心搏次数，一般在心尖部听取第一心音计数，计时 1 min。正常成人多为 60~100 次 / 分，老年人偏慢，儿童较快。多种生理性、病理性或药物性因素的作用下可以出现心率变化。心动过速指成人心率超过 100 次 / 分，婴幼儿心率超过 150 次 / 分。心动过缓指心率低于 60 次 / 分 • 心律：心脏跳动的节律。正常情况下，心律基本规则。听诊所能发现的心律失常，常见的有期前收缩和心房颤动。期前收缩指在规律心搏的基础上，突然提前出现一次心搏，其后有一较长间歇。听诊时需判断每分钟出现的提前心搏次数。心房颤动的听诊特点是心律绝对不规则、第一心音强弱不等和脉率小于心率，后者称脉搏短绌。脉搏短绌的测量方法：由一人测脉搏，一人测心率，测心率者看表叫"开始"，测 1 min 结束，脉搏短绌者以分数式记录，记录方式为心率 / 脉率 • 心音：按心音在心动周期中出现的先后，可依次命名为第一心音（S_1）、第二心音（S_2）、第三心音（S_3）和第四心音（S_4）。通常情况下，正常人只能听到 S_1、S_2。S_3 可在部分青少年中闻及。S_4 一般听不到，如听到 S_4，属病理性 1. 心音改变：听诊时注意有无心音改变，包括强度和性质，有无心音分裂 2. 额外心音：在正常 S_1 和 S_2 之外听到的病理性附加心音，多数为病理性，并且短促，大部分出现在 S_2 之后即舒张期，与原有的 S_1、S_2 构成三音律，主要有奔马律、开瓣音和心包叩击音 （1）奔马律　为心室负荷过重或心室壁产生振动，是心肌严重受损的重要体征，常与第三心音相似 （2）开瓣音　为二尖瓣增厚、硬化引起，是在第二心音后出现的音调较高而清脆的心音 （3）心包叩击音　为缩窄性心包炎引起较响的短促声音，在心尖部和胸骨下段左缘最清楚 • 心脏杂音指除心音和额外心音以外，在心脏收缩或舒张过程中出现的具有不同频率和强度的异常声音。正常人心脏未闻及杂音 1. 最响部位　一般杂音在某瓣膜听诊区最响，病变位于该区相应的瓣膜。音调高者通常为瓣膜关闭不全引起回流，低音者常为瓣膜狭窄 2. 出现时期　发生在第一心音和第二心音之间的杂音称收缩期杂音；发生在第二心音与下一次心搏的第一心音之间的杂音称舒张期杂音；连续出现在收缩期和舒张期的杂音称连续性杂音；收缩期和舒张期均出现但不连续的杂音称双期杂音 3. 性质　杂音的性质常以吹风样、隆隆样、叹气样、机器样、喷射样、乐音样和鸟鸣样等来形容。杂音按音调高低可分为柔和、粗糙两种。功能性杂音较柔和，器质性杂音较粗糙。不同音调和音色的杂音反映不同的病变 4. 强度　收缩期杂音强度一般采用 Levine 6 级分级法。记录杂音强度时，以杂音的级别为分子，6 为分母，如响度为 2 级，记为 2/6 级杂音 5. 传导　杂音越响，传导越广。可根据杂音的最响部位和传导方向来判断杂音的来源及性质。主动脉瓣的杂音可传至颈部，三尖瓣的杂音可传至剑突下，二尖瓣的杂音可传至腋下 • 心包摩擦音：心包的脏层与壁层由于发生炎症或其他因素致纤维蛋白沉积而粗糙，以致在心脏搏动时产生摩擦而出现的声音。音质粗糙，音调高，呈搔抓样，比较表浅，类似纸张摩擦的声音。整个心前区可闻及，但在心前区或胸骨左缘第 3、4 肋间最响亮，坐位前倾及呼气末更明显。典型心包摩擦音性质粗糙，高音调，呈搔抓样，与心搏一致，与呼吸无关，屏气时摩擦音仍存在，可与胸膜摩擦音区别。正常人未闻及心包摩擦音	现在我为您做心脏听诊，请您保持平静呼吸就可以了

操作流程	操作步骤	沟通与说明
整理、记录	• 协助病人取合适体位：检查完毕，协助病人穿好衣服，取舒适体位，整理床单元 • 清理用物 • 洗手，脱口罩 • 记录心脏评估情况	×室×床×××，心脏检查已经做完了，我帮您穿上衣服，请问您有哪里不舒服吗？如果您有什么不适，请及时通知我，我会尽快来处理的。还有什么需要帮助的吗？（没有了，谢谢）谢谢您的配合，我们将结合本次评估结果为您制订适合的护理方案，您好好休息，有事按呼叫器

▶ 自我评价

　心脏评估评价表

▶ 问题探究

1. 试述心脏瓣膜听诊区的位置，心脏听诊的内容有哪些？

答：心脏各瓣膜开放与关闭时所产生的声音传导至体表最易听清的部位称心脏瓣膜听诊区。与其解剖部位不完全一致。通常有 5 个听诊区，即二尖瓣区、肺主动脉区、主动脉瓣区、主动脉瓣第二听诊区、三尖瓣区听诊区，相应的位置见表 2-3-5。心脏听诊内容包括有：心率、心律、心音、额外心音、心脏杂音。

表 2-3-5　心脏瓣膜听诊区的位置

听诊区	位置
二尖瓣区	心尖搏动最强点（心尖区）
肺动脉瓣区	胸骨左缘第 2 肋间
主动脉瓣区	胸骨右缘第 2 肋间
主动脉瓣第二听诊区	胸骨左缘第 3 肋间
三尖瓣区	胸骨下端左缘（胸骨左缘第 4、5 肋间）

2. 心音的听诊特点是什么？

答：心音的听诊特点见表 2-3-6。

表 2-3-6　心音听诊特点

心音	听诊特点
第一心音	音调较低钝，强度较响，历时较长（持续约 0.1 s），与心尖搏动同时出现，在心尖部最响
第二心音	音调较高而脆，强度较 S_1 弱，历时较短（持续约 0.08 s），不与心尖搏动同步，在心底部最响
第三心音	音调轻而低，持续时间短（约 0.04 s），局限于心尖部或其内上方，呼气时较清楚
第四心音	心尖部及其内侧较为明显、低调、沉浊而弱，属于病理性心音

心脏评估问题测试

▶ **职业精神**

急救护理与南丁格尔精神

（卞　莹）

任务四 周围血管评估

周围血管评估包括评估脉搏、血管杂音和周围血管征。

▶ **目的**

1. 掌握脉率、脉律的触诊。
2. 识别血管杂音和周围血管征。
3. 能够充分运用沟通技巧,在评估过程中注重人文关怀。

▶ **准备**

1. **护士准备**　衣帽整齐注重仪表,剪短指甲,洗手,戴口罩和帽子。
2. **病人准备**　向病人自我介绍,解释本次评估的目的与作用,取得病人家属的理解与配合。
3. **用物准备**　纸、笔、护理评估单、护理床、手表、血压计、听诊器。
4. **环境准备**　光线充足、安静、室温合适、屏风遮挡。

▶ **实施**

周围血管评估操作

操作步骤见表2-3-7。

表 2-3-7　周围血管评估操作步骤

操作流程	操作步骤	沟通与说明
核对解释	• 核对床号、姓名、腕带,向病人或家属解释	您好,我是护士×××,请问您叫什么名字?（我叫×××）让我核对您的腕带信息,您现在感觉怎么样? 还头晕吗? 为了更好地评估您的病情,今天需要给您做一个外周血管的检查,我先为您调节好室温,检查时会拉好屏风遮挡。我去准备用物,您稍等

操作流程	操作步骤	沟通与说明
再次核对 安置体位	• 协助其采取仰卧位或坐位	请您平卧在病床上,双手自然摆放 在身体两侧 注意给病人保暖,保护病人的隐私
脉搏评估	• 评估脉搏主要用触诊,通常用 3 个手指(示指、中指、环指)的指腹进行触诊。注意桡动脉搏动频率、节律、强弱及对称性;检查颈动脉、股动脉、足背动脉搏动的有无及对称性(图 2-3-20) 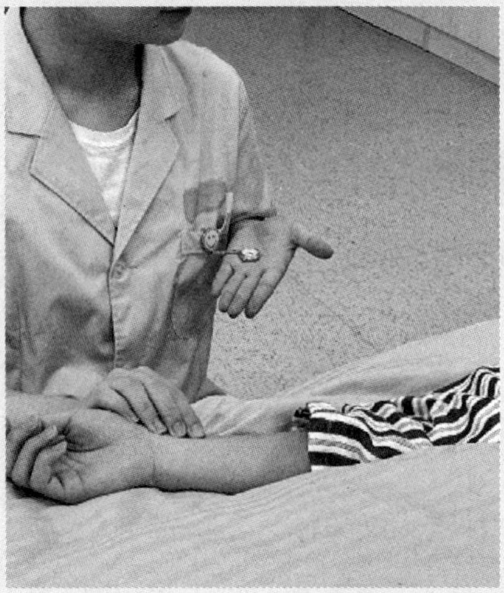 图 2-3-20　评估脉搏 • 脉率:脉率的生理及其意义同心率基本一致,正常成人脉率在安静、清醒的情况下为 60~100 次/分,老年人偏慢,女性稍快,儿童较快,3 岁以下的儿童多在 100 次/分以上。各种生理、病理情况或药物影响也可使脉率增快或减慢。此外,除脉率快慢外,还应观察脉率与心率是否一致。脉搏短绌时脉率小于心率 • 脉律:脉搏的节律可反映心脏的节律。正常人脉律规则,有窦性心律不齐者的脉律可随呼吸改变,吸气时增快,呼气时减慢。二度房室传导阻滞者可有脉搏脱漏,称脱落脉 • 强弱:脉搏的强弱与心搏出量、脉压和外周血管阻力相关。脉搏减弱而振幅低是由于心搏量少、脉压小和外周阻力增高所致,见于心力衰竭、主动脉瓣狭窄与休克等 • 动脉管壁的弹性:管壁光滑、柔软,有一定的弹性	现在为您测量脉搏,请您放松,保持平静呼吸
血管杂音 评估	• 正常血管一般不产生杂音,血管杂音产生与心脏杂音相同,该部分的评估采用听诊。血管杂音包括静脉杂音和动脉杂音 1. 静脉杂音:由于静脉压力低,不易出现显著的压力阶差和漩涡,故杂音多不明显。较有意义的是在颈根部近锁骨处,尤其右侧可出现低调、柔和、连续性杂音,坐位及站位时较明显。用手指压迫颈静脉暂时中断血流,则杂音消失 2. 动脉杂音:多见于周围动脉。① 甲状腺功能亢进时,在甲状腺上下极有时可闻及连续性杂音;② 多发性大动脉炎致血管狭窄时在累及部位,如两侧锁骨上、颈后三角区或背部等可闻及收缩期杂音;③ 肾动脉狭窄时,可在上腹部及腰背部听到收缩期杂音;④ 在动静脉瘘的病变部位可闻及连续性杂音	

操作流程	操作步骤	沟通与说明
周围血管征评估	• 枪击音：是指在四肢动脉处听到的一种短促的，如同开枪时的声音，故又称射枪音。主要见于脉压增大的病人，如主动脉瓣关闭不全等。听诊部位常选择股动脉，有时在肱动脉、足背动脉处也可听到 • 杜若兹埃（Duroziez）双重杂音：听诊器体件置于股动脉上，稍加压力，在收缩期与舒张期皆可听到吹风样杂音，为连续性。此杂音见于主动脉瓣关闭不全等脉压增大的疾病 • 毛细血管搏动征：检查者用手指轻压被检者指甲末端，或以玻片轻压口唇黏膜，使局部变白，如见发白的部分边缘随心脏搏动而发生规律的红、白交替改变，称之为毛细血管搏动征（图 2-3-21）。见于脉压增大的疾病，如主动脉瓣关闭不全、甲状腺功能亢进等 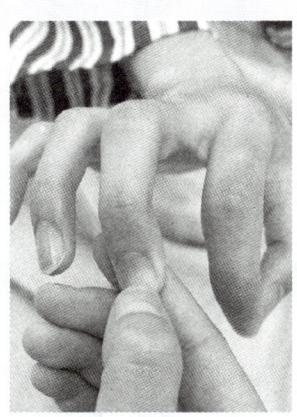 图 2-3-21　毛细血管搏动征 • 水冲脉：检查者握紧被检查者手腕掌面，示指、中指、环指指腹触于桡动脉上，将其前臂高举超过头部，有水冲脉者可使检查者明显感知犹如水冲的脉搏（图 2-3-22）。常见于主动脉瓣关闭不全、甲状腺功能亢进、严重贫血 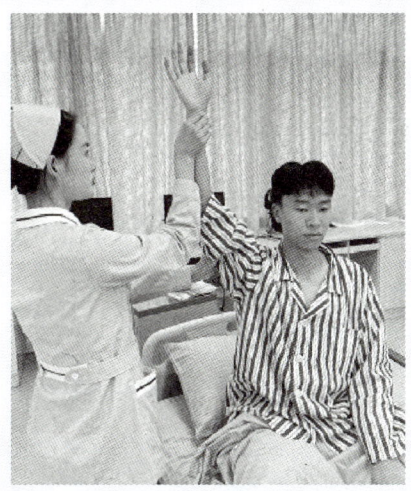 图 2-3-22　水冲脉 • 水冲脉、毛细血管搏动征、枪击音和杜若兹埃双重杂音等阳性体征，可统称为周围血管征阳性	 请您配合我将前臂举高过头顶

操作流程	操作步骤	沟通与说明
整理、记录	• 协助病人取合适体位:检查完毕,协助病人整理好衣服,取舒适体位,整理床单元 • 清理用物 • 洗手,脱口罩 • 记录周围血管评估	×室×床×××,周围血管评估已经做完了,我帮您整理衣服,请问您有哪里不舒服吗?如果您有什么不适,请及时通知我,我会尽快来处理的。还有什么需要帮助的吗?(没有了,谢谢)谢谢您的配合,我们将结合本次评估所得为您制定适合的护理方案,您好好休息,有事按呼叫器

▶ 自我评价

 周围血管评估评价表

▶ 问题探究

1. 常见的异常脉搏有哪些?

答:脉搏增快、脉搏减慢和脉律不规则。

2. 周围血管征有哪些?见于哪些情况?

答:枪击音:主要见于脉压增大的病人。杜若兹埃双重杂音:见于主动脉瓣关闭不全等脉压增大的疾病。毛细血管搏动征:见于脉压增大的疾病,如主动脉瓣关闭不全、甲状腺功能亢进等。水冲脉:常见于主动脉瓣关闭不全、甲状腺功能亢进、严重贫血。

 周围血管评估问题测试

▶ 职业精神

 护理创新——源于问题的思考与实践

(卞 莹)

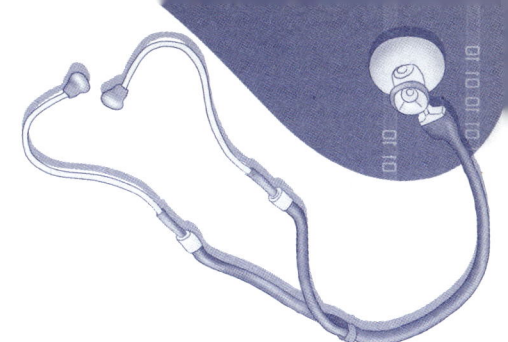

项目四
腹部评估

学习目标

知识目标：1. 熟记腹部评估的内容、原则及方法。

2. 熟记常见的病理腹部体征，理解其临床意义。

3. 熟记腹部的评估程序。

技能目标：1. 能够运用正确程序、方法对腹部进行准确评估。

2. 能够对腹部评估结果进行临床分析。

素质目标：1. 具有良好的礼仪规范，行为举止符合职业要求。

2. 具有良好的护患沟通能力，与病人沟通融洽。

3. 具有严谨认真的工作作风，谨言慎行，恪尽职守。

4. 具有关心、爱护病人，尊重病人的职业素养。

临床案例

病人，女，57岁。乙型肝炎病史20年，肝功能反复异常。近一周，自觉食欲减退加重，腹胀，尤其餐后更显著，腹部逐渐膨隆增大，并出现尿量减少、下肢水肿。前来就诊。体格检查：生命体征无异常，病人消瘦，神志清楚，肝病面容，巩膜轻度黄染，肝掌（+），左颈部可见3枚蜘蛛痣，腹部明显膨隆，皮肤张紧发亮，腹壁静脉曲张，脾在左肋缘下3 cm，移动性浊音（+）。

任务分析

1. 对该病人进行腹部评估，发现哪些异常体征？

2. 该病人为什么会出现腹部明显膨隆？移动性浊音如何评估？临床意义是什么？

3. 该病人评估结果是否正常？如何对脾进行评估？

任务一　腹部状态评估

▶ **目的**

1. 通过视诊、听诊、叩诊、触诊，了解腹部状态。

2. 了解腹部状态,分析评估异常结果的临床意义,为护理诊断提供依据。

▶ **准备**

1. **护士准备** 衣帽整洁,七步洗手,戴无菌口罩,举止端庄、态度和蔼。熟悉腹部状态评估方法、内容及注意事项。
2. **病人准备** 向病人解释、取得配合;安置舒适体位;排空膀胱。
3. **用物准备** 听诊器、皮尺、诊查床、屏风。
4. **环境准备** 空气清洁,温度适宜,光线充足,屏风遮挡。

▶ **实施**

腹部评估操作

操作步骤见表2-4-1。

表 2-4-1 腹部状态评估操作步骤

操作流程	操作步骤	沟通与说明
核对解释	• 核对床号、姓名、腕带,向病人或家属解释评估的目的,取得配合	您好,我是护士×××,请问您叫什么名字?(我叫×××) 让我核对您的腕带信息,您现在感觉怎么样?现在需要给您评估一下腹部状态,您先去排空膀胱,我去准备用物,您稍等
再次核对安置体位	• 协助病人取低枕仰卧位,充分暴露全腹(图2-4-1)	您是×室×床×××吧,现在我给您进行腹部状态评估,您这样躺可以吗?(可以)
	图 2-4-1 腹部评估体位	
视诊	• 站于病人右侧,从前侧方,自上而下观察腹部 • 腹部外形 1. 正常:腹部平坦、腹部饱满、腹部低平 2. 异常:① 腹部膨隆分为全腹膨隆(测腹围)(图2-4-2)和局部膨隆。② 腹部凹陷分为全腹凹陷和局部凹陷 • 呼吸运动:腹式呼吸(男性及儿童);胸式呼吸(女性) • 腹壁静脉:正常,不显露;异常,腹壁静脉曲张,曲张静脉以脐为中心向四周放射见于门静脉高压;腹部静脉在腹部两侧,血流由下向上见于下腔静脉堵塞;腹部静脉在腹部两侧,血流由上向下见于上腔静脉堵塞 • 胃肠型及蠕动波:正常,不可见;异常,可看见胃型或肠型、蠕动波,见于胃肠梗阻	您好,×××。请您放松,正常呼吸

操作流程	操作步骤	沟通与说明

视诊

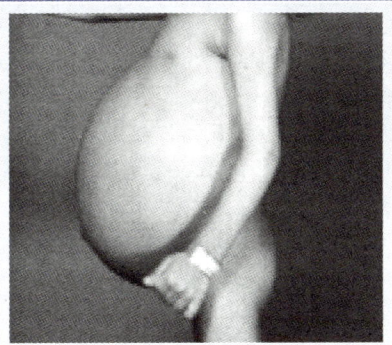

图 2-4-2　全腹膨隆

- 其他体征：色素与腹纹、瘢痕、疝、脐、上腹部搏动

听诊

- 护士捂热听诊器
- 肠鸣音：在右下腹至少听诊 1 min。正常情况下，肠鸣音 4~5 次 / 分；异常有肠鸣音活跃、肠鸣音亢进、肠鸣音减弱和肠鸣音消失
- 振水音：护士以一耳凑近上腹部（或用听诊器），同时以冲击触诊法振动胃部，闻及气体液体撞击的声音。正常：餐后或饮用大量液体时可听到；异常：清晨空腹或 6~8 h 及以上听到，见于幽门梗阻或胃扩张
- 血管杂音：将听诊器置于腹中部、左右上腹部、左右下腹部进行听诊（图 2-4-3）。杂音分为：① 腹中部收缩期杂音：腹主动脉瘤或狭窄；② 左右上腹部收缩期杂音：肾动脉狭窄；③ 左右下腹部收缩期杂音：髂动脉狭窄

（沟通与说明）您好，请您放松，我拿听诊器听一下，听诊器不凉吧

您好，我会用手冲击下您的胃部，可能会有一点点不舒服，我会尽量放轻，请您不要紧张

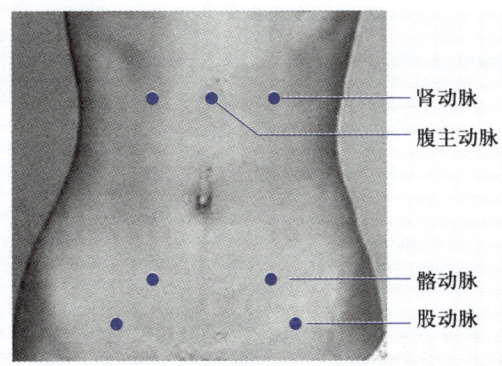

肾动脉
腹主动脉

髂动脉
股动脉

图 2-4-3　腹部血管杂音听诊部位

叩诊

- 护士温暖双手，多采用间接叩诊法
- 腹部叩诊音：正常，大部分区域叩诊为鼓音，肝脾部位呈浊音或实音。异常，鼓音区增大见于肠胀气、胃肠穿孔；鼓音区缩小见于肝脾增大、腹腔肿瘤、腹水
- 移动性浊音：自腹中部脐水平开始向病人左侧腹部叩诊，鼓音变浊音时，板指固定不动，嘱病人右侧卧位，再叩诊，呈鼓音，同样方法在左侧卧位叩诊。移动性浊音见于腹水在 1 000 ml 以上者

（沟通与说明）您好，请您放松，现在我叩一下腹部，我的手不凉吧

您好，请您双腿屈曲，我在评估过程中需要您进行左右侧卧位，请您配合我
您好，请您朝右侧躺下
您好，请您朝左侧躺下

操作流程	操作步骤	沟通与说明
触诊	• 护士温暖双手,协助病人双腿屈曲 • 腹壁紧张度:自左下腹逆时针,由浅入深触诊全腹。正常:柔软,有一定张力。异常:腹壁紧张度增高见于肠胀气、气腹、大量腹水;急性弥漫性腹膜炎(板状腹);结核性腹膜炎(揉面感)。腹壁紧张度降低见于慢性消耗性疾病、经产妇、老年体弱;脊髓损伤、重症肌无力(消失) • 压痛:由浅入深按压腹部,观察或询问有无疼痛(图 2-4-4)。正常:无疼痛;异常:有压痛,压痛部位常为病变所在 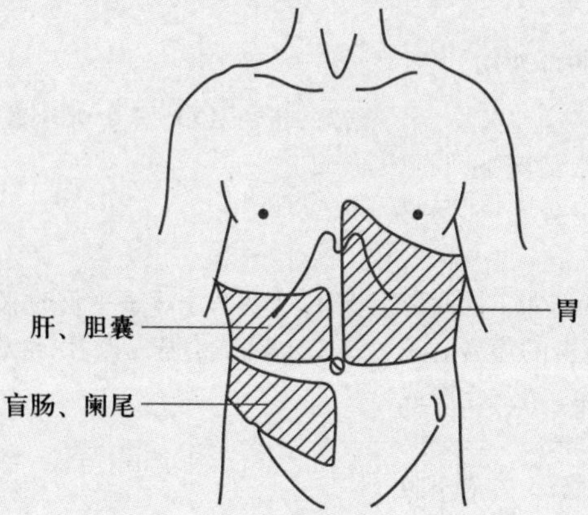  图 2-4-4　腹部脏器的压痛区 • 反跳痛:触诊腹部出现压痛后,用并拢的 2~3 个手指(示指、中指、环指)压于原处稍停片刻,然后将手迅速抬起,被评估者感觉腹痛骤然加重,为反跳痛阳性,说明病变累及壁层腹膜	您好,请您放松,现在我触一下腹部,我会动作轻柔,您双腿屈曲,放松进行腹式呼吸 您好,请您放松,我压一下腹部,如果有疼痛感,请您及时告诉我 您好,这儿疼是吗?您再稍微忍下,(抬手)疼痛是否加重了

▶ **自我评价**

腹部状态评估评价表

▶ **问题探究**

1. 急性腹膜炎的病人进行腹部状态评估,触诊会有哪些体征?

答:急性腹膜炎病人进行腹部触诊时,会有以下阳性体征:① 板状腹:因为腹膜受刺激而导致腹肌痉挛,腹壁紧张度明显增高;② 压痛:腹腔脏器病变累及腹膜,导致腹膜炎,按压腹部会有痛感;③ 反跳痛:壁层腹膜受炎症累及即可出现反跳痛。

2. 如何判断腹壁曲张静脉的血流方向?

答:选择一段无分支的腹壁静脉,将一只手的示指和中指并拢压在静脉上,然后示指压紧静脉向外滑动,挤出该段静脉内的血液,至一定距离后,中指紧压不动,放松示指,看静脉是否充盈,如迅速充盈,说明血流方向为从放松的一端流向紧压手指的一端(图 2-4-5)。

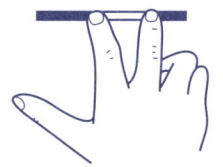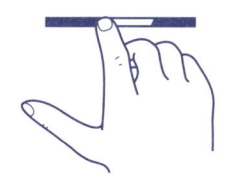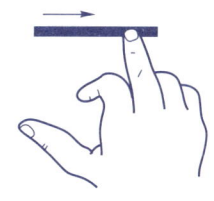

图 2-4-5　血流方向判断

3. 腹部常见压痛点定位及其临床意义是什么?

答:腹部常见压痛点及临床意义见表 2-4-2。

表 2-4-2　腹部常见压痛点及临床意义

常见压痛点	位置	临床意义
胆囊点	右锁骨中线与肋缘交点	胆囊病变
麦克伯尼点	脐与右髂前上棘连线的中、外 1/3 交界处	阑尾病变
季肋点	第 10 肋前端	肾的病变
上输尿管点	脐水平的腹直肌外缘	输尿管结石、结核或炎症
中输尿管点	髂前上棘水平的腹直肌外缘	输尿管结石、结核或炎症
肋脊点	第 12 肋骨与脊柱的夹角(肋脊角)的顶点	肾盂肾炎、肾结石、肾结核、肾脓肿
肋腰点	第 12 肋骨与腰肌外缘夹角的顶点	肾盂肾炎、肾结石、肾结核、肾脓肿

腹部状态评估问题测试

▶　**职业精神**

臻于技能,匠心暖护

（王赞丽）

任务二　腹腔器官评估

▶　**目的**

1. 通过视诊、听诊、叩诊、触诊,了解腹腔脏器状态。

2. 了解腹腔脏器情况,分析评估异常结果的临床意义,为护理诊断提供依据。

▶　**准备**

　　1. **护士准备**　衣帽整洁,七步洗手,戴无菌口罩,举止端庄、态度和蔼。熟悉腹腔脏器状态评估方法、内容及注意事项。

　　2. **病人准备**　向病人解释、取得配合;安置舒适体位;排空膀胱。

　　3. **用物准备**　听诊器、皮尺、诊查床、屏风。

4. 环境准备 空气清洁,温度适宜,光线充足,屏风遮挡。

▶ **实施**

腹腔器官评估操作

操作步骤见表2-4-3。

表2-4-3 腹腔脏器评估操作步骤

操作流程	操作步骤	沟通与说明
核对解释	• 核对床号、姓名、腕带,向病人或家属解释评估的目的,取得配合	您好,我是护士×××,请问您叫什么名字?(我叫×××)让我核对您的腕带信息,您现在感觉怎么样?现在需要给您评估一下腹腔脏器,您先去排空膀胱,我去准备用物,您稍等
再次核对安置体位	• 协助病人取低枕仰卧位,充分暴露全腹	您是×室×床×××吧,现在我给您进行腹腔脏器评估,您这样躺可以吗?(可以)
肝叩诊	• 护士温暖双手,站于病人右侧,进行评估 • 肝界的叩诊:采用间接叩诊法。① 肝上界:沿右锁骨中线、右腋中线、右肩胛线,由肺区向腹部叩诊,清音变浊音为肝上界(右锁骨中线、右腋中线、右肩胛线上界分别在第5、7、10肋间)。② 肝下界:由腹部鼓音区沿右锁骨中线或前正中线向上叩,由鼓音变浊音,为肝下界(右锁骨中线、右腋中线分别在右季肋下缘、第10肋间) 异常:扩大、缩小、消失、上移、下移 • 肝区叩击痛:左手掌置于被评估者右前胸下部,右手握拳叩击左手背。正常无痛感;异常有疼痛,见于肝脓肿、急性肝炎、肝癌	您好,×××,请您放松,正常呼吸,我给您叩诊肝 您好,我将叩击您的肝区,如果疼痛的话,请您告诉我
肝触诊	• 单手触诊法:护士右手掌放于病人的右侧腹壁上,示指和中指的指端指向肋缘,自右髂前上棘水平,沿右锁骨中线向上触诊,被评估者呼气时压向腹部深处,吸气时手缓慢抬起,以触摸下移的肝缘;如此反复,直到触及肝缘或肋缘为止(触及肝缘做标记)。同法自脐水平沿前正中线,触诊肝左叶 • 双手触诊法:护士左手托住被评估者右后腰部,大拇指张开,置于季肋上,右手同单手触诊法,分别在右锁骨中线、前正中线上进行触诊肝左、右叶(图2-4-6) 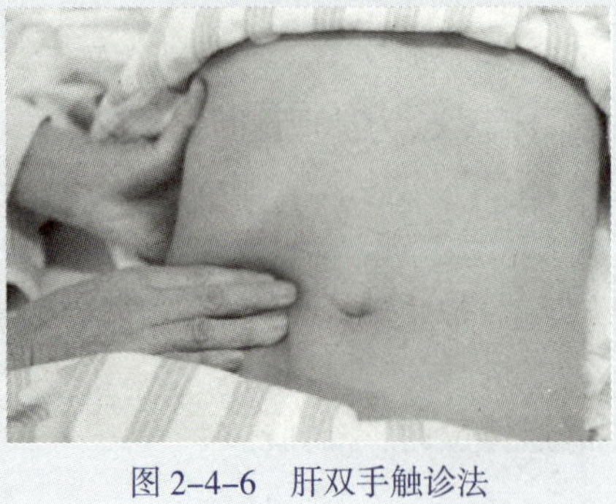	您好,下面我将对您的肝进行触诊检查,请您双腿屈曲,做腹式呼吸。我在触诊的过程中,您如果有痛感,及时告诉我

图2-4-6 肝双手触诊法

操作流程	操作步骤	沟通与说明
肝触诊	• 触诊内容：大小、质地、表面及边缘、压痛等 正常：肝触不到，即使触到，应在右肋缘下 1 cm、剑突下 3 cm 以内；质软；表面光滑、边缘整齐；无压痛 异常：肝增大，质地变硬，边缘圆钝、锐利或薄厚不一，有叩击痛	
胆囊触诊	• 单手滑行触诊法：护士右手掌放于病人的右侧腹壁上，示指和中指的指端指向肋缘，自脐水平，沿右腹直肌外源向上触诊，被评估者呼气时压向腹部深处，吸气时手缓慢抬起，以触摸胆囊，直到触及胆囊或肋缘为止 • 钩指触诊法：左手掌平放于病人右肋下部，拇指指腹深压右肋下胆囊点，嘱病人缓慢深吸气，拇指去触碰随着吸气而下移的胆囊（图 2-4-7）。正常：不能触及胆囊；异常：可触及胆囊，并有触痛，见于胆囊炎症 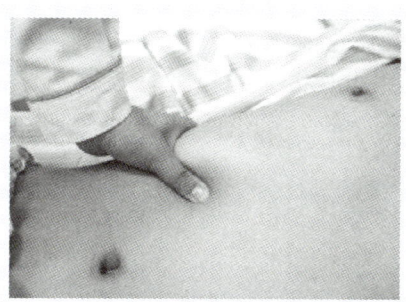 图 2-4-7　胆囊钩指触诊法	您好，下面我将为您进行胆囊触诊，请您双腿屈曲，做腹式呼吸。我在触诊的过程中，您如果有痛感，请及时告诉我
脾触诊	• 仰卧位触诊法：用于检查增大而位置较深的脾。护士左手绕过被评估者腹部（第 7~10 肋处），从后向将脾向前托起。右手平放于腹部（与肋弓方向垂直），自脐平面开始，以深部滑行触诊法逐渐触向肋弓（图 2-4-8） 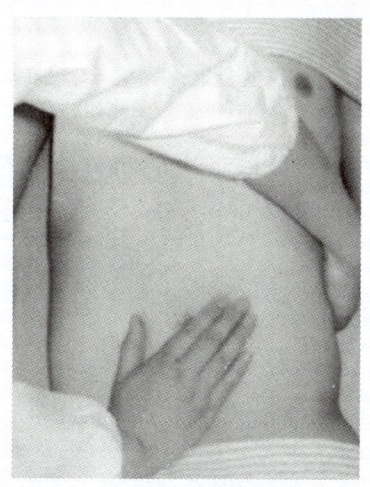 图 2-4-8　脾双手触诊法（仰卧位） • 右侧卧位触诊法：用于检查轻度增大而仰卧位不易触到脾，具体触诊方法同仰卧位触诊法（图 2-4-9）	您好，下面我将为您进行脾触诊，请您仰卧，双腿屈曲，做腹式呼吸

操作流程	操作步骤	沟通与说明
脾触诊	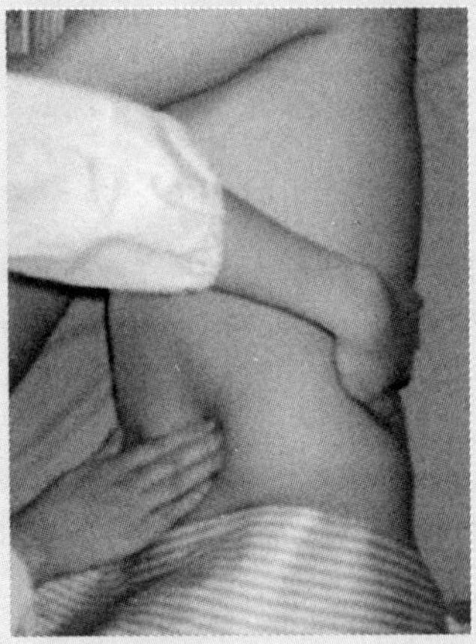 图 2-4-9　脾双手触诊法(右侧卧位) • 触诊内容：大小、形态、质地、表面情况、压痛、切迹、摩擦感等。 正常：脾触不到；异常：脾增大，测量甲乙线、甲丙线、丁戊线(图 2-4-10) 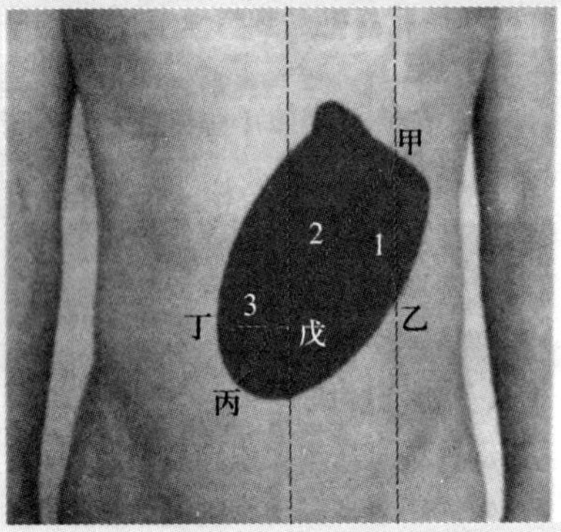 图 2-4-10　脾及肿大的测量	您好，请您右侧卧位，双腿屈曲 请问疼吗
膀胱叩诊	• 间接叩诊法：在耻骨联合上方进行，从上往下叩。膀胱空虚：呈鼓音；膀胱充盈：呈浊音	您好，现在我对您的膀胱进行叩诊，请您仰卧位，双腿屈曲，请您放松
肾叩诊	• 护士用左手掌平放在其肾区(肋脊角处)，右手握拳用由轻到中等的力量叩击左手背(图 2-4-11)。正常：无叩击痛；疼痛：肾炎、肾结石等疾病 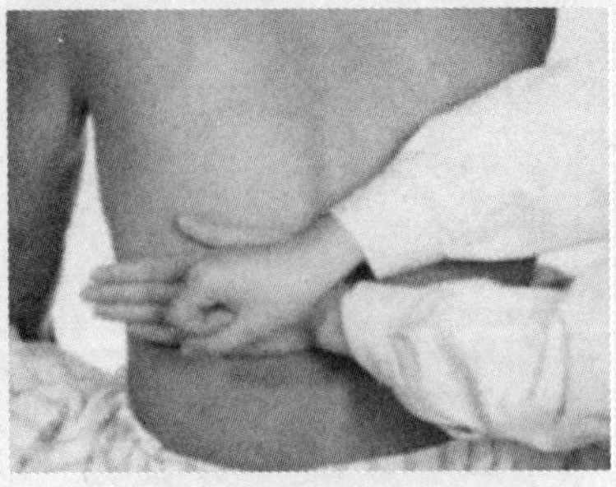 图 2-4-11　肾区叩击痛	您好，现在我对您的肾进行叩诊，请您取坐位或者侧卧位 请问疼吗

▶ **自我评价**

腹腔器官评估评价表

▶ **问题探究**

1. 常见肝病触诊的特点是什么？

答：常见肝病触诊特点见表2-4-4。

表2-4-4　常见肝病触诊特点

疾病	肝大	质地	表面	压痛
急性肝炎	轻度	稍韧	光滑	有
肝淤血	中度	质韧	光滑	有
肝硬化	早期增大、晚期缩小	稍硬	小结节	无
肝癌	进行性增大	坚硬	高低不平	有

2. 脾增大时，需要测量三条线来判断其大小，如何测量？

答：甲乙线：测量左锁骨中线与左肋弓交叉点至脾下缘的距离；甲丙线：测量左锁骨中线与左肋弓交叉点至脾尖的最远距离；丁戊线：脾右缘到前正中前的垂直距离，超过正中线以"+"表示，未超过则以"−"表示。

3. 脾大的分度及临床意义是什么？

答：脾大的分度及临床意义见表2-4-5。

表2-4-5　脾大的分度及临床意义

分度	评判依据	临床意义
轻度	深吸气时，脾在肋下不超过2 cm	稍韧
中度	深吸气时，脾在肋下超过2 cm，但不超过脐水平	质韧
重度	深吸气时，脾超过脐水平或前正中线	稍硬

腹腔器官评估问题测试

▶ **职业精神**

肝胆相照，医者仁心——
吴孟超

（王赞丽）

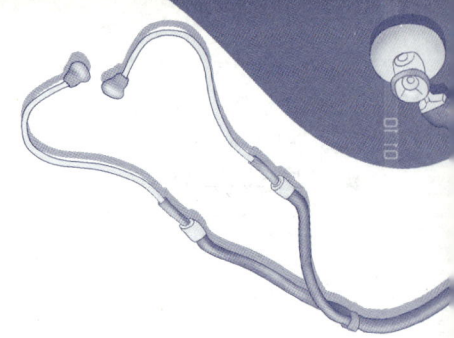

项目五
脊柱、四肢评估

学习目标

知识目标: 1. 熟记脊柱与四肢的检查内容。
2. 熟记正常情况下脊柱的弯曲度及活动度。
3. 熟记脊柱与四肢检查呈异常表现时的临床意义。
4. 熟记检查脊柱叩击痛的两种方法。
5. 熟记不同肌力等级的表现。

技能目标: 1. 熟练掌握脊柱与四肢的检查方法。
2. 正确运用视诊、触诊、叩诊对病人的脊柱与四肢进行评估。
3. 熟练掌握肌力的评估方法。

素质目标: 1. 具有良好的职业道德及爱岗敬业的精神,忠于职守。
2. 具有良好的临床思维能力,促进病人健康。
3. 具有较强的人文关怀理念,对病人关怀备至。
4. 具有很好的护患沟通能力,与病人沟通融洽。
5. 具有良好的礼仪规范,行为举止符合职业要求。

临床案例

病人,男,46岁,因"腰部疼痛1年余,加重伴双下肢麻痛1月"入院。病人意识清楚,营养状况良好,体形匀称,跛行步态,查体合作。入院测得病人生命体征为:体温36.9℃,脉搏80次/分,呼吸18次/分,血压127/76 mmHg。磁共振检查显示:腰2、腰3、腰5、骶1椎体终板炎;腰1/2、腰2/3、腰4/5、腰5/骶1椎间盘膨出。脊柱CT检查提示:腰椎退行性改变,轻度侧弯;腰2/3、腰5/骶1椎间隙变窄;腰1/2-腰4/5椎间盘膨出,腰5/骶1椎间盘轻度突出。

任务分析

1. 病人腰部疼痛,不能进行弯腰动作,护士为病人进行脊柱状况的评估。
2. 病人跛行步态,护士为病人进行四肢及关节的检查。

任务一 脊柱状况评估

▶ 目的

1. 观察脊柱的弯曲度及活动度,检查脊柱是否存在叩击痛和(或)压痛。
2. 发现与护理相关的阳性体征。

▶ 准备

1. **护士准备**　衣帽整洁,洗手,戴口罩;与受检者进行简单交谈,取得配合。
2. **病人准备**　了解检查的方法、目的及配合要点。安静休息 30 min。安置正确体位,尽量暴露要检查的部位,女性可着弹性好的紧身衣。
3. **用物准备**　叩诊锤。
4. **环境准备**　室内空气清洁,光线明亮,温度适宜。

▶ 实施

脊柱状况评估操作

操作步骤见表 2-5-1。

表 2-5-1　脊柱状况评估操作步骤

操作流程	操作步骤	沟通与说明
核对解释	• 核对床号、姓名,向病人或家属解释	您好,我是护士 ×××,请问您叫什么名字?(我叫 ×××)。请允许我核对一下您的腕带信息。您是腰部疼痛,不能弯腰对吗?(是的)接下来我要给您进行脊柱情况的检查,请您配合一下,可以吗?(好的)那我先去准备一下用物,您稍等
再次核对协助病人安置体位,按需暴露检查部位	• 核对床号、姓名 • 嘱被检者取站立位或坐位(脊柱的弯曲度及活动度检查取站立位,脊柱的压痛及叩击痛检查取坐位) • 嘱被检者脱下衣服,暴露至臀部,两臂自然下垂	您好,用物已经准备好,请允许我再次核对一下您的腕带信息 现在我给您进行脊柱的检查,您可以先把上衣脱下吗?(可以)
检查脊柱的弯曲度和活动度	• 脊柱弯曲度检查 1. 视诊　嘱被检者取站立位,检查者从侧面观察脊柱的 4 个生理弯曲(颈曲和腰曲凸向前,胸曲和骶曲凸向后,呈 S 形)是否存在(图 2-5-1) 2. 触诊　检查者用手指沿脊椎棘突,以适当的压力从上向下划压,划压后皮肤出现一条红线,以此观察脊柱有无侧弯(图 2-5-2)	我现在给您进行脊柱弯曲度的检查,如果您感到不适请告诉我

操作流程	操作步骤	沟通与说明
检查脊柱的弯曲度和活动度	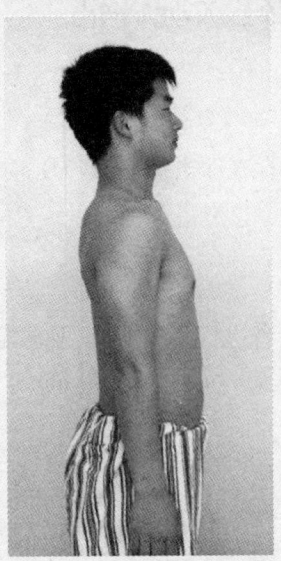 图 2-5-1　脊柱的生理性弯曲　　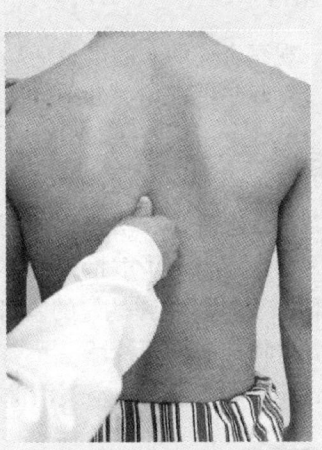 图 2-5-2　检查脊柱有无侧弯 • 脊柱活动度检查　嘱被检者取站立位，检查者站在被检者右方，嘱被检者做前屈、后伸、左右侧弯等动作，观察脊柱活动是否受限，是否存在椎骨疼痛等并记录	我现在要检查您脊柱的活动度，请您按照我的口令分别完成前屈、后伸、左侧弯、右侧弯这几个动作可以吗？（可以）如果您感到不适或者疼痛请告诉我
检查脊柱的压痛和叩击痛	• 脊柱压痛的检查：嘱被检者取端坐位，躯干稍向前倾。检查者以右手拇指从枕骨粗隆开始自上而下逐个按压脊椎棘突及椎旁肌肉，观察有无压痛。若棘突或其旁肌肉有压痛提示压痛部位可能有病变（图 2-5-3） 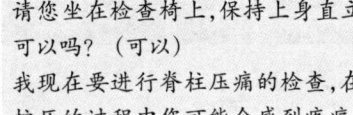 图 2-5-3　脊柱压痛 • 脊柱叩击痛的检查：嘱被检者取坐位，检查者采用直接或间接叩击法进行检查。① 直接叩击法：检查者用中指或叩诊锤叩击各椎体的棘突，观察受检者有无疼痛表现。② 间接叩击法：检查者将左手置于受检者头顶，右手握拳用小鱼际部位叩击左手背，观察受检者有无疼痛表现（图 2-5-4）	请您坐在检查椅上，保持上身直立可以吗？（可以） 我现在要进行脊柱压痛的检查，在按压的过程中您可能会感到疼痛，您稍微忍一下，如果疼得厉害请告诉我，我会暂停检查 我现在要使用叩诊锤对您进行叩诊检查。检查过程中如果有明显不适，请您告诉我

操作流程	操作步骤	沟通与说明
检查脊柱的压痛和叩击痛	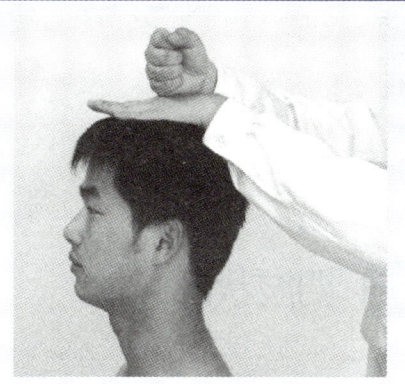 图 2-5-4　间接叩击法	
整理用物	• 协助病人穿好衣物并安置合适体位 整理用物	您好,我现在已经完成检查了,谢谢您的配合。您还有什么需要帮助的吗?(没有了,谢谢) 那您好好休息,有事可以按呼叫器,我们会及时过来的
洗手记录	• 记录检查情况并报告医生	

▶ 自我评价

　脊柱状况评估评价表

▶ 问题探究

1. 简述常见的脊柱畸形的种类及分别常见于哪些疾病。

答:① 脊柱侧凸:脊柱向侧方弯曲,常见于脊髓灰质炎、软骨病及腰椎间盘突出等。② 脊柱前凸:脊柱向前弯曲,常见于髋关节结核、大量腹水或腹腔内巨大肿瘤等病人。③ 脊柱后凸:脊柱向后弯曲,常见于椎体结核、肿瘤、骨折及类风湿脊椎炎所致的脊柱强直病人等。也可见于维生素 D 缺乏症,多在儿童时期发病,坐位时胸段呈明显均匀性向后弯曲,仰卧位时弯曲消失。

2. 简述脊柱颈椎段、腰椎段出现活动受限的常见原因有哪些。

答:常见原因有:① 颈椎、腰椎发生外伤、骨折。② 增生性关节炎。③ 肌肉和韧带劳损。④ 结核或肿瘤破坏骨质等可相应出现颈椎、腰椎活动受限。

3. 胸腰椎骨折病人的治疗原则有哪些?

答:① 单纯压缩性骨折:椎体压缩不足 1/3 的病人或老年病人不能耐受复位和固定者应卧硬板床,骨折部位加厚枕,使脊柱后伸,3 天后开始腰背肌锻炼,初起臀部不离床左右移动,以后背伸,使臀部离开床面,逐渐加大力度,伤后第 3 个月可以少许下床,3 个月后逐渐增加下床活动时间。椎体压缩大于 1/3 的年轻病人,可用双踝悬吊法过伸复位,复位后石膏背心固定 3 个月,固定期间每日进行背肌锻炼。② 爆裂骨折:有神经症状和有骨折片挤入椎管者,须手术治疗。

　脊柱状况评估问题测试

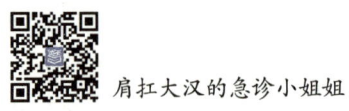

任务二　四肢状况评估

▶ **目的**

1. 观察四肢有无形态异常。
2. 检查四肢有无活动异常。
3. 发现与护理相关的阳性体征。

▶ **准备**

1. **护士准备**　衣帽整洁,洗手,戴口罩;与受检者进行简单交谈,取得配合。
2. **病人准备**　了解检查的方法、目的及配合要点并尽量暴露要检查的部位,女性可着弹性好的紧身衣。
3. **环境准备**　室内空气清洁,光线明亮,温度适宜。

▶ **实施**

四肢状况评估操作

操作步骤见表 2-5-2。

表 2-5-2　四肢状况评估操作步骤

操作流程	操作步骤	沟通与说明
核对解释	• 核对床号、姓名,向病人或家属解释	您好,我是护士×××,请问您叫什么名字?(我叫×××)请允许我核对一下您的腕带信息。现在我要给您进行四肢情况的检查,请您配合我可以吗?（好的）
上肢状况评估	• 依次对病人的手部、腕部、肘部、肩部进行检查,嘱受检者脱去上衣,暴露从指端到肩部的全部上肢 • 手部的检查 1. 近指间关节和远指间关节的触诊:检查者用拇指和示指仔细触压指间关节,观察有无关节肿大、疼痛(图 2-5-5A)	您好,我现在将依次对您的手部、腕部、肘部、肩部进行检查,检查过程中会需要您按照指令进行配合,可以吗?（可以）

操作流程	操作步骤	沟通与说明
上肢状况评估	2. 掌指关节的触诊:被检者手掌向下,检查者的拇指放于掌指关节的背侧,示指和中指放于关节的掌侧,逐个检查每个掌指关节,观察有无疼痛和肿胀(图2-5-5B)	请您将手掌向下。现在我将逐个检查您的掌指关节,若您感到疼痛或不适,请告诉我

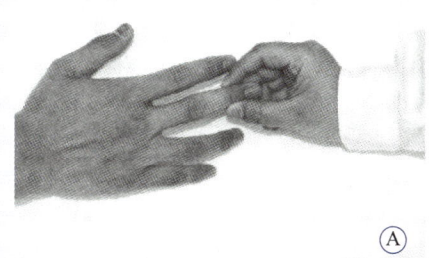 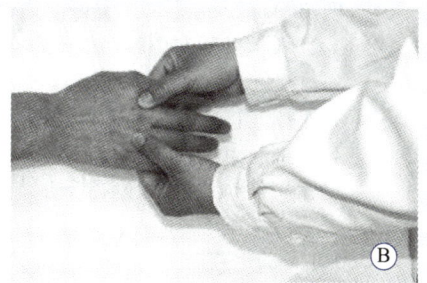

A 指间关节触诊;B 掌指关节触诊

图 2-5-5 手部检查

	3. 检查手部关节活动度:受检者屈曲近指关节和远指关节做爪状,握拳,小指保持不动,拇指碰触小指	请您学我一起做以下几个手指动作
	4. 手的肌力的检查:受检者用双手分别紧握检查者的双手示指,检查者用力将示指抽出,比较被检者双手的握力(图2-5-6)	请您用力握住我的双手示指

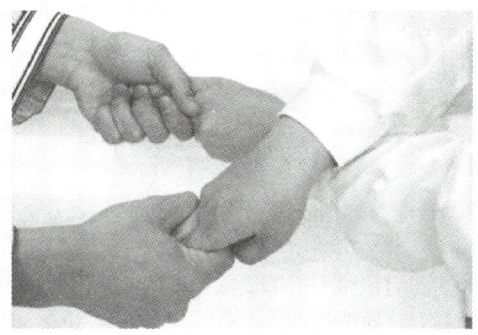

图 2-5-6 手的肌力检查

• 腕部的检查

	1. 腕部触诊:检查者用拇指和示指稍用力逐个扪及腕掌关节,观察有无肿块、肿胀及疼痛(图2-5-7)	我现在要触诊您的腕部,如果您感到不适请告诉我

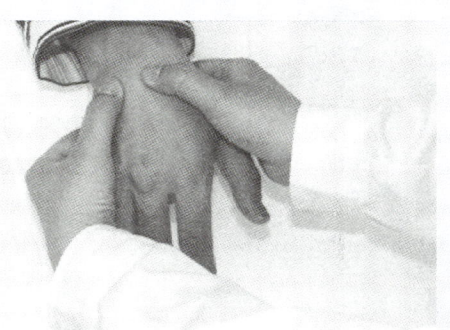

图 2-5-7 腕部触诊

操作流程	操作步骤	沟通与说明
上肢状况评估	2. 腕关节屈曲、伸展功能检查:将受检者的前臂处于前旋位,检查者用一手轻捏住其前臂,另一手轻轻地将其腕关节向下弯曲(正常曲度约80°),观察曲度;再让受检者腕关节轻弯向背侧(正常为曲度70°)	请您配合我,先后将手向下弯曲、向背侧弯曲 腕关节的活动度的测定常以腕关节、手和前臂在一条直线上为0°
	3. 腕关节外展和内收功能检查:将受检者的前臂置于前旋位,检查者一手握住其前臂,让其分别做内收和外展动作。正常内收为35°,外展为25°	请您先将手向您身体方向活动,然后向离开身体方向活动
	4. 腕部肌力检查:检查者施阻力于受检者手部,让受检者做腕部的屈曲和伸展活动	现在给您手部施加阻力,请您尽可能地将腕部进行弯曲和伸展
	• 肘部的检查 1. 肱骨内外上髁检查:嘱受检者屈肘,检查者分别按压其内上髁和外上髁,若内上髁有压痛则称为"高尔夫肘";若外上髁有压痛则称为"网球肘" 2. 肘关节屈曲和伸直检查功能检查:检查者先查看受检者双侧肘关节表面的情况,然后一手握住一侧肘关节,另一手握住受检者的手掌,将其前臂尽量屈向肩部。同法检查另一侧肘关节。检查者缓慢伸直受检者的前臂,当上肢伸直时,肘关节恰好是过伸位(5°~10°) 3. 前臂肌力检查:嘱受检者同时屈曲双侧肘关节并抵抗检查者所施的伸肘力量,以检测屈肘肌力。然后抵抗者施加的屈肘力量,检查受检者的双侧伸肘肌力	请您做出像我这样的屈肘动作,可以吗?(好的)我现在要对您的肘部进行检查,检查过程中,若您感到不适,请告诉我 正常肘关节主动或被动屈曲可达150°
	• 肩部的检查 先观察受检者肩部是否对称,有无肌肉萎缩,再检查关节活动度和肌力 1. 肩关节屈曲、伸展功能检查:让受检者尽可能将上肢向前上方上抬,并超过头部高度,同样对比对侧情况;让受检者尽可能将上肢向后上方活动 2. 上肢近端肌力(肩关节周围肌力)检查:嘱受检者将双上肢向侧方上举至肩水平,检查者用力将双上肢下压(图2-5-8) 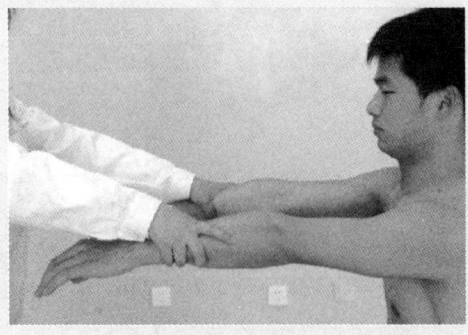 图 2-5-8 上肢近端肌力检查	正常关节两侧对称、双肩呈弧形 正常肩关节前屈约135°,后伸45°。内收肘部可达正中线,内旋90°,外旋30°

操作流程	操作步骤	沟通与说明
下肢状况评估	• 嘱受检者脱去外裤,充分暴露双下肢,检查者从病人双下肢腹股沟至足趾观察 • 骨盆和髋部检查 1. 大转子叩诊:检查者用拳头扣大转子观察有无叩击痛 2. 骨盆挤压和分离试验:检查者将双手置于受检者髂前上棘用力向内挤压骨盆,再用力向两侧分离骨盆 3. 髋关节触诊:触诊前询问受检者有无髋关节疼痛史。触诊时询问其是否有疼痛 4. 髋关节功能检查:① 髋关节"4"试验,嘱受检者屈髋屈膝关节,股外展、外旋,将受检者小腿横放于对侧股上,双下肢呈"4"字形,正常情况下,受检股部可接触床面(图2-5-9)。② 髋屈曲活动,嘱受检者膝关节屈曲,将膝尽量靠向胸部,观察从髋伸直位至髋屈曲位的活动角度,正常为150°。③ 髋关节内收、外展活动,将受检者双下肢伸直靠拢,检查者将一侧下肢抬高越过另一侧下肢向对侧活动,正常内收为20°~30°,让受检者仰卧,双下肢伸直平放,检查者将一侧下肢外移,远离躯体中线。正常外展为45°。④ 髋关节内旋、外旋活动,让受检者屈膝屈髋均为90°,检查者一手握住小腿,另一手握住足部先后向外侧旋转、向内旋,观察活动度	正常情况下,进行该试验时受检者无疼痛 您的髋关节部位有过疼痛吗?(没有)我现在要进行按压检查,可能会有一点疼痛,您稍微忍耐一下,可以吗?(可以) 请您配合将双腿按要求进行摆放 髋关节有病变时出现活动受限或疼痛 正常髋关节外旋为60°,内旋为45°

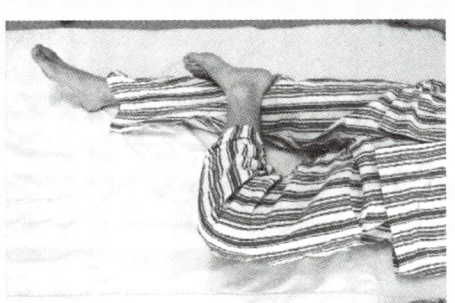

图2-5-9 髋关节"4"试验

5. 髋关节近端肌力检查:让受检者抵抗施加于其股部的阻力屈曲髋关节,同时必须检查对侧肌力并进行对比

• 膝部检查:检查膝部有无肿胀、畸形
1. 触诊:检查者双手指屈曲置于被检者腘窝处,双手拇指放于膝部肌腱两侧软组织的凹陷部,同时用两拇指触压胫骨内、外侧髁,并逐渐向两侧移动,注意发现压痛及股表面的不平感
2. 浮髌试验:受检者取平卧位、下肢伸直放松。检查者左手拇指和其他手指分别固定在肿胀的关节上方两侧并加压,右手的拇指和其他手指分别固定于下方两侧并加压,使关节腔内的积液不能上下流动,然后用右手示指将髌骨连续地向下方按压数次(图2-5-10)

按压时有髌骨与股骨关节面的碰触感,松开时有髌骨随手浮动感,称为浮髌试验阳性。常见于风湿性关节炎发作期、关节腔积液

操作流程	操作步骤	沟通与说明
下肢状况评估	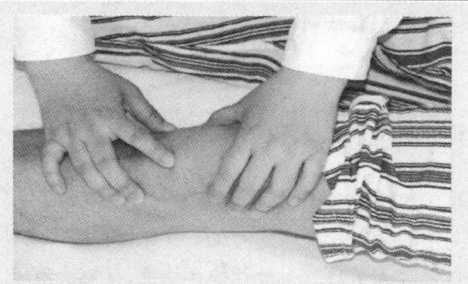 图 2-5-10　浮髌试验 3. 膝关节功能检查:屈曲活动,检查者缓慢地尽量屈曲膝关节,正常关节可屈曲 130°。伸直活动,检查者握住病人的膝和踝关节,从屈曲尽力伸直膝关节。正常情况下,膝关节能完全伸直,有时可能 5°~10° 过伸 4. 下肢远端肌力检查:让受检者抵抗检查者作用于小腿的阻力伸直膝关节 • 踝部与足跟部检查 1. 触诊:观察踝部有无肿胀和畸形,并按压踝部和跟腱,观察有无压痛(图 2-5-11) 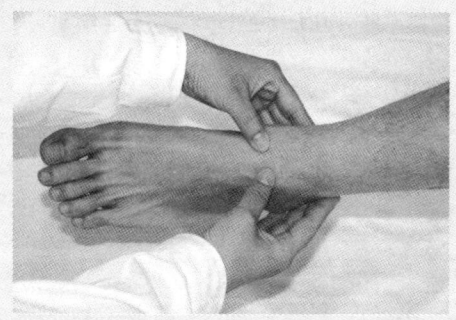 图 2-5-11　踝部触诊 2. 踝关节功能检查:① 背曲和跖屈活动,握住受检者的足部并将之向上方和下方推动,正常背曲 20°、跖屈 45°。② 内翻和外翻,检查者一手握住受检者的踝部,另一手握住受检者的足部并将踝部向左右两侧活动,正常足内翻为 35°,足外翻为 35° 3. 足趾的屈曲和伸直检查:检查足趾的活动范围,让受检者屈曲足趾、伸直足趾 4. 足部肌力检查:检查胫骨前肌肌力,让受检者抗阻力背曲踝关节;检查腓肠肌肌力,让受检者抗阻力跖屈踝关节 5. 检查下肢水肿:检查者用示指按压受检者踝关节上 10~20 cm 处胫骨前皮肤,观察有无凹陷性水肿	请您缓慢地尽可能将膝盖屈曲 请您尽量用力伸直膝盖 我现在要检查您的踝部和足跟部,请您脱去鞋袜。在检查过程中,请您按照我的示范动作和口令做出相同动作,可以吗?(好的)
整理用物	• 协助病人穿好衣物并安置合适体位 整理用物	我现在已经完成检查了,谢谢您的配合。您还有什么需要帮助的吗?(没有了) 那您好好休息,有事可以按呼叫器
洗手记录	• 洗手并记录检查情况并报告医生	

▶ 自我评价

四肢状况评估评价表

▶ 问题探究

1. 简述骨折的专有体征及骨折愈合分期。

答：① 骨折专有体征为：畸形、假关节活动（反常活动）、骨擦音或骨擦感。② 骨折愈合分期包括：血肿炎症机化期（纤维愈合期）、原始骨痂形成期（临床愈合期）和骨痂改造塑形期（骨性愈合期）。

2. 简述常见腕和手的畸形有哪些？

答：常见腕和手的畸形有：① 腕垂症，见于桡神经损伤。② 猿掌，见于正中神经损伤。③ 爪形手，手指关节呈鸟爪样变形，见于尺神经损伤、进行性肌萎缩。④ 餐叉样畸形，见于 Colles 骨折。⑤ 杵状指（趾），手指或足趾末端增生、肥厚、增宽、增厚，指甲从根部到末端拱形隆起呈杵状，见于慢性肺脓肿、支气管扩张、肺癌、发绀型先天性心脏病和肝硬化等。⑥ 匙状甲（反甲），指甲中央凹陷，边缘翘起，指甲变薄，表面有粗糙的条纹，常见于缺铁性贫血等。

3. 常见膝关节形态异常的特点及临床意义有哪些？

答：① 膝外翻，直立时双下肢并拢，两膝能并拢而两踝距离增宽，小腿向外偏斜，双下肢呈"X"状，见于佝偻病和大骨节病。② 膝内翻，直立时双下肢并拢，两踝能并拢而两膝间距增大，小腿向内偏斜，膝关节向内形成角度，双下肢呈"O"状，见于佝偻病和大骨节病。③ 膝反张，膝关节过度后伸形成向前的反屈状，见于小儿麻痹症、膝关节结核。

四肢状况评估问题测试

▶ 职业精神

不畏危险，与生命竞速

（朱　霖）

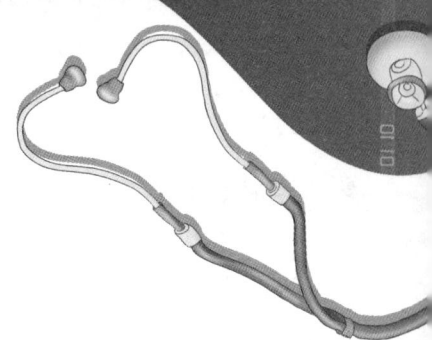

项目六
神经系统评估

学习目标

知识目标: 1. 熟记感觉功能、运动功能评估的内容和检查方法。

2. 掌握角膜反射、腹壁反射的评估及临床意义。

3. 掌握肱二头肌、肱三头肌、膝腱反射的评估方法及临床意义。

4. 了解提睾反射、跖反射的评估方法及临床意义。

5. 了解跟腱反射的评估方法及临床意义。

技能目标: 1. 熟练掌握感觉功能、运动功能的检查方法。

2. 正确运用视诊、触诊、叩诊为病人进行各类神经反射的评估。

3. 熟练掌握自主神经、脑神经的评估方法。

素质目标: 1. 具有良好的职业道德及爱岗敬业的精神,忠于职守。

2. 具有良好的临床思维能力、高度的责任心,促进病人健康。

3. 具有较强的人文关怀理念,对病人关怀备至。

4. 具有很好的沟通能力,与病人沟通融洽。

临床案例

病人,男性,49岁。因"突发右侧肢体活动障碍伴有言语障碍3天"入院。病人3天前无明显诱因下突发右侧肢体活动障碍,摔倒在地,伴有言语不能,不能理解家人言语,轻度嗜睡,无恶心呕吐,无肢体抽搐。查头颅CT示"左侧基底节出血"。该病人有高血压病史4年,未服药。体格检查:体温36.8℃,脉搏79次/分,呼吸20次/分,血压200/100 mmHg。轻度嗜睡,精神软弱,口齿不清,混合性失语,双侧瞳孔等大等圆,直径3 mm,光反射灵敏,右侧鼻唇沟变浅,两肺呼吸音清,心律齐,腹软,肝脾肋下未及。辅助检查:头颅CT示左侧基底节脑出血。心电图示窦性心律,Q-T间期延长。血常规示白细胞计数13.0×10^9/L,中性粒细胞计数11.5×10^9/L。血生化示钾3.37 mmol/L,血糖7.16 mmol/L。

任务分析

病人右侧肢体活动障碍,有高血压病史,头颅CT显示左侧基底节脑出血,伴有言语不能等症状,护士需要对病人进行感觉功能、运动功能、神经反射、自主神经及脑神经评估。

任务一　感觉功能评估

▶ 目的

1. 掌握浅感觉、深感觉的检查方法。
2. 发现受检者异常感觉。

▶ 准备

1. **护士准备**　着装整洁，七步洗手，戴口罩。与病人或家属进行沟通，取得配合。
2. **病人准备**　了解检查的方法、目的及配合要点，安置正确体位。
3. **用物准备**　纸、笔、护理评估单、棉签、音叉、双脚规。
4. **环境准备**　光线充足，环境安静，温度适宜。

▶ 实施

感觉功能评估操作

操作步骤见表 2-6-1。

表 2-6-1　感觉功能评估操作步骤

操作流程	操作步骤	沟通与说明
核对解释	• 核对床号、姓名，向病人或家属解释评估的目的，征求其同意	您好，我是护士×××，请问您叫什么名字？（我叫×××）。请允许我核对一下您的腕带信息 接下来我要给您进行身体检查，请您配合一下可以吗？（好的）那我先去准备一下用物，您稍等
携用物至病人床旁，再次核对	• 再次核对床号、姓名。协助病人安置体位，嘱其闭目，按需暴露检查部位	您好，用物已经准备好，请允许我再次核对一下您的腕带信息
浅感觉功能评估	• 痛觉：针尖均匀的力量轻刺受检者皮肤，让其描述具体的感受。测试时注意两侧对称部位的比较，检查后记录痛感障碍类型（正常、过敏、减退或消失）与范围（图 2-6-1）	我现在用这个针尖轻轻地刺您的皮肤，请您将真实的感受告诉我 操作过程中避免刺破皮肤

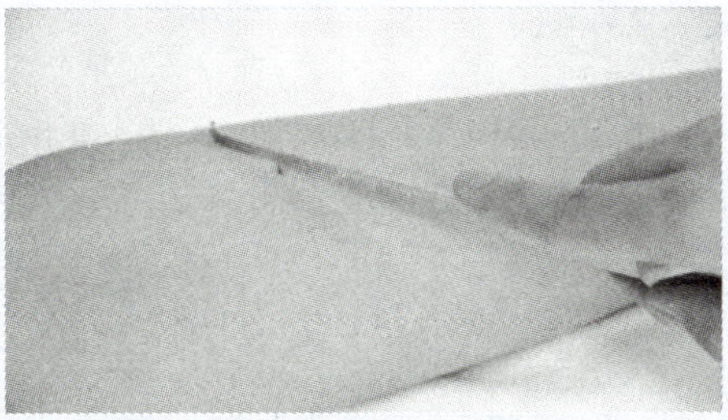

图 2-6-1　痛觉的测试

操作流程	操作步骤	沟通与说明
浅感觉功能评估	• 温度觉:用检查者手背接触受检者皮肤,嘱其辨别冷热感(图2-6-2) 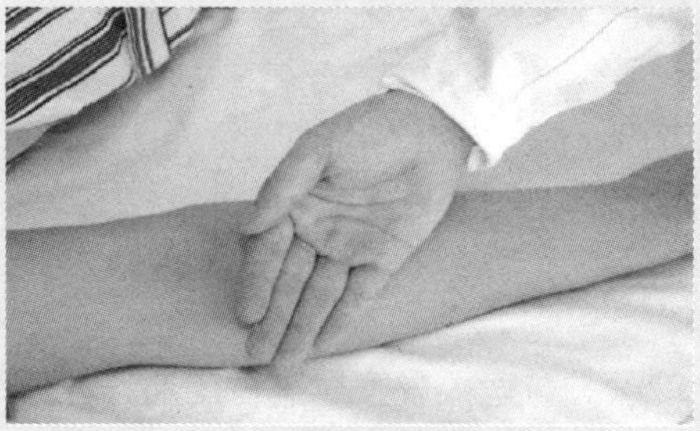 图2-6-2　温度觉的测试	正常人可以分辨冷热感觉
	• 触觉:用棉签轻触受检者的皮肤或黏膜,询问有无感觉(图2-6-3) 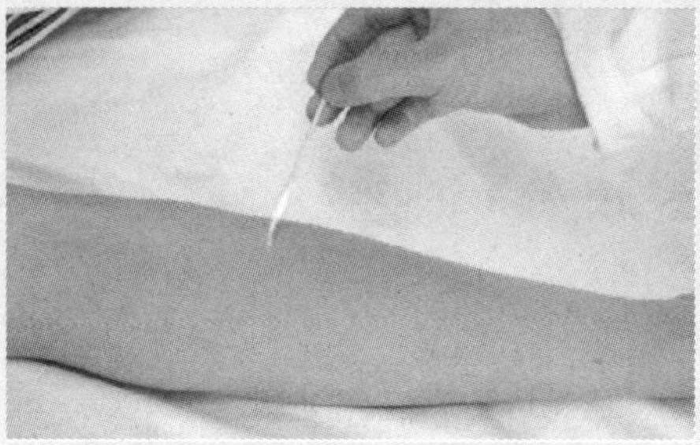 图2-6-3　触觉的测试	正常人对轻触感很灵敏
深感觉功能评估	• 关节觉:检查者轻轻夹住受检者的手指或足趾两侧,向上或向下移动,令受检者根据感觉闭目说出"向上"或"向下",注意避免捏住手指或足趾的上下面;或检查者将受检者的皮肤摆成某一姿势,请描述该肢体所处位置(图2-6-4) 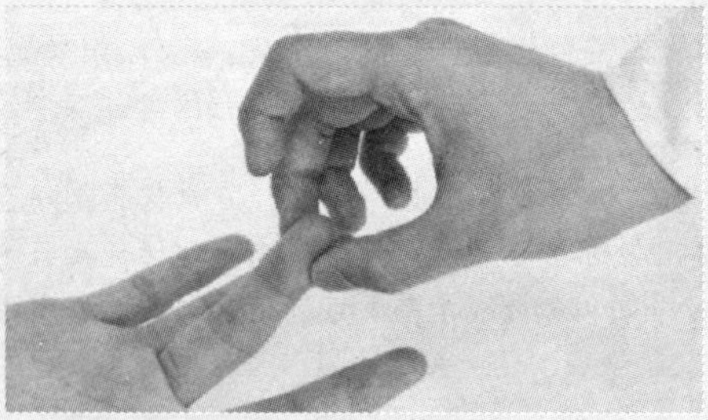 图2-6-4　关节觉的测试	我现在移动您的手指,请您闭上眼睛凭感觉说出是向上还是向下
	• 震动觉:用震动着的音叉(128 Hz)柄置于骨突起处(如内、外踝,手指、胫骨、膝盖等),询问有无感觉,判断两侧有无差别(图2-6-5)	正常人有共鸣性震动感

操作流程	操作步骤	沟通与说明

深感觉功能评估

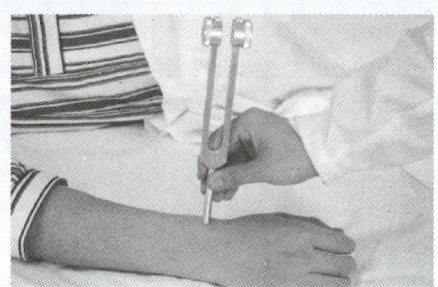

图 2-6-5　震动觉的测试

复合感觉评估
- 皮肤定位觉：检查者以手指或棉签轻触受检者皮肤某　请您指出我现在轻触的是哪个部位
  处，让其指出被触部位（图 2-6-6）

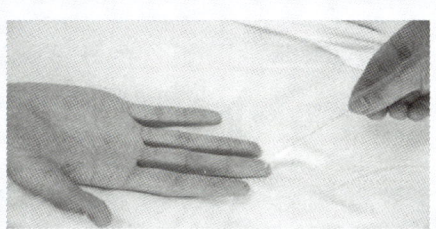

图 2-6-6　皮肤定位觉的测试

- 两点辨别觉：以分开的双脚规轻轻刺激皮肤上的两点，　正常情况下，手指的辨别间距是 2 mm，
  检测受检者辨别两点的能力，再逐渐缩小双脚规间距，　舌是 1 mm，脚趾是 3~8 mm，手掌是
  直到受检者感觉为一点时，测其实际间距，两侧比较　8~12 mm，后背是 40~60 mm
  （图 2-6-7）

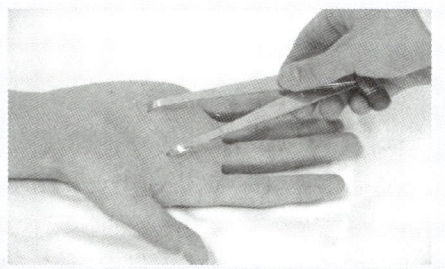

图 2-6-7　两点辨别觉的测试

- 实体觉：嘱受检者用单手触摸熟悉的物体，如钢笔、钥　请您说出您刚刚触摸到的物体的名称
  匙、硬币等，并说出物体的名称。先测功能差的一侧，再
  测另一侧（图 2-6-8）

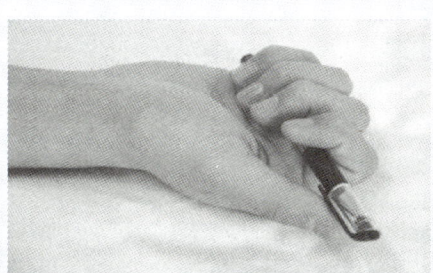

图 2-6-8　实体觉的测试

操作流程	操作步骤	沟通与说明
复合感觉评估	• 体表图形觉:在受检者的皮肤上画图形(圆形、方形、三角形等)或写简单的字(一、二、十等),观察其能否辨别,须双侧对照(图2-6-9) 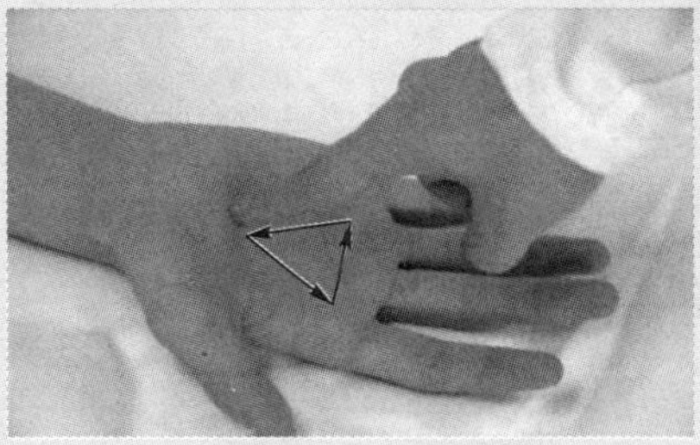  图2-6-9 体表图形觉的测试	请您说出我刚刚在您皮肤上画出的图形名称
安置病人、整理用物,洗手记录	• 协助病人穿好衣物并安置合适体位 • 整理用物 • 洗手并记录检查情况	您好,我现在已经完成检查了,谢谢您的配合。您还有什么需要帮助的吗?(没有了) 那您好好休息,有事可以按呼叫器,我们会及时过来的

▶ **自我评价**

 感觉功能评估评价表

▶ **问题探究**

1. 简述为病人进行感觉功能评估时的注意事项。

答:① 病人必须意识清晰并能够配合检查者。② 让病人了解评估的目的与方法。③ 评估过程中注意左右侧、远近端部位的差别。④ 病人闭目状态下进行评估,以免主观和暗示作用。

2. 简述浅感觉、深感觉及复合感觉分别包括哪些及感觉功能障碍的临床意义。

答:① 浅感觉包括痛觉、触觉和温度觉,痛觉障碍、温度觉障碍提示脊髓丘脑侧束损害,触觉障碍提示后索病变。② 深感觉包括运动觉、位置觉及震动觉,深感觉障碍提示后索病变。③ 复合感觉包括皮肤定位觉、两点辨别觉、实体觉和体表图形觉,皮肤定位觉、实体觉障碍提示皮质病变,两点辨别觉障碍提示额叶病变,体表图形觉障碍提示丘脑水平以上病变。

 感觉功能评估问题测试

▶ **职业精神**

匠心修德,强技立身

(许可彩)

任务二 运动功能评估

▶ **目的**

1. 掌握肌力、肌张力、不自主运动、共济运动的检查方法。
2. 发现受检者运动功能的异常。

▶ **准备**

1. **护士准备** 着装整洁,七步洗手,戴口罩。与病人或家属进行沟通,取得配合。
2. **病人准备** 向病人解释检查的方法、目的及配合点。按需安置正确体位。
3. **用物准备** 纸、笔、护理评估单。
4. **环境准备** 光线充足,环境安静,温度适宜。

▶ **实施**

运动功能评估操作

操作步骤见表 2-6-2。

表 2-6-2 运动功能评估操作步骤

操作流程	操作步骤	沟通与说明
核对解释	• 核对床号、姓名,向病人进行自我介绍并解释检查的目的,征求其同意	您好,我是护士×××,请问您叫什么名字?(我叫×××)请允许我核对一下您的腕带信息。接下来我要给您进行运动功能评估,请您配合一下可以吗?(好的)那我先去准备一下用物,您稍等
携用物至病人床旁,再次核对	• 再次核对床号、姓名,协助病人安置体位、说明配合要点	您好,用物已经准备好,请允许我再次核对一下您的腕带信息。检查过程中,请您配合我完成相应的肢体动作可以吗?(好的)
肌力评估	• 嘱受检者做肢体伸屈动作,检查者从反方向给予阻力,测试其对阻力的克服力量,并注意两侧肢体比较(图2-6-10)	肌力采用 6 级分级法

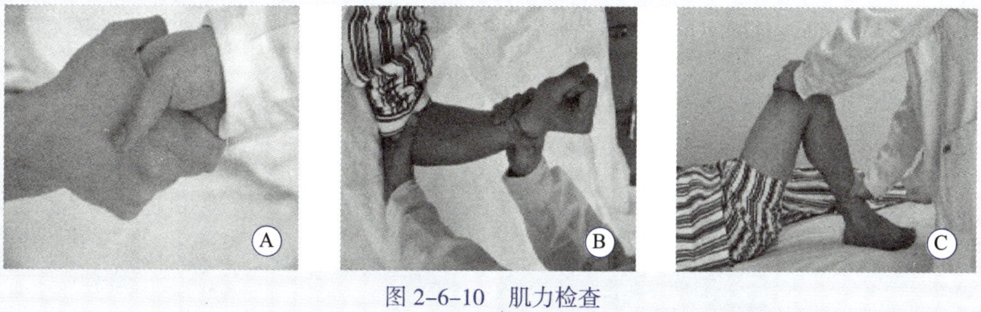

图 2-6-10 肌力检查

操作流程	操作步骤	沟通与说明
肌张力评估	• 嘱受检者放松肌肉,检查者通过触摸肌肉的硬度及被动活动受检者肢体的各关节,注意感受到的阻力并进行两侧对比	肌肉坚实,伸屈肢体阻力增加;肌肉松弛,伸屈肢体时阻力低,关节运动范围大
不自主运动检查	• 检查病人意识清楚情况下,是否有震颤、舞蹈样动作、手足徐动及抽搐 • 震颤 1. 静止性震颤:静止时表现明显,而在运动时减轻,睡眠时消失,伴肌张力增高 2. 意向性震颤:休息时消失,运动时发生,愈近目的物愈明显 • 舞蹈样动作:一种快速、无规律、无目的、不对称、运动幅度大小不等的急促运动,表现为做鬼脸、转颈、耸肩、摆手等舞蹈样动作,睡眠时可减轻或消失 • 手足徐动:手指或足趾的一种缓慢持续的伸展扭曲动作,可重复出现且较规则 • 抽搐:肌肉协调的、重复的、快速的抽动。表现为瞬目、扭头、舞蹈样动作,或喉鸣等	不自主运动是指病人意识清楚的情况下,不能自行控制的骨骼肌动作
共济运动功能评估	• 嘱受检者分别完成指鼻试验、跟－膝－胫试验、快速轮替动作及闭目难立试验,观察其有无共济失调	机体完成任一动作均依赖于小脑的功能、运动系统的正常肌力、前庭神经系统的平衡功能,眼、头、躯干动作的协调,以及感觉系统对位置的感觉共同参与。这些部位的损伤或病变均可引起共济失调
	• 指鼻试验:嘱受检者手臂外展伸直,先以示指接触距其前方0.5 m检查者的示指,再以示指触自己的鼻尖,由慢到快,先睁眼,后闭眼,重复进行(图2-6-11)	小脑病变时同侧指鼻不准;若睁眼时指鼻准确,闭眼时出现障碍则为感觉性共济失调

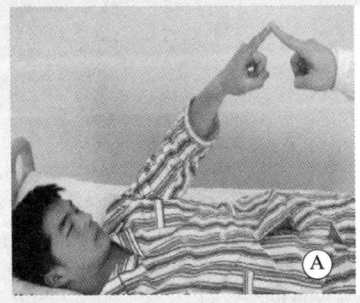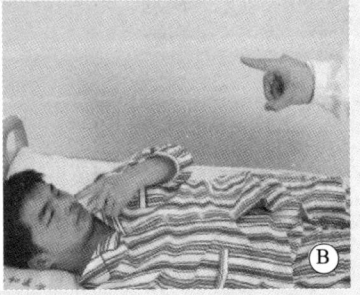

图 2-6-11　指鼻试验

	• 跟－膝－胫试验:受检者取仰卧位,上抬一侧下肢,将足跟置于另一下肢膝盖下端,再沿胫骨前缘向下移动,先睁眼后闭眼重复进行(图2-6-12)	小脑病变时动作不稳;感觉共济失调时,闭眼时动作障碍,足跟难以寻到膝盖

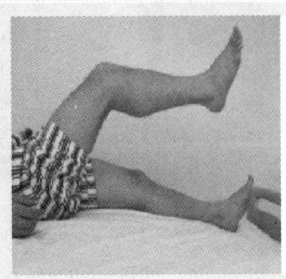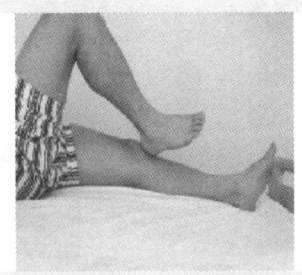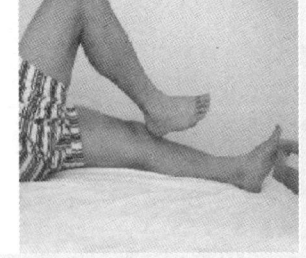

图 2-6-12　跟－膝－胫试验

操作流程	操作步骤	沟通与说明
共济运动功能评估	• 快速轮替动作：嘱受检者伸直手掌并以前臂做快速旋前旋后动作，或一手用手掌、手背连续交替拍打对侧手掌（图2-6-13）	共济失调者动作缓慢，不协调

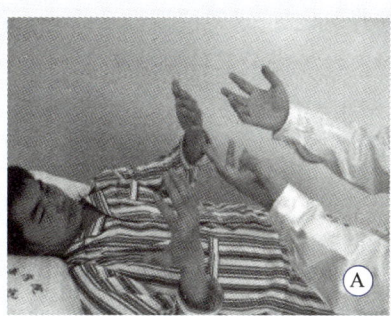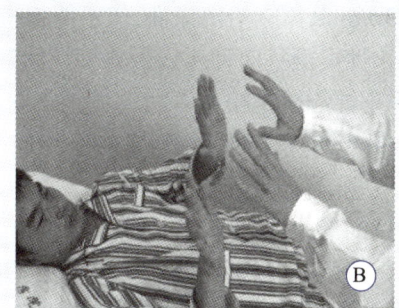

图 2-6-13　快速轮替动作

	• 闭目难立征：嘱受检者足跟并拢站立，闭目，双手向前平伸。检查者站在受检者身边注意保护，观察其躯干是否左右摇晃或倾斜（图2-6-14）	小脑病变：躯干摇晃或倾斜 感觉性共济失调：睁眼能站稳，闭目站立不稳

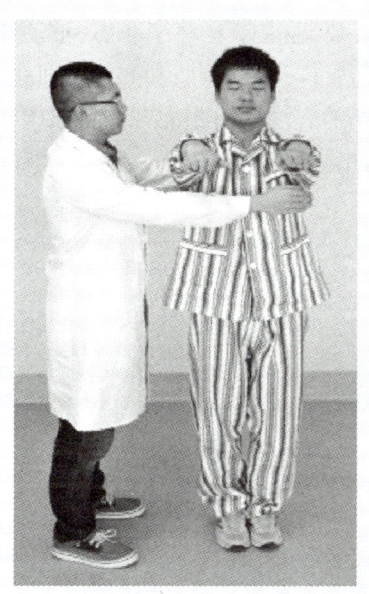

图 2-6-14　闭目难立征

| 安置病人，整理用物，洗手记录 | • 正确安置病人
• 整理用物
• 洗手并记录检查情况 | 您好，我现在已经完成检查了，谢谢您的配合。您还有什么需要帮助的吗？（没有了）那您好好休息，有事可以按呼叫器，我们会及时过来的 |

▶ ## 自我评价

运动功能评估评价表

1. 简述肌力的6级分级法的具体内容。

答：肌力采用6级分级法是将肌力按照0至5级分成6级,具体如下:0级:完全瘫痪,测不到肌肉收缩。1级:可见肌肉轻微收缩,但不能产生动作。2级:肢体在床面水平移动,不能抵抗自身重力(不能抬离床面)。3级:肢体能抬离床面,但不能抵抗阻力。4级:能做抗阻力动作,但不完全。5级:正常肌力。

2. 静止性震颤是何种疾病的典型症状? 静止性震颤的具体临床表现如何?

答:静止性震颤是帕金森病的典型症状。始于一侧上肢远端,逐渐扩展到同侧下肢。上肢震颤重于下肢,手指呈现有规律的拇指对掌和余指屈曲的震颤,形成"搓丸样动作"。疾病后期,震颤可累及下颌、口唇、舌和头部。

3. 瘫痪的形式、特点及临床意义如何?

答:① 偏瘫:一侧下肢随意运动消失,并伴有脑神经损伤,常见于脑卒中、颅内病变。② 单瘫:单一肢体随意运动功能障碍,常见于脊髓灰质炎。③ 截瘫:四肢或双侧下肢随意运动障碍,常见于脊髓肿瘤、脊髓外伤、脊髓炎症。④ 交叉瘫:一侧上肢瘫痪及对侧脑神经损害,常见于脑干病变。

4. 简述肌张力异常的表现及临床意义。

答:肌张力是指静息状态下的肌肉紧张度,即骨骼肌受到外力牵拉时产生的收缩反应。通过触摸肌肉的硬度及伸屈其肢体时感知肌肉对被动屈曲的阻力来判断肌张力。肌张力异常包括肌张力增高和减低。肌张力增高指肌肉紧实,伸屈肢体阻力增加。常见的有① 痉挛状态,被动屈曲肢体时,起始阻力大,终末时阻力突然减小,为锥体束损伤的表现;② 铅管样强直,伸肌和屈肌的肌张力均增高,被动运动时各个方向的阻力增加是均匀一致的,为锥体外系损伤的表现。肌张力减低指肌肉松弛,伸屈肢体时阻力低,关节运动范围大,见于周围神经炎、前角灰质炎和小脑病变等。

运动功能评估问题测试

▶ 职业精神

弓背弯腰彰显"天使"魅力

(许可彩)

任务三 神经反射评估

▶ 目的

1. 掌握浅反射、深反射、脑膜征象的检查方法。
2. 发现有无脑膜征象。

▶ 准备

1. **护士准备** 着装整洁,七步洗手,戴口罩。与受检者进行沟通,取得配合。
2. **病人准备** 了解检查的目的、方法及配合要点。

3. **用物准备**　纸、笔、护理评估单、竹签、叩诊锤。
4. **环境准备**　光线充足，环境安静，温度适宜。

▶ 实施

神经反射评估操作

操作步骤见表 2-6-3。

表 2-6-3　神经反射评估操作步骤

操作流程	操作步骤	沟通与说明
核对解释	• 核对床号、姓名，向病人进行自我介绍并解释评估的目的，征求其同意	您好，我是护士×××，请问您叫什么名字？（我叫×××）。请允许我核对一下您的腕带信息。接下来我要给您进行检查，初步了解您的病情，请您配合一下可以吗？（好的） 我先去准备一下用物，您稍等
携用物至病人床旁，再次核对	• 再次核对床号、姓名，说明配合要点	您好，用物已经准备好，请允许我再次核对一下您的腕带信息。接下来我将开始检查，检查过程中，请您不要紧张
浅反射的评估	• 腹壁反射：嘱受检者仰卧，下肢稍屈曲使腹壁松弛，然后用钝头竹签分别沿肋缘下、脐平及腹股沟上方，由外向内轻划两侧腹壁皮肤，分别称为上、中、下腹壁反射（图 2-6-15） <p style="text-align:center">图 2-6-15　腹壁反射</p> • 提睾反射：用钝头竹签由上而下轻划受试者股内侧上方皮肤，可引起其同侧提睾肌收缩，睾丸上提（图 2-6-16） <p style="text-align:center">图 2-6-16　提睾反射</p>	正常反应是上、中、下部局部腹肌收缩。双侧上、中、下部反射均消失也见于昏迷和急性腹膜炎病人。一侧上、中、下部腹壁反射均消失见于同侧锥体束病损 双侧反射消失为腰髓 1—2 节病损。一侧反射减弱或消失见于锥体束损害

操作流程	操作步骤	沟通与说明
浅反射的评估	• 跖反射:嘱受检者仰卧,下肢伸直,检查者手持受检者踝部,用钝头竹签划足底外侧缘,由足跟向前至近小趾关节处转向蹈趾侧(图2-6-17)。正常反应为足跖屈曲即巴宾斯基征阴性(图2-6-18)。巴宾斯基征阳性为蹈趾背伸,余趾呈扇形展开(图2-6-19)。除在足底刺激外,按压腓肠肌或以拇指及示指沿受检者胫骨前缘用力由上向下滑压均可引起足底的跖屈反应,分别称为戈登征(图2-6-20)、奥本海姆征(图2-6-21)。其阳性表现和临床意义同巴宾斯基征	巴宾斯基征阳性见于锥体束损害

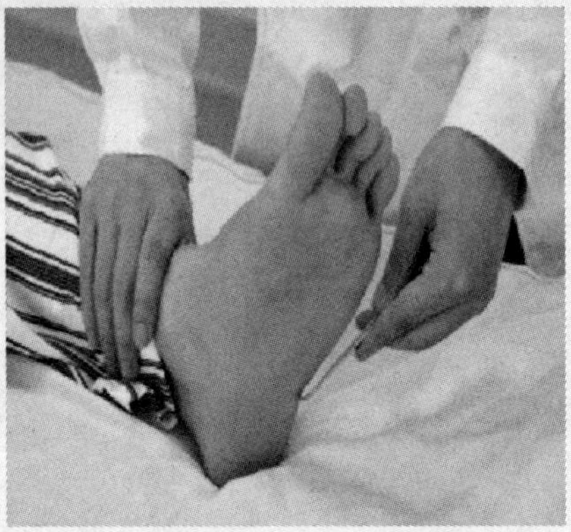

图 2-6-17　跖反射

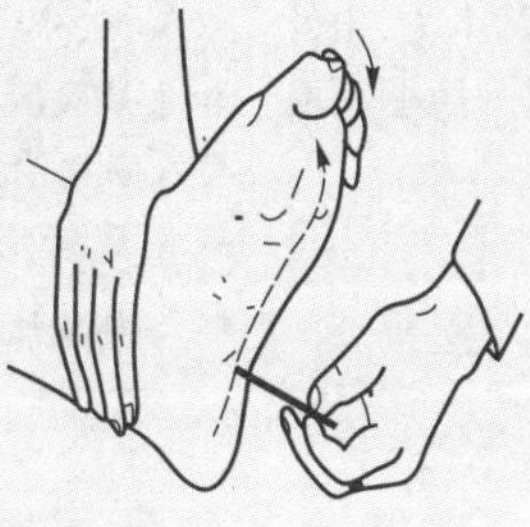

图 2-6-18　足跖屈曲　　　　图 2-6-19　巴宾斯基征阳性

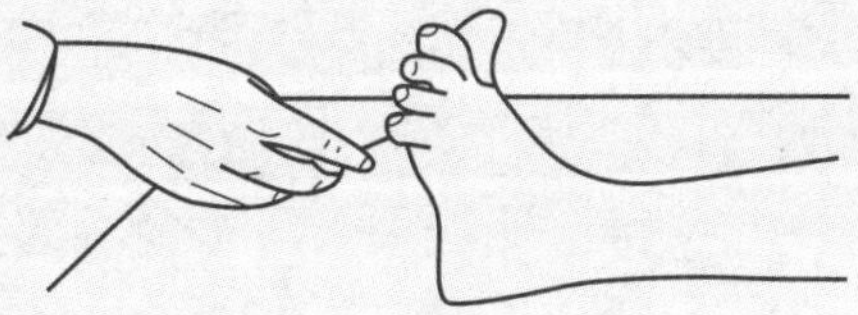

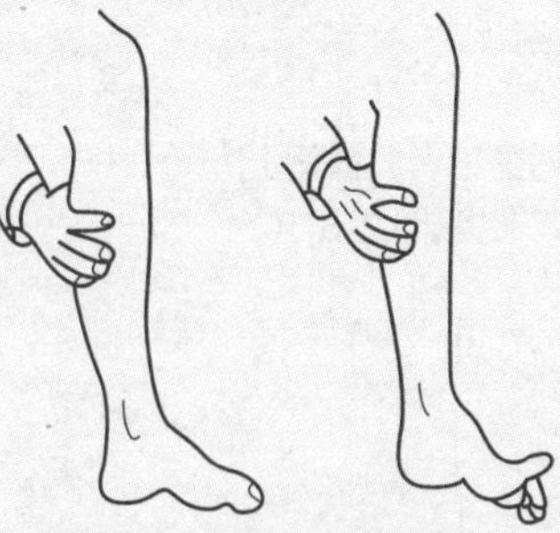

图 2-6-20　戈登征　　　　图 2-6-21　奥本海姆征

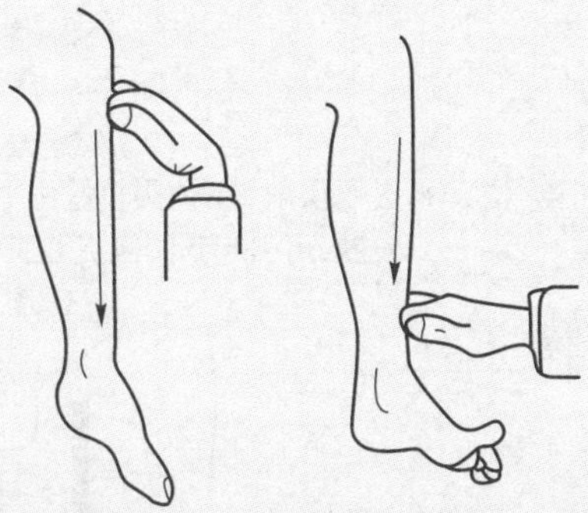

• 肛门反射　用钝头竹签轻划肛周皮肤,引起肛门外括约肌收缩

操作流程	操作步骤	沟通与说明
深反射的评估	• 检查者用拇指、示指握叩诊锤柄端,腕部放松,通过腕部和手指力量快速叩击肌腱,叩击力量要均等,两侧要对比。分别观察肱二头肌反射、肱三头肌反射、肱桡肌反射、膝反射及跟腱反射	肌腱反射强度分为5级

• 肱二头肌反射:嘱受检者前臂屈曲,检查者以左拇指置于其肘部肱二头肌肌腱上,右手持叩诊锤叩击左拇指,观察反射情况(图2-6-22)

正常反应为检查者感觉受检者肱二头肌收缩,其前臂快速屈曲,反射中枢为颈髓5—6节

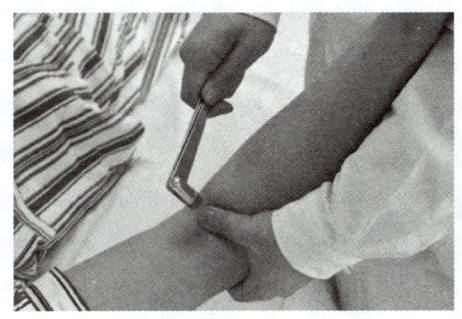

图2-6-22　肱二头肌反射

• 肱三头肌反射:嘱受检者前臂外展,肘关节半屈,检查者用左手托住其前臂,使其架空,右手用叩诊锤直接叩击鹰嘴上方的肱三头肌腱,观察反射情况(图2-6-23)

正常反应为肱三头肌收缩,前臂快速短暂伸展,反射中枢为颈髓6—7节

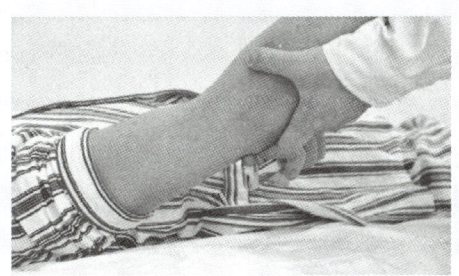

图2-6-23　肱三头肌反射

• 肱桡肌反射:嘱受检者将前臂置于半屈、半旋前位,检查者以左手托住其前臂,并使腕关节自然下垂,以叩诊锤叩诊桡骨茎突,观察其反应情况(图2-6-24)

正常反应为肱桡肌收缩,受检者屈肘和前臂迅速屈曲和外旋,手指也有屈曲动作,反射中枢在颈髓5—6节

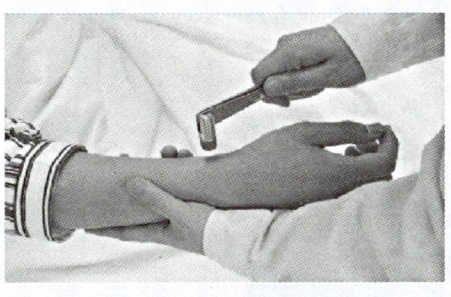

图2-6-24　肱桡肌反射

操作流程	操作步骤	沟通与说明
深反射的评估	• 膝反射：受检者取仰卧位，检查者以左手托起其膝关节使之屈曲约120°（或坐位时，受检者小腿完全松弛悬空下垂与股成直角），用叩诊锤叩击膝盖髌骨下方股四头肌腱（图2-6-25）	正常反应为小腿伸展，反射中枢在腰髓2—4节

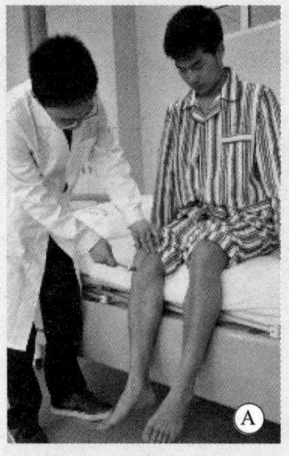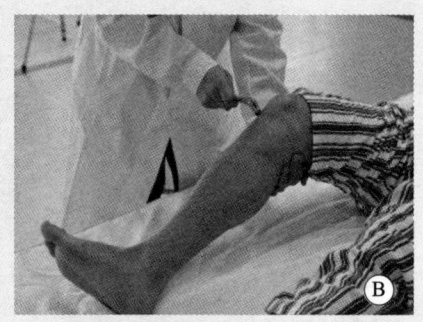

A 坐位；B 卧位

图 2-6-25　膝反射

• 跟腱（踝）反射：受检者取仰卧位，膝、髋关节屈曲，下肢取外旋外展位。检查者左手将其足部背屈成直角，用叩诊锤叩击跟腱，正常反应为腓肠肌收缩，足向跖面屈曲（图2-6-26），反射中枢为骶髓1—2节

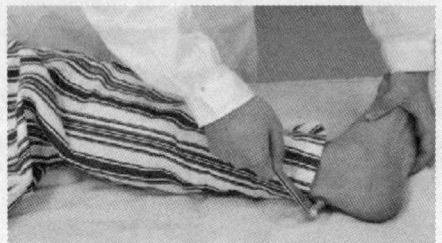

图 2-6-26　跟腱反射

| 脑膜征象评估 | • 颈强直：嘱受检者仰卧位，检查者一手托住受检者枕部，一手置于胸前做屈颈动作 | 颈强直表现为检查者感觉到颈部阻力增高 |
| | • 克尼格征：嘱受检者仰卧，一侧下肢髋、膝关节屈曲成直角。检查者将受检者小腿抬高伸膝（正常人可伸达135°以上）（图2-6-27） | 克尼格征阳性表现为受检者伸膝受阻伴疼痛与屈肌痉挛 |

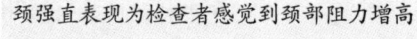

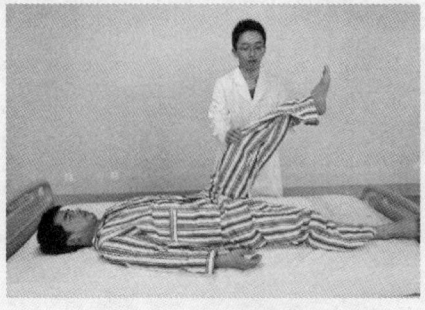

图 2-6-27　克尼格征

操作流程	操作步骤	沟通与说明
脑膜征象评估	• 布鲁津斯基征:嘱受检者仰卧,下肢伸直。检查者一手托起其枕部,另一手按于其胸前(图2-6-28)	布鲁津斯基征阳性:当头部前屈时,双髋关节与膝关节同时屈曲

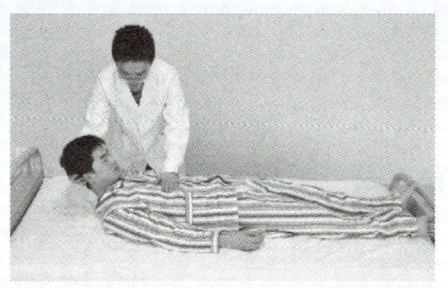

图 2-6-28　布鲁津斯基征

安置病人,整理用物,洗手记录	• 协助病人安置舒适体位 • 整理用物 • 洗手并记录检查情况	您好,我现在已经完成检查了,谢谢您的配合。您还有什么需要帮助的吗?(没有了) 那您好好休息,有事可以按呼叫器,我们会及时过来的

▶ 自我评价

 神经反射评估评价表

▶ 问题探究

1. 浅反射和深反射主要包括哪些?

答:① 浅反射:刺激皮肤或黏膜引起肌肉收缩的反射称为浅反射,主要包括角膜反射、腹壁反射、提睾反射、跖反射和肛门反射等。② 深反射:刺激骨膜、肌腱经深部感受器完成的反射称为深反射,主要包括肱二头肌反射、肱三头肌反射、肱桡肌反射、膝反射、跟腱(踝)反射。

2. 肌腱反射的强度分级包括哪些?

答:肌腱反射强度分级有 5 级,具体如下。0:无反应。1+:肌肉收缩,但无相应关节活动,为反射减弱。2+:肌肉收缩并导致关节活动,为正常反射。3+:反射增强,可为正常或病理状态。4+:强且幅度大的反射并伴有阵挛,为病理状况。

3. 简述蛛网膜下腔出血的主要病因及临床表现。

答:蛛网膜下腔出血是指脑表面血管破裂,血液进入蛛网膜下腔。本病最常见的病因为先天性脑动脉瘤,其次为脑部血管畸形等。蛛网膜下腔出血起病急骤,常在活动中突然发病,表现为剧烈的头痛、喷射性呕吐、脑膜刺激征阳性,一般无肢体瘫痪。

 神经反射评估问题测试

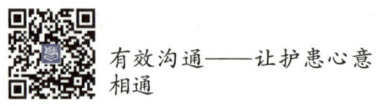
任务四 自主神经评估

◆ **目的**

掌握自主神经评估常用检查方法。

◆ **准备**

1. **护士准备** 着装整洁,七步洗手,戴口罩。与受检者进行沟通,取得配合。
2. **病人准备** 了解检查的方法、目的及配合要点。
3. **用物准备** 纸、笔、护理评估单、竹签、冰袋。
4. **环境准备** 光线充足,环境安静,温度适宜。

◆ **实施**

自主神经评估操作

操作步骤见表 2-6-4。

表 2-6-4 自主神经评估操作步骤

操作流程	操作步骤	沟通与说明
核对解释	• 核对床号、姓名,向病人进行自我介绍并解释评估的目的,征求其同意	您好,我是护士×××,请问您叫什么名字?(我叫×××)请允许我核对一下您的腕带信息。接下来我要给您进行相关检查,请您配合一下,可以吗?(好的) 那我先去准备一下用物,您稍等
携用物至病人床旁,再次核对	• 再次核对床号、姓名,说明配合要点	现在我开始对您进行检查评估,请您按照我的口令和示范完成相应的动作,可以吗?(好的)
自主神经的评估	• 分别给受检者进行眼心反射评估、卧立位试验、皮肤划痕试验及竖毛反射评估 • 眼心反射:嘱受检者仰卧,双眼闭合,计数脉率。检查者用左手中指、示指分别置于受检者眼球两侧,逐渐加压(以受检者不痛为宜),加压20~30 s,计数脉率。正常可减少10~12次/分	超过12次/分提示副交感神经功能增强,若压迫后脉率不减慢反而加速,提示交感神经功能亢进

操作流程	操作步骤	沟通与说明
自主神经的评估	• 卧立位试验：嘱受检者平卧，计数脉率，再嘱其起立站直，计数脉率。若由卧位到立位脉率增加超过 10~12 次/分为交感神经兴奋性增强。由立位到卧位，脉率减慢超过 10~12 次/分则为迷走神经兴奋性增强	
	• 皮肤划痕试验：检查者用钝头竹签在受检者皮肤上适度加压划一条线，正常反应为数秒钟后，皮肤先出现白色划痕高出皮面，以后变红。如白色划痕持续超过 5 min，提示交感神经兴奋性增高。如红色划痕迅速出现，持续时间较长，明显增宽至隆起，提示副交感神经兴奋性增高（图 2-6-29）	我现在用钝头竹签在您的皮肤上划一条线，请您不用紧张

图 2-6-29　皮肤划痕试验

| | • 竖毛反射：将冰袋置于受检者的颈后或腋窝，数秒后可见竖毛肌收缩，毛囊处隆起。根据竖毛反射障碍的部位来判断交感神经功能障碍的范围 | 我现在要将冰袋放在您的颈后/腋窝，可能会有点凉，请您稍微忍耐一下 |
| 安置病人，整理用物，洗手记录 | • 协助病人取舒适卧位
• 整理用物
• 洗手并记录检查情况 | 您好，我现在已经完成检查了，谢谢您的配合。您还有什么需要帮助的吗？（没有了）那您好好休息，有事可以按呼叫器，我们会及时过来的 |

▶ **自我评价**

自主神经评估评价表

▶ **问题探究**

1. 简述糖尿病自主神经病变的临床表现。

答：糖尿病自主神经病变往往很少单独出现，常伴有躯体性神经病变。临床表现主要包括：① 心血管系统神经病变的症状，主要有直立性低血压、静息时心动过速、无痛性心肌梗死和猝死等。② 胃肠道系统神经病变，主要表现为胃轻瘫，病人出现恶心、进食后腹胀腹痛、早饱、呕吐等。糖尿病病人大多有便秘，但也有少数病人发生腹泻，或腹泻、便秘交替。③ 泌尿生殖系统和糖尿病性膀胱病变，与自主神经病变相关的膀胱症状包括排尿不畅，尿流量减少、残余尿多、尿不尽、尿潴留，有时尿失禁，容易并发尿路感染。生殖系统表现为男性性欲减退、阳痿。④ 出汗异常，汗腺支配神经功能障碍是糖尿病自主神经病变的一个常见症状。主要表现为四肢末端少汗,但往往同时伴有躯干部位的多汗。

2. 简述交感神经和副交感神经对循环系统的调节作用。

答:调节循环系统的神经是交感神经和副交感神经。交感神经兴奋时,心率加快,心肌收缩力增强,外周血管收缩,血管阻力增加,血压升高;副交感神经兴奋时,心率减慢,心肌收缩力减弱,外周血管扩张,血管阻力减小,血压下降。

 自主神经评估问题测试

▶ **职业精神**

 以实际行动传递社会正能量

(许可彩)

任务五 脑神经评估

▶ **目的**

掌握脑神经评估检查方法。

▶ **准备**

1. **护士准备** 着装整洁,七步洗手,戴口罩。与受检者进行沟通,取得配合。
2. **病人准备** 了解检查的方法、目的及配合要点。
3. **用物准备** 纸、笔、护理评估单、棉签、音叉、双脚规。
4. **环境准备** 光线充足,环境安静,温度适宜。

▶ **实施**

 脑神经评估操作

操作步骤见表2-6-5。

表 2-6-5 脑神经评估操作步骤

操作流程	操作步骤	沟通与说明
核对解释	• 核对病人床号、姓名,向病人进行自我介绍并解释评估的目的,征求其同意	您好,我是护士×××,请问您叫什么名字?(我叫×××) 请允许我核对一下您的腕带信息。 接下来我要给您进行脊柱检查,请您配合一下可以吗?(好的)那我先去准备一下用物,您稍等

操作流程	操作步骤	沟通与说明
携用物至床旁，再次核对	• 备齐用物至病人床旁，再次核对床号、姓名，并说明配合要点	您好，用物已经准备好，请允许我再次核对一下您的腕带信息。现在我开始对您进行检查评估，请您按照我的口令完成相应的动作，可以吗？（好的）
嗅神经的评估	• 先检查受检者是否鼻孔通畅，有无黏膜病变。嘱其闭目，先压住一侧鼻孔，用熟悉的、无刺激性气味的物品（如牙膏、香烟等）置于另一鼻孔下，让其辨别嗅到的各种气味。然后换另一侧鼻孔进行测试，注意双侧比较	脑神经共计12对，检查时应按顺序进行，同时注意双侧对比。嗅神经是第1对脑神经
视神经的评估	• 检查包括视力、视野检查，见头颈部评估	视神经是第2对脑神经
动眼神经、滑车神经、外展神经的评估	• 同时检查此三对脑神经。检查包括眼裂外观、眼球运动、瞳孔对光反射、调节反射等，见头颈部评估	动眼神经、滑车神经、外展神经分别为第3、4、6对脑神经，共同支配眼球运动，可同时检查
三叉神经的评估	• 面部感觉：嘱受检者闭目，以针刺检查痛觉，棉絮检查触觉和手背检查温度觉。两侧及内外对比，观察其感觉反应，同时确定障碍区域。检查方法见感觉功能评估	三叉神经是第5对脑神经，是混合性神经。感觉神经纤维分布于面部皮肤、眼、鼻、口腔黏膜；运动神经纤维支配咀嚼肌、颞肌和翼状内外肌

• 反射

1. 角膜反射：检查左眼时让受检者向右上注视，检查者用细棉絮轻触角膜外缘，可见眼睑迅速闭合。同侧称为直接角膜反射，对侧称为间接角膜反射。检查右眼方法同上（图2-6-30）

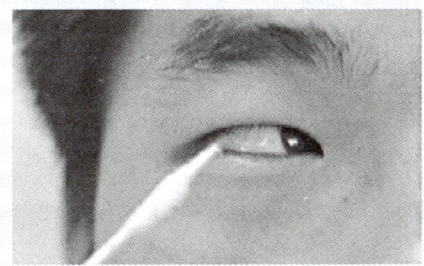

图2-6-30　角膜反射

2. 下颌反射：嘱受检者将口略张开，检查者将拇指置于其下颌中央，再用叩诊锤直接叩击检查者的拇指，观察是否有下颌上提（图2-6-31）

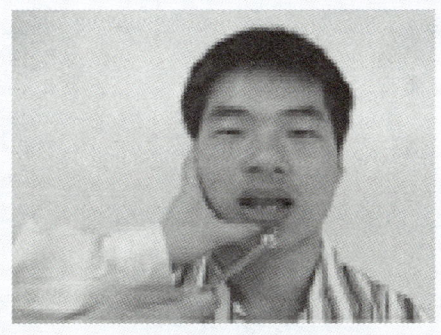

图2-6-31　下颌反射

操作流程	操作步骤	沟通与说明
三叉神经的评估	• 运动功能:让受检者将牙咬紧,检查者双手触摸双侧咬肌和颞肌,观察是否有肌肉松弛和萎缩。嘱其做咀嚼动作,比较双侧嚼肌是否有力和对称性。让其张口,观察是否有下颌偏斜(图2-6-32) 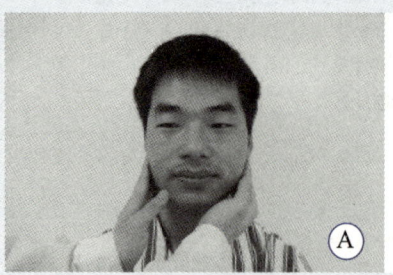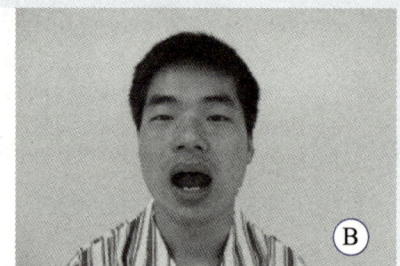 A 咬肌、颞肌;B 下颌 图 2-6-32　三叉神经运动功能	
面神经的评估	• 味觉:让受检者伸出舌头,检查者用棉签分别蘸取食糖、食盐、食醋等溶液后涂在一侧的舌前部。受检者不能讲话、缩舌和吞咽,用手指指出事先写在纸上的甜、咸、酸等之一。舌的两侧分别测试 • 面部表情:观察受检者在静止时睑裂大小、鼻唇沟的深浅、额纹多少及口角是否对称。请受检者做鼓腮、露齿、吹口哨、皱眉、闭目等动作,观察其是否对称及有无瘫痪等(图2-6-33) 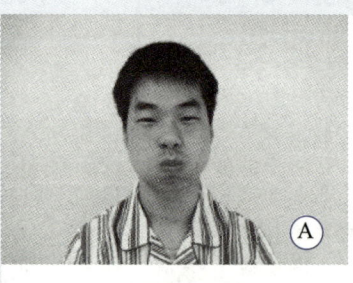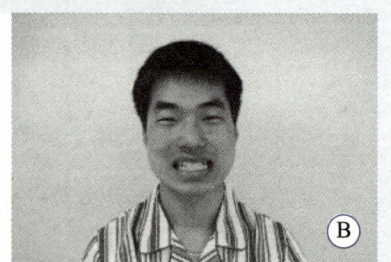 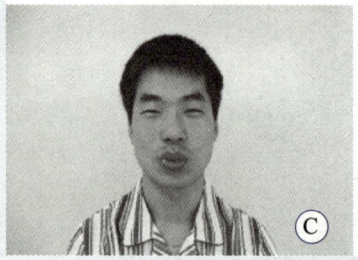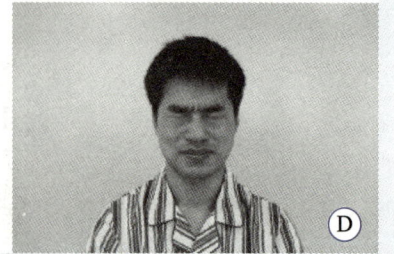 A 鼓腮;B 露齿;C 吹口哨;D 闭目 图 2-6-33　面神经评估	面神经为第7对脑神经,主要支配面部表情肌和具有舌前2/3味觉功能 我现在分别将不同的溶液涂在您的舌前部,请您指出是哪种味道 每种试液检查前受检者均漱口

操作流程	操作步骤	沟通与说明
听神经的评估	• 听力　见头颈部评估 • 骨导气导比较试验　将震动的音叉柄放在乳突上,受检者不再听到后,立即将音叉臂移至该侧耳旁,至音响听不到为止(图2-6-34)	听神经为第8对脑神经,包括前庭及耳蜗两种感觉中枢 若仍能听到声音,则表示气导比骨导时间长。正常时气导长于骨导。双耳分别测试

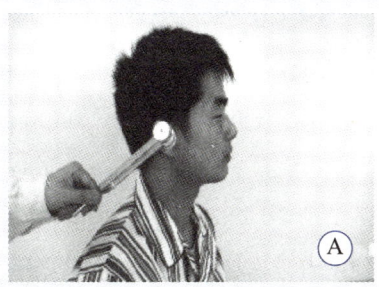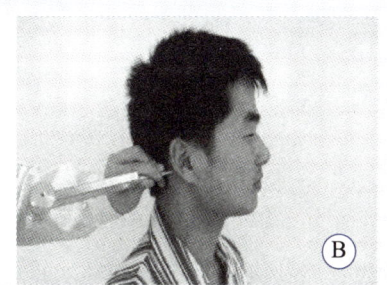

A 放在乳突上;B 移至耳旁

图 2-6-34　骨导气导比较试验

• 韦伯试验　把震动的音叉放在前额或头顶部正中,让受检者判断声音的方向(图2-6-35)。正常时声音的位置居中

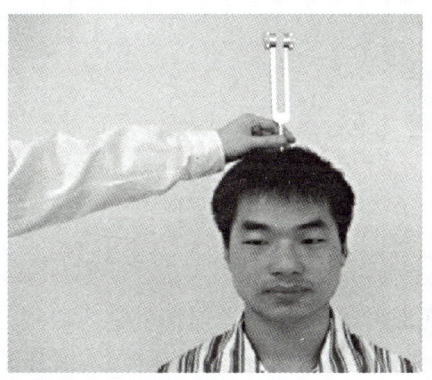

图 2-6-35　韦伯试验

| 舌咽神经和迷走神经的评估 | • 味觉　检查方法同面神经的评估
• 感觉功能　可用棉签轻触受检者两侧软腭和咽后壁,观察感觉
• 运动功能　观察受检者发音有无鼻音或声音嘶哑。让其张口,观察悬雍垂是否居中;再嘱其发"啊"音,观察两侧软腭是否对称及其活动度
• 咽反射　让受检者张口,检查者用压舌板轻触其咽后壁,观察有无呕吐反射 | 舌咽神经和迷走神经分别为第9、10对脑神经,主要支配两侧软腭和咽后壁的感觉功能、运动功能和舌后1/3味觉功能 |
| 副神经的评估 | • 检查时注意肌肉有无萎缩,嘱受检者做耸肩及转头运动时,检查者给予一定的阻力,比较两侧肌力(图2-6-36) | 副神经为第11对脑神经,支配胸锁乳突肌及斜方肌
转头检查胸锁乳突肌收缩力;耸肩检查斜方肌收缩力 |

操作流程	操作步骤	沟通与说明
副神经的评估	 A 胸锁乳突肌收缩力的评估；B 斜方肌收缩力的评估 图 2-6-36 副神经的评估	
舌下神经的评估	• 检查时嘱受检者伸舌，注意有无伸舌偏斜、舌肌萎缩及肌束颤动。见头颈部的评估	舌下神经是第 12 对脑神经
安置病人，整理用物，洗手记录	• 协助病人穿好衣物 • 整理用物 • 洗手并记录检查情况	您好，我现在已经完成检查了，谢谢您的配合。您还有什么需要帮助的吗？（没有了） 那您好好休息，有事可以按呼叫器，我们会及时过来的

▶ 自我评价

脑神经评估评价表

▶ 问题探究

1. 简述脑神经损伤后的临床表现。

答：① 嗅神经损伤后临床表现为嗅觉丧失。② 视神经损伤后临床表现为全盲。③ 动眼神经损伤后临床表现为复视、上睑下垂、瞳孔散大、调节反射消失。④ 滑车神经、展神经损伤后临床表现为复视。⑤ 三叉神经损伤后临床表现为面部麻木、咀嚼肌肌力减弱。⑥ 面神经损伤后临床表现为舌前 2/3 味觉丧失、口干、泪腺丧失分泌功能、面肌瘫痪。⑦ 听神经损伤后临床表现为耳聋、耳鸣、头晕、眼球震颤。⑧ 舌咽神经损伤后临床表现为舌后 1/3 味觉丧失、咽麻痹、口部发干。⑨ 迷走神经损伤后临床表现为吞咽困难、声音嘶哑、上颚麻痹。⑩ 副神经损伤后临床表现为声音嘶哑、头颈肩肌肉无力。⑪ 舌下神经损伤后临床表现为舌无力、萎缩。

2. 简述三叉神经痛的主要临床表现及护理措施。

答：三叉神经痛病人主要表现为在三叉神经分布区内反复发作的阵发性剧烈疼痛。疼痛以面颊、上颌、下颌或舌部最为明显，疼痛突发突止，间歇正常。主要护理措施包括：① 一般护理。为病人提供安静、舒适的环境，建立良好的生活规律，保证病人充分休息，以利于减轻疼痛。关心病人，做好解释工作，使病人了解疾病过程、治疗及预后，以正确对待疾病，树立信心。在疾病过程中发现病人有不正确的应对方式时，及时给予纠正。② 对症护理。告知病人洗脸、刷牙、剃须、咀嚼时动作轻柔，吃软食、小口咽，以防疼痛发作。鼓励病人适当参加娱乐活动，如听轻音乐等。进行指导式想象、气功疗法，以利于病人放松身心，转移注意力进而减轻痛苦。③ 用药护理。嘱病人遵医嘱从小剂量开始服用卡马西平，逐渐增量，疼痛控制后逐渐减量。用药过程中加强观察眩晕、嗜睡、恶心、步态不稳、皮疹、白细胞减少等不良反应，轻者在数日后消失,重者应告知医生,予以对症处理。

脑神经评估问题测试

▶　职业精神

至精至微,做一个有温度
的医务人员

(许可彩)

模块三

心理与社会评估

■ ▶▶▶ **模块导航**

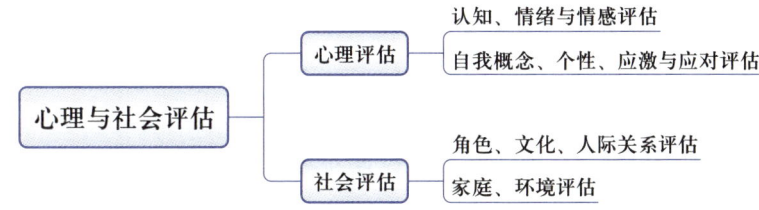

心理与社会评估
- 心理评估
  - 认知、情绪与情感评估
  - 自我概念、个性、应激与应对评估
- 社会评估
  - 角色、文化、人际关系评估
  - 家庭、环境评估

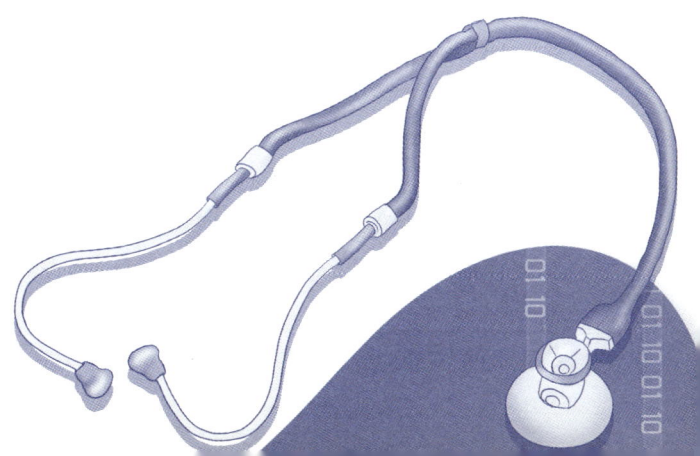

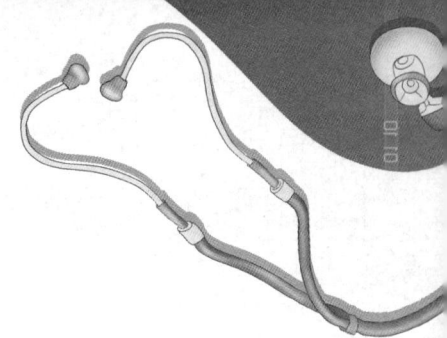

> 项目一
心理评估

学习目标

知识目标：1. 掌握心理评估中涉及的主要概念和定义。

2. 掌握心理评估的主要内容及常见方法。

3. 理解心理评估的目的和意义。

4. 熟悉心理评估常见异常表现的主要特点及临床意义。

技能目标：1. 恰当地运用心理评估相关知识对病人的心理状况进行评估。

2. 根据评估所获得的资料提出病人现存或潜在的心理问题。

3. 根据评估结果提出相应的心理护理计划。

素质目标：1. 具有良好的职业道德，耐心倾听，理解、接纳病人。

2. 严肃、认真、审慎的工作态度，尊重病人的隐私。

3. 具备一定的心理学专业技能，熟练应用各类心理评估的方法。

基本概念

心理评估是以心理学的技术、方法和工具为主要方法获得信息，对个体的心理状态及行为等心理特征作出全面、系统、深入的客观描述、分类、鉴别与诊断的过程。

临床心理评估遵循心理评估的通用理论和方法运用于临床，以病人为主要评估对象，评定和甄别病人心理状态的一系列应用性评估手段和技术。一般侧重于评估与个体的躯体健康或身心疾病相关的心理特征。

护理领域的临床心理评估，简称护理心理评估，是指以护理心理学的护理对象（非精神疾病病人）为评估的侧重点，排除精神异常人群，可由全体护士参与并较熟练运用，有别于医学心理学的临床心理评估。其作用包括三方面。① 筛查心理问题：判断评估对象的行为是正常或常态化反应、心理偏差或心理疾患等。② 测评其心理问题的性质及程度：是状态性反应还是器质性障碍？是焦虑还是抑郁？属于行为、认知问题还是情绪问题？③ 筛查心理问题的成因：是人格、动机还是环境因素等？此外，还可用于临床心理护理研究。

常用方法

心理评估的方法很多，根据评估的目的不同，所采取的方法也会不同。常见的方法见表 3-1-1。在临床评估工具的选择上需围绕评估目标，结合评估者个人能力、可行性、风险与收益进行综合选择。

表 3-1-1　心理评估常用方法表

方法	分类	内涵
行为观察法	自然观察法	在自然情景中观察和记录被观察的行为表现
	控制观察法	在预先控制的情境和条件下,观察和记录被观察者的行为反应
会谈法	自由式会谈	事先不拟定固定的访谈问题,或者不按固定问题的顺序去提问,自由地交谈
	结构式会谈	按照事先设计好的会谈提纲或主题有目的、有计划、有步骤地进行会谈
心理测量学法	心理测量法	标准情境下采用统一的测量手段评估行为反应
	评定量表法	用预先标准化的测试量表对被评估者的某种心理品质进行测量、分析和鉴别的方法

评估流程

护理心理评估需贯穿整个临床心理护理的实施过程(图 3-1-1),"循环往复",伴随着心理护理的实施,其发生在护士与病人的人际互动和整个治疗护理过程中,病人的言谈举止均可折射其心理反应。

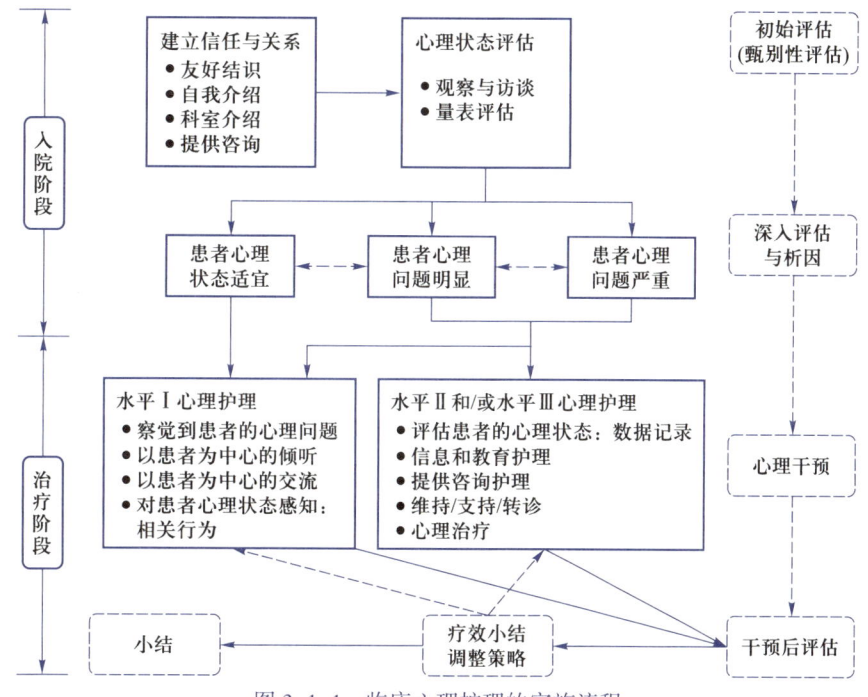

图 3-1-1　临床心理护理的实施流程

1. **初始评估**　病人初入院阶段(入院 24 h),护士即需以良好的沟通技巧和诚恳、热情的态度获取病人的信任,通过观察、访谈及便捷心理测评工具实施初始评估,综合分析病人的心理状况,初步判断病人的心理状态是"适宜"或"存在明显问题"或"严重心理失衡"。初始评估为"适宜"心理状态的病人,大多有自我调适的能力,其评估暂到此为止;初始评估为"心理状态存在明显问题或心理危机"的病人,则需行进一步深入的心理评估。

2. **深入评估**　主要针对初始评估阶段存在心理问题及初始评估心理状态虽为"适宜",但因病情发展和治疗或环境等因素而引发心理危机的病人。此评估的重点是病人心理反应的性质、程度及其主导原因,以便为制定心理护理干预对策提供依据。深入评估可采用访谈或选用针对性的心理测评工具。

3. **干预后评估**　干预后评估的目的在于了解病人心理的动态发展,评价心理护理干预措施的效果,并根据干预后再评估结果调整心理护理干预方案。

实施原则

1. **综合评估原则** 临床中常存在着误区,以为只有使用心理测评工具的结果才准确可靠。其实各种测评工具量表均存在着一定的主观性、局限性。特别是自评量表可能因病人的不配合而产生偏倚,因此评估时需结合临床观察、访谈等多种评估方法综合分析心理测评结果。

2. **动态实时原则** 病人的心理活动随疾病变化或遭遇各种事件而波动,任何阶段都有可能发生心理失衡或危机,因此临床心理评估必须贯彻"动态、实时"的原则。早期及时识别病人的心理问题,给予心理疏导或干预,有效应对心理危机。

3. **循序渐进原则** 护理心理评估如同疾病诊疗的路径,以先简后繁的方式循序渐进地展开。一般可先确定病人是否存在威胁身心健康的负性情绪状态,若评估结果为严重抑郁或焦虑,再进一步评估该病人发生不良心理反应的主要原因及是否存在自杀的风险等,以指导护士制定必要的防范措施。若初步心理评估显示其可有效应对疾病而无明显负性情绪反应,便无需再进行深入评估,以利于心理干预资源的合理分配。

评判标准

由于心理评估的方法很多,不同方法对于结果判断的方式不同,在临床心理评估进行结果评定时,要充分考虑不同方法结果判断的局限性,充分结合病人的自身情况,采用综合的方式和途径,尽可能使评价结果客观、准确。

1. **主观经验标准** 根据被评估者的主观感受和评估者的主观经验进行评估。即被评估者自己感到存在焦虑、抑郁、恐惧等负性的心理状态并影响其生活和工作,持续时间较长且难以摆脱,即可被视为存在心理问题;评估者根据以往实践经验,结合被评估者表现和陈述加以评判。此类运用经验标准,虽然较简洁实用,但存在主观性较强、科学性较差的缺陷。

2. **社会适应标准** 以社会常模为标准评判病人的心理状况,以其是否适应社会区分正常或异常。此标准以整个社会群体为参照对象,但因其受制于国家、地域、民族、风俗、文化背景等社会因素的影响,应用时需充分考虑,例如我国多民族背景下可能存在着不同的社会适应标准。

3. **病因症状标准** 以临床症状和明显病因判断病人的心理状况,如突发事件所致失语;突发性耳聋;应激性胃肠痉挛、溃疡等。虽然应用医学检查寻找异常心理症状的生物性原因、作出诊断被认为更科学且更具说服力,但由于在病理心理学范围内,仅不到10%的精神疾病的病因较清楚,而大多数尚无法依病因、症状等医学标准作出诊断,故此标准在临床的运用受限。

4. **统计分析标准** 此标准为心理测量法的常用判断标准,指对人的心理现象实施标准化测量后,根据统计分析的结果判断是否在正常的区间范围内。此法较客观,且可量化地测评结果,但由于某些心理活动无适用的心理测量方法,且部分心理测评没有"金标准",故此标准用于临床心理评估结果判定也有较大的局限性。

综上所述,临床心理评估中护士需充分掌握不同心理评估方法,了解各种评价标准的局限性,恰当综合多种评估方法,对病人进行动态地评估与评价。

临床案例

病人,女,62岁,和老伴白手起家,创办了一家大型公司。3年前老伴被诊断为肺癌晚期,其不惜重金尝试各种治疗方案但未能阻止病情的进展,老伴于一年后离世。病人对此特别懊悔,自责忙于事业而忽略老伴的身体,常回忆以往的经历,记忆力明显下降。半年前病人体检时发现肺部结节,医生建议定期复查,子女因担心病人紧张,未告知。病人无意间发现检查结果,认为自己已病入膏肓,常暗自流泪、不思饮食、夜间失眠,体重明显下降,子女发现后,反复向病人解释,但体重下降、乏力等症状使病人对自己的猜测坚信不疑,并进一步出现腹胀、进食困难、胸闷等症状,一日夜间如厕突发跌倒,出现短暂意识丧失,醒后无法准确说出所处的位置,后可恢复正常。主诉髋部疼痛,送入急诊,行 X 线及 CT 检查,X 线示"股骨骨折",CT 未见明显异常,为进一步诊治收入院。

任务分析

1. 病人入院当日,除了给予身体评估外,病人曾存在一过性认知下降问题及情绪问题,需对于病人的认知功能及情绪情感等评估,识别其心理现存或潜在的健康问题。

2. 病人发病前存在明显的应激事件,需要对病人现存的或潜在的压力源、压力反应及其应对方式、病人自我意识及个性特点进行评估,用于指导制定有针对性的护理计划。

任务一　认知、情绪与情感评估

▶ 目的

1. 对个体思维能力、语言能力及定向力进行综合评估,探寻个体认知方面现存的或潜在的威胁。
2. 收集与情绪情感有关的主客观资料,以了解个体目前情绪情感的变化情况及现存的或潜在的威胁。

▶ 准备

1. **护士准备**　衣帽整洁,仪表规范,修剪指甲,七步洗手法洗手,初步了解病人的病情及一般情况。
2. **病人准备**　知晓评估的内容和目的,愿意配合。
3. **用物准备**　记录单、笔、相关量表、测量工具如血压计和指氧仪等。
4. **环境准备**　环境安静、舒适,具有私密性。

▶ 实施

 认知、情绪与情感的评估操作

操作步骤及具体评估内容见表 3-1-2 和表 3-1-3。

表 3-1-2　认知、情绪与情感的评估的操作步骤

操作流程	操作步骤	沟通与说明
核对解释	• 向病人自我介绍,核对床号、姓名、腕带、医嘱等,解释评估目的和大致过程,征求病人同意	您好,我是护士 ×××,请问您叫什么名字?(我叫 ×××),方便让我核对一下您的腕带信息吗?(好)您今天感觉怎么样啊?(还可以)为了能更好地帮助到您,我会再和您提出一些问题,可能比平时多一些,准确描述出您的问题有助于我们决定帮助您的具体内容。您所提供的信息很重要。这个过程大概需要 30~40 min,您现在方便吗?(好)

操作流程	操作步骤	沟通与说明
环境准备	• 如果条件允许,选择安静的单独房间,关门并放置请勿打扰的提示牌,对于多人房间应拉帘,注意病人隐私。协助安置舒适的体位,护士与病人保持合适的社交距离	安静舒适的环境、合适的社交距离可以让病人处于放松状态,利于评估的开展
用物准备	• 准备好各种可能用到的材料,如简易精神状态检查量表(MSE)、焦虑自评量表(SAS)、抑郁自评量表(SDS)等,拟定评估提纲,熟悉评估内容	准备好所需材料以备不时之需
实施评估	• 评估认知、情绪与情感功能	接下来我会询问您一些问题,答案没有对错,您只需如实回答就好,过程中您有任何不清楚或者不舒服的情况,您可以直接告诉我,我们可以暂停
结束评估	• 复述部分会谈内容,解释病人提出的问题,有礼貌地结束会谈	通过我们的交谈,我了解到……,您还有其他信息需要补充吗?另外您还有其他问题吗?(没有了)。好的,今天我们先聊到这儿了,谢谢您的配合,您后续有什么问题,随时找我们
整理用物	• 协助病人取舒适体位,整理床单元,整理好访谈记录材料及量表	这次访谈持续的时间较长,您累了吧,您休息会儿,呼叫器在床旁,有事您叫我,我也会定时来巡视的
洗手记录	• 洗手,脱口罩	七步洗手,按要求脱下口罩
	• 记录评估内容,做好护理记录	在规定时间内准确客观完成记录,必要时通知医生

表 3-1-3　认知、情绪与情感功能的评估具体内容及方法

评估项目		评估方法	具体评估内容及沟通说明
感知	视觉 嗅觉 味觉 听觉 痛觉	会谈法	您看东西怎么样?最近有改变吗?最近闻的气味及品尝的味道有什么异常吗?您觉得最近视力有变化吗?晚上看东西困难吗?这对您的生活有何影响?您觉得您的听力有问题吗?您做过听力测试吗?您是否能辨别气味?能否尝出食物的味道?有没有一些平时没有的特殊感觉?独自一人时,能听到有人与您说话吗?声音从哪里来?什么人的声音?讲些什么?身上是否有地方疼痛?怎么样的疼痛,能描述一下吗?一般多长持续?什么情况可出现、加重或缓解
		观察法	观察病人对话时对于声音的反应;有无痛苦面容、被迫体位、恶心、呕吐、睡眠障碍等
		量表测定法	常用数字疼痛分级法(NRS)、面部表情量表法(FPS-R)等
		医学测量法	通过相应的视力、听力、味觉、嗅觉检查来验证会谈获取的主观资料
认知	注意能力	观察法	无意注意:观察病人对周围环境的变化,如笔或纸掉落、病室内进入新病人时有无反应 有意注意:指派任务让其完成,如请病人描述发病的过程,观察其执行任务时的专注程度,询问病人能否集中精神做事

评估项目		评估方法	具体评估内容及沟通说明
认知	记忆能力	① 心理测量法 ② 量表评定法	① 短时记忆：让病人重复一句话或一组由 5~7 个数字组成的数字串；长时记忆：让病人说出当天进食的食品，家人的姓名或叙述其孩童时代 ② 常用量表有韦氏记忆量表(WMS)、中国临床记忆量表(CMS)
	思维能力	① 心理测量法 ② 观察法 ③ 会谈法	① ② 思维过程 概念化能力：在交谈过程中观察评估，如介绍完病室环境及入院注意事项后，请病人总结概括其中的关键要点等 理解力：请病人按指示做一些从简单到复杂的动作，如要求病人展示手腕带以核对信息，露出左侧上肢测量血压，观察其能否理解和执行指令 洞察力：请病人描述导致其此次住院的原因是什么：他／她对病房环境的观察，护士与实际情况比较看有无差异 判断力：根据病人年龄特征提出问题，如针对本案例的病人可询问"您感到疼痛时如何处理""您出院后准备如何安排您的生活？""如果生活上遇到困难您怎么办？" ③ 思维内容 您的朋友对您的态度如何？有没有人对您不友好？外界有没有东西能影响或控制您的想法或行为？
	语言能力	① 会谈法 ② 观察法 ③ 心理测量 ④ 量表评定法	① ② 会谈过程中，观察病人对问题的理解和回答是否正确 ③ 请病人诵读一段入院须知，并说出其含义，抄写入院承诺书并签名等，判断其有无失读、失写等可能 ④ 波士顿命名测验(BNT)、词语流畅性测验(VFT)等
	定向力	会谈法	时间定向力：今天是周几啊？现在是什么季节啊？现在几点了？ 地点定向力：您能告诉我您现在在什么地方吗？ 空间定向力：我站在您的左边还是右边？床头桌在什么方向？ 人物定向力：您叫什么名字？身边的这个女士(家属)是您的什么人？
	整体评估	量表评定法	常用量表：简易精神状态检查量表(MMSE)、长谷川痴呆量表(HDS)、蒙特利尔认知评估量表(MoCA)、老年认知功能减退知情者问卷(IQCODE)、简易认知评估量表(Mini-Cog)、牛津认知筛查量表(OCS)、NINDS-CSN 5 min 测验
情绪与情感		会谈法	您近来心情如何？您能具体描述一下这种心情吗？这样的情绪存在多久了？是持续这样？还是在一些情况下会加重或缓解？哪些情况下会明显，哪些情况下会缓解？发现这对您的身体有何影响吗？您感到生活有意义吗？
		观察法	面部表情：有无喜、怒、哀、乐、悲、惊、恐等表情 身体表情：观察身体姿势或手势，如有无摇头晃脑、坐立不安、捶胸顿足等 言语表情：观察音调、语速和节奏，如音调高亢还是低沉，语速较快还是缓慢等
		医学测量法	测量病人的呼吸频率、心率、血压、皮肤颜色和温度、食欲、睡眠状态等。还应注意对会谈收集的主观资料进行验证，如紧张常伴有皮肤苍白，焦虑和恐惧常伴有多汗，抑郁可有食欲减退、睡眠障碍、体重下降等
		量表评估	常用的量表：Avillo 情绪与情感形容词量表、焦虑自评量表(SAS)、抑郁自评量表(SDS)、医院焦虑抑郁量表(HADS)、汉密顿焦虑量表(HAMA)、汉密尔顿抑郁评分量表(HDRS)、健康问卷九项量表(PHQ-9)、流行病学研究中心抑郁量表(CES-D)、老年抑郁评级量表(GDS)、失语抑郁量表

▶ **自我评价**

认知、情绪与情感评估评价表

▶ **问题探究**

问题：评估认知功能的量表种类繁多，在临床工作中如何选择适合的问卷？

答：评估测验工具的选择应根据疾病阶段、病人临床特征、评估目的及资源做个体化选择。

在认知评估量表的选择中，简易精神状态检查量表（MMSE）是国内外应用最广的认知筛查量表，对记忆和语言（左侧半球卒中）认知域敏感，对痴呆诊断的敏感度和特异度较高，但对轻度认知损害敏感度相对差。相比于 MMSE，蒙特利尔认知评估量表（MoCA）对识别轻度认知损害的敏感度和特异度更高。老年认知功能减退知情者问卷（IQCODE）适合早期病人认知状态，1.5~3 min 的简易认知评估量表（Mini-Cog）可用于急性期认知功能筛查 NINDS-CSN 5-min 测验、牛津认知筛查（OCS）量表适用于伴失语的病人认知的评估。表 3-1-4 显示常见的用于认知筛查量表的耗时长短、敏感度、特异度等属性。

表 3-1-4　认知障碍常用筛查量表

筛查量表	完成耗时 / min	划界值	敏感度	特异度	是否适用于失语症	是否在低教育人群中验证
MMSE	≤ 10	<27/30	0.71	0.85	否	是
MoCA	≤ 10	<22/30	0.84	0.78	否	是
NINDS-CSN 5-min 测验	≤ 5	V6 或 7/12	0.82	0.67	是	否
IQCODE	≤ 10	>52/80	0.81	0.83	是	否
OCS	≤ 20	因不同的子测验而异	0.45~0.94	0.69~0.98	是	否

认知、情绪与情感评估问题测试

▶ **职业精神**

国士无双，医者仁心——钟南山

（郑丹萍）

任务二 自我概念、个性、应激与应对评估

▶ **目的**

1. 了解病人的自我概念及个性心理特征，有利于选择恰当的护患沟通方式。
2. 了解病人的应激源及应对方式，指导护理计划的制定。

▶ 准备

1. **护士准备** 衣帽整洁,仪表规范,修剪指甲,七步洗手,初步了解病人的病情及一般情况。
2. **病人准备** 知晓评估的内容和目的,愿意配合。
3. **用物准备** 记录单、笔、相关量表、测量工具,如血压计、指氧仪等。
4. **环境准备** 环境安静、舒适,具有私密性。

▶ 实施

 自我概念、个性、应激与应对评估操作

操作步骤及具体评估内容见表3-1-5和表3-1-6。

表 3-1-5　自我概念、个性、应激与应对评估的操作步骤

操作流程	操作步骤	沟通与说明
核对解释	• 向病人自我介绍,核对床号、姓名、腕带、医嘱等,解释评估目的和大致过程,征求病人同意	您好,我是护士×××,请问您叫什么名字?(我叫×××),方便让我核对一下您的腕带信息吗?(好)。您今天感觉怎么样啊?(还可以)为了能更好地帮助到您,我会再向您提出一些问题,可能比平时多一些,准确描述出您的问题有助于我们决定帮助您的具体内容。您所提供的信息会很重要。这个过程大概需要30~40 min,您现在方便吗?(好)
环境准备	• 如果条件允许,选择安静的单独房间,关门并放置请勿打扰的提示牌,对于多人房间应拉帘,注意病人隐私。协助安置舒适的体位,护士与病人保持合适的社交距离	安静舒适的环境、合适的社交距离可以让病人处于放松状态,利于评估的开展
用物准备	• 准备好各种可能用到的材料,如罗森伯格自尊量表、明尼苏达多相人格测验(MMPI)、住院病人压力评定量表、医学应对方式问卷等,拟定评估提纲,熟悉评估内容	准备好所需材料以备不时之需
实施评估	• 评估自我概念、个性、应激与应对评估	接下来我会询问您一些问题,您只需如实回答就好,过程中您有任何不清楚或者不舒服的情况,您可以直接告诉我,我们可以暂停
结束评估	• 复述部分会谈内容,解释病人提出的问题,有礼貌地结束会谈	通过我们的交谈,我了解到……,您还有其他信息需要补充吗?另外您还有其他问题吗?(没有了)。好的,今天我们先聊到这儿了,谢谢您的配合,您后续有什么问题,随时找我们
整理用物	• 协助病人取舒适体位,整理床单元,整理好访谈记录材料及量表	这次访谈持续的时间较长,您累了吧,您休息会儿,呼叫器在床旁,有事您叫我,我也会定时来巡视的
洗手记录	• 洗手,脱口罩 • 记录评估内容,做好护理记录	七步洗手,按要求脱下口罩 在规定时间内准确客观完成记录,必要时通知医生

表 3-1-6　自我概念、个性、应激与应对评估的评估内容及方法

评估项目	评估方法	具体内容及沟通说明
自我概念	观察法	外表:是否整洁,穿着打扮是否得体,身体各部位有无异常 非语言行为:交谈时是否有目光交流,面部表情如何,是否有不愿见人、不愿与他人交往、不愿照镜子等回避行为;对于身体外观有改变的病人需关注是否有不愿看体貌改变的部位、不与别人讨论伤残或不愿听到这方面的谈论等行为表现 语言行为:是否流露说"我真没用""我就是家庭的累赘"等语言 情绪状态:是否有焦虑、抑郁等不良情绪
	会谈法	体像:您能描述一下您自己吗? 您最喜欢自己的哪个或哪些方面? 希望自己哪些方面做出改变 社会认同:您生活中最重要的人有哪些? 他们随时可以和您交流吗 自我认同与自尊:哪些个人的成就最令您满意,您对未来有什么计划和打算? 您的健康状况的改变对您会有哪些影响? 您认为这些改变会使别人对您的看法有何改变 自我概念的现存与潜在的威胁:哪些情形会让您觉得平静和安全? 哪些情形会令您感到不适和焦虑
	投射法 (画人测试)	适用于儿童等不能很好地理解和回答问题的病人,其具体方法是让病人画自画像并对其进行解释,以此了解病人对其体像改变的认识与体验
	量表测定法	常用的量表:罗森伯格自尊量表、田纳西自我概念量表(TSCS)、儿童自我概念量表(PHCSS)、密歇根青少年自我概念量表等
个性	观察法	个体的言行、情感、意志的外部表现,如感情外露还是内藏,意志坚强还是脆弱等
	会谈法	一般您面对困难时采取什么样的态度和行为? 您做事情和做决定是独立完成还是依赖他人? 遇到不开心的事,您是喜欢说出来还是闷在心里
	量表评定法	常用量表:艾森克人格问卷(EPQ)、明尼苏达多相人格测验(MMPI)和卡特尔 16 因素人格测验(16 PF)
	投射法	罗夏墨迹测验、主题统觉测验等
	作品分析法	利用日记、书信、画作等,分析其对事物所持观点、态度,多适用于不便或无法与病人直接进行沟通或直接沟通效果不佳的场景
应激与应对评估	会谈法	应激源:目前让您感到有压力的事件有哪些? 近来您的生活有哪些改变? 和家人的关系如何? 等问题了解其近一年内是否经历过重大的生活事件和日常生活困扰 应对方式:通常您采取什么方式缓解紧张或压力? 这样做的效果如何? 这次生病对您有什么影响吗? 您会如何处理? 等问题,了解病人以往对应激事件常采用的应对方式及其效果、目前所面临的应激事件的反应及应对情况 社会支持:当您遇到困难时,是否主动寻求家人、亲友或同事的帮助? 当您遇到困难时,能否感受到家人和朋友的支持? 您对家人、亲友或同事的帮助是否满意 应激反应:您最近食欲怎么样? 睡眠情况如何? 有没有身体的其他不适? 您的情绪怎么样? 有没有莫名的烦躁感? 有没有记忆力下降? 有没有做事提不起兴趣,效率低或无法集中精神做事? 当您感觉自己有压力时,您一般采取什么方式来处理? 您会采用吸烟、酗酒、摔打东西等行为吗

评估项目	评估方法	具体内容及沟通说明
应激与应对评估	量表测定法	应激源量表:常用的有社会再适应评定量表、生活事件量表、住院病人压力评定量表等 应对方式量表:常用的有Jaloviee应对方式量表、简易应对方式问卷、特质应对方式问卷、医学应对方式问卷等 社会支持量表:临床常用的有肖水源等(1993)编制的社会支持评定量表、领悟社会支持量表等
	观察法	观察有无压力性生理反应,如食欲缺乏、胃痛、疲乏、失眠、头痛;呼吸加快、过度通气、气短;全身肌肉紧张、颤抖、重复某一动作等表现 观察有无压力的认知反应,如感知能力与记忆力下降、思维紊乱等 观察有无压力的情绪反应,如焦虑、愤怒、抑郁等;有无自杀或暴力倾向与行为
	医学检测法	血压、心率、皮肤温度、心电图、肌电图、脑电波和脉搏波等压力的生理电信号检测及唾液皮质醇水平等检测等,目前其在临床护理心理评估中的应用仍较少,更多用于临床的研究

▶ 自我评价

自我概念个性、应激与应对评估评价表

▶ 问题探究

1. 应激源通常可划分为哪些类型?

答:应激源可以来自体内或来自体外;可以是客观的或是主观的;可以是正性的、积极的,或是负性的、消极的。一般按属性可分为① 生理性应激源:包括机体生理功能失调或组织结构残缺,如疲劳、饥饿、失眠、外伤、手术、疾病等。② 心理性应激源:主要指导致个体产生焦虑、恐惧和抑郁等情绪反应的各种心理冲突和心理挫折。③ 社会文化性应激源:包括战争动乱、家庭功能失调、经济困难、职业压力、角色改变、文化差异等。④ 环境性应激源:包括寒冷、炎热、噪声、空气污染、生活环境改变等。

2. 为什么要进行应激源的评估?

答:应激反应与应激源的刺激有关,所以评估应激源的强度对于估计应激反应程度,指导合理应对有着十分重要的意义。美国华盛顿大学医学院精神病学家等对5 000多人进行社会调查,编制了"社会再适应评定量表"(SRRS)(表3-1-7),为生活事件作为应激源的强度分析及其与疾病的相关性研究提供了量化工具。该量表列出了43种生活变化事件,并以生活变化单位为指标加以评分。1976年他们报道,心脏病猝死、心肌梗死、结核病、白血病、糖尿病、多发性硬化等与生活变化单位升高有明显关系。心理上的丧失感对于健康的危害最大。这种丧失感可以是具体的事或物,如亲人死亡等;也可以是抽象的丧失感,如工作的失败等;其中,尤以亲人(如配偶)丧亡的影响最大。研究证实,生活变化单位与10年内的重大健康变化有关,生活变化单位的一年累计值的健康预测意义超过300,预示第二年患重大疾病的可能性为80%;200~300,预示患病可能性为50%;150~200,预示患病可能性为33%;不超过150,预示生活事件不对其健康构成风险。

表 3-1-7　社会再适应评定量表（SRRS）

序号	生活事件	压力指数
1	配偶死亡	100
2	离婚	73
3	婚姻失败（分居）	65
4	监禁	63
5	家庭亲密成员死亡	63
6	受到伤害或疾病	53
7	结婚	50
8	被解雇	47
9	与配偶重修旧好	45
10	退休	45
11	家庭成员健康状况改变	44
12	妊娠	40
13	性生活障碍	39
14	家庭中新成员的增加	39
15	职务重新调整	39
16	收入状况的改变	38
17	亲密朋友死亡	37
18	改行	36
19	与配偶争吵次数改变	35
20	负债超过一万元	31
21	贷款或契据取消	30
22	工作中职责变化	29
23	子女离家	29
24	官司诉讼	29
25	个人杰出的成就	28
26	配偶开始或停止工作	26
27	学业的开始或结束	26
28	生活水平的改变	25
29	个人习惯上的修正	24
30	和上司相处不好	23
31	工作时数或工作条件的改变	20
32	搬家	20
33	转校	19
34	娱乐的转变	19
35	教堂活动的改变	19
36	社交活动的改变	18

序号	生活事件	压力指数
37	贷款(少于十万元)	17
38	睡眠习惯的改变	16
39	家庭联欢时人数的改变	15
40	饮食习惯的改变	15
41	度假	13
42	过圣诞节	12
43	轻微违法	11

3. 应对方式可分为几种类型？其对应激反应有什么影响？

答：不同的应对方式对应激反应的产生和发展起着促进或限制的作用，从而影响着个体的身心健康。根据应对的指向性，可将其分为：① 情感式应对，为解决自身情境反应的应对活动，指向的是应激反应，倾向于采用过度进食、用药、饮酒、远离应激源等行为回避或忽视应激源，以处理由应激所致的情感问题。② 问题式应对，为直接解决事件或改变情境的应对活动，指向的是应激源，倾向于通过有计划地采取行动、寻求排除或改变应激源所致影响的方法，以处理导致应激的情境本身。实际生活中，个体在面对应激时，多同时使用上述两种应对方式。一般认为，在应激可以由行动直接处理时，问题式应对方式更积极有效；反之则情感式应对更为有效，可暂时缓解紧张情绪。但过度持续地使用情感式应对可导致高度的焦虑或抑郁，甚至出现自毁行为。

 自我概念、个性、应激与应对评估问题测试

▶ 职业精神

 迎风逆行，争当最美白衣战士

（郑丹萍）

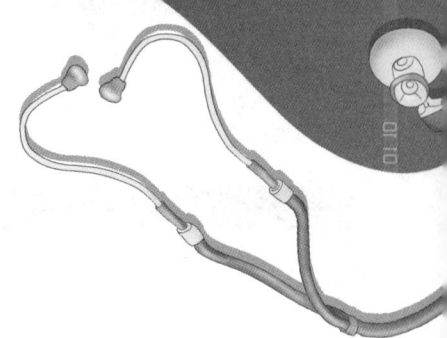

项目二
社会评估

学习目标

知识目标：1. 熟记社会评估的内容、注意事项。

2. 熟记角色评估、人际关系评估、文化评估、家庭评估和环境评估的评估方法与内容。

技能目标：1. 能正确选择社会评估的方法。

2. 熟练应用社会评估的方法对病人进行评估。

3. 能明确病人的主要护理诊断／问题。

素质目标：1. 具有良好的礼仪规范，行为举止符合礼仪要求。

2. 具有良好的职业道德，谨言慎行。

3. 具有较强的人文关怀理念，能尊重病人，保护病人隐私。

4. 具有良好的沟通能力和敬业精神。

临床案例

病人，女，25岁，俄罗斯人，汉语言专业本科毕业，嫁给中国人。目前首次妊娠，且处于妊娠晚期，近期随配偶回到中国。入院待产查体，生命体征正常，妇科情况符合正常分娩条件。因产妇为初产头位分娩，会阴较紧且会阴体长，估计胎头娩出时将发生Ⅱ度以上撕裂伤，故在分娩途中行会阴侧切术，并成功分娩一名健康女婴。胎儿出生2天后出现生理性黄疸，在儿科医生建议下，将胎儿转诊至儿科进行蓝光照射。产妇因切口疼痛和母子分离，心情焦虑。为帮助产妇恢复，家属认为产后需卧床休息，不能早期活动，且不允许打开门窗通风。产妇不适应中国医院的环境，不能接受中国"坐月子"的传统，对自己的烦恼有苦难言。此外，因文化差异，产妇不知晓婴幼儿的新生儿访视、膳食营养、生长发育、预防接种、安全防护、疾病防控等服务如何进行，对出院后自己应如何做好新生儿的医疗保健存在顾虑。

任务分析

1. 病人顺产时会阴侧切，术后不仅伤口疼痛，同时面临新生儿因病转科，心情焦虑。此外，病人分娩后，意识到文化背景的巨大差异，而且缺乏贴心朋友，对自己的烦恼有苦难言，陷入文化休克。护士要做好病人的角色、文化、人际关系评估，并帮助病人缓解这些因素对健康的影响。

2. 病人为初产妇，家庭人口结构类型改变。由于缺乏照顾知识和经验，对中国医疗照护体系不熟悉，担心社会支持不足，对自己独立承担照顾者角色的能力存在顾虑。护士要做好病人的家庭、环境评估，并帮助病人寻求支持。

任务一　角色、文化、人际关系评估

社会心理学中的角色是指社会对个体所规定的一系列与其社会地位相对应的行为模式，以及社会对处于某一特定位置个体的行为期待。文化是一个社会及其成员所特有的物质和精神财富的总和，即特定人群为适应社会环境和物质环境而共有的行为和价值模式。文化的核心要素包括价值观、信念信仰和习俗，并与健康密切相关。人际关系是指人与人之间由于直接交往所带来的情感联系，它反映人与人之间在心理上的亲疏远近距离，并对人的生活与发展产生根本性的影响。

▶ 目的

1. 了解病人角色功能的基本情况，明确病人有无角色失调和角色适应不良方面的护理诊断。
2. 了解病人原文化背景下产后康复的有关习俗，明确病人文化适应方面的护理诊断。
3. 了解病人人际关系的基本情况，发现影响病人人际关系的因素。
4. 提出相应护理措施，帮助病人适应新的角色，融入新的文化，发展新的人际关系。

▶ 准备

1. **护士准备**　衣帽整洁，七步洗手，戴无菌口罩。
2. **病人准备**　向病人解释，取得配合；协助病人采取舒适体位。
3. **用物准备**　纸、笔、护理评估单。
4. **环境准备**　环境整洁、安静、舒适，温度、光线适宜，具有私密性，必要时用屏风遮挡或关门，嘱无关人员离开。

▶ 实施

1. **角色评估操作步骤见表3-2-1~ 表3-2-3。**

角色评估操作

表 3-2-1　病人角色评估操作步骤

操作流程	操作步骤	沟通与说明
角色评估	• 会谈法 1. 评估角色种类及数量（表3-2-2）	您好，我是护士×××，请问您叫什么名字？让我来核对一下您的腕带信息，您从事什么职业？目前担任什么职务？现阶段在家庭中、工作单位、社会上您所承担的角色和任务有哪些
	2. 评估角色认知	您是否知晓所承担角色的权利与义务？您觉得您所承担的角色数量与责任是否合适
	3. 评估角色满意度	您对自己的角色行为是否满意？您的角色是否与您自己的角色期望相符？
	4. 评估角色失调（表3-2-3）	您有没有角色紧张的生理和心理表现？比如头痛、头晕、睡眠障碍、紧张、易激惹、抑郁
	• 观察法 1. 观察病人一般状况	观察病人有无角色适应不良的反应，比如疲乏、头痛、心悸、焦虑、抑郁、忽略自己和疾病、缺乏对治疗和护理的依从性等
	2. 观察父母的角色行为	胜任父母角色者对自己所承担的父母角色感到满意和愉快，反之则表现出焦虑、沮丧、精疲力尽，对孩子感到失望、不满意甚至愤怒等
整理记录	• 协助病人取合适体位 • 记录	×××，我们的评估已经结束了，感谢您的配合，您好好休息，有事按呼叫器。协助病人取舒适体位，整理床单位。填写相应记录单

表 3-2-2　角色种类及数量评估表

种类	第一角色 （基本角色）	第二角色 （一般角色）	第三角色 （独立角色）
含义	决定个体的主体行为,是个体在生长发育过程中由年龄、性别所赋予的角色	个体为完成其生长发育各阶段的特定任务所必须承担的角色,由所处社会情形和职业所决定	个体为完成某些暂时性发展任务而临时承担的角色,大多数可自由选择
相关角色	儿童角色、妇女角色、老人角色等	学生角色、教师角色、母亲角色、护士角色等	班长角色、病人角色、学生会会员角色等

表 3-2-3　病人角色失调评估表

类型	含义	表现
病人角色冲突	个体在适应病人角色的过程中与其常态下的各种角色发生心理冲突和行为矛盾	表现为左右为难、焦虑不安,甚至痛苦,从而使病情加重,常见于女性病人
病人角色缺如	没有进入病人角色,否认自己有病或对病人角色感到厌倦,也就是对病人角色的不接纳或不承认	多见于初次生病、初次住院,即由常态向病人角色转化初期或病情突变时,特别是初诊为癌症的病人
病人角色强化	当个体已恢复健康,需从病人角色向常态角色转变时,仍沉溺病人角色,对自我能力怀疑,对承担原来的角色恐惧	表现为过度依赖、多疑、紧张、退缩、失望等
病人角色消退	对已经进入病人角色的个体,由于某种原因迫使其提前退出病人角色恢复常态角色,导致在承担相应的义务和责任时,使已经具有的病人角色行为退化,甚至消失	表现为不重视病情,对治疗护理的依从性降低,常因超负荷的工作和学习,影响疾病的治疗

2. 文化评估操作步骤见表 3-2-4。

表 3-2-4　文化评估操作步骤

操作流程	操作步骤	沟通与说明
文化评估	• 会谈法 1. 评估价值观 (1) 您属于哪个民族? 请谈谈您所在民族的主要价值观 (2) 通常情况下,什么对您最重要 (3) 您认为生活的意义和自己的目标是什么 (4) 您认为自己健康吗 (5) 您如何看待自己所患的疾病 (6) 患病对您的价值观有何影响 (7) 您对生命的希望是什么	您好,我是护士×××,请问您叫什么名字? 让我来核对一下您的腕带信息,您来自哪一个民族? 您所在民族的主要价值观有哪些? 通常情况下,什么对您最重要? 您认为生活的意义和自己的目标是什么? 您认为自己健康吗? 您如何看待自己所患的疾病? 患病后,您的价值观有没有改变? 有哪些改变? 您对生命的希望是什么
	2. 评估健康信念信仰 (1) 对您来说,健康指什么? 不健康指什么 (2) 通常您在什么情况下才认为自己有病并就医 (3) 您认为导致您健康问题的原因是什么 (4) 您是怎样、何时发现您有健康问题的	对您来说,健康指什么? 不健康指什么? 通常您在什么情况下才认为自己有病并就医? 您认为导致您健康问题的原因是什么? 您怎样、何时发现您有健康问题? 该健康问题对您的身心产生了哪些影响? 严重程度如何?

操作流程	操作步骤	沟通与说明
文化评估	(5) 该健康问题对您的身心产生了哪些影响？严重程度如何？发作时持续多长时间 (6) 您认为您该接受何种治疗？您希望通过治疗达到哪些效果 (7) 您的病给您带来的主要问题有哪些？对这种疾病您最害怕什么	发作时持续多长时间？您认为您该接受何种治疗？您希望通过治疗达到哪些效果？您的病给您带来的主要问题有哪些？对这种疾病您最害怕什么
	3. 评估语言沟通习俗 (1) 您讲何种语言 (2) 您喜欢的称谓是什么 (3) 您有哪些语言禁忌	您讲何种语言？您喜欢的称谓是什么？您有哪些语言禁忌
	4. 评估饮食习俗 (1) 您平时进食哪些食物？主食有哪些？喜欢的食物有哪些？有何食物禁忌？有何食物过敏 (2) 您常采用的食物烹调方式有哪些？常用的调味品是什么 (3) 您每日进几餐？都在哪些时间 (4) 您认为哪些食物对健康有益？哪些食物对健康有害 (5) 哪些情况会刺激或降低您的食欲	您平时进食哪些食物？主食有哪些？喜欢的食物有哪些？有没有食物禁忌？有无食物过敏？您常采用的食物烹调方式有哪些？常用的调味品是什么？您每日进几餐？都在哪些时间？您认为哪些食物对健康有益？哪些食物对健康有害？哪些情况会刺激或降低您的食欲
	• 观察法 非语言文化沟通	观察病人与他人交流时的表情、眼神、手势、坐姿等；观察病人的外表、服饰、有无宗教信仰活动等
整理记录	• 协助病人取舒适体位 • 记录	×××，我们的评估已经结束了，感谢您的配合，您好好休息，有事按呼叫器。协助病人取舒适体位，整理床单位。填写相应记录单

3. 人际关系评估操作步骤见表 3-2-5 **和表** 3-2-6。

表 3-2-5　人际关系评估操作步骤

操作流程	操作步骤	沟通与说明
核对解释	• 核对病人，解释评估的内容和方法	您好，我是护士×××，请问您叫什么名字？让我来核对一下您的腕带信息，您现在感觉怎么样？我可以问您几个问题吗
人际关系评估	• 问卷法：发放人际关系自评量表（表 3-2-9）	这里是一份人际关系评估表，需要麻烦您填写一下，有任何问题可以随时问我
整理记录	• 协助病人取舒适体位 • 记录	×××，我们的评估已经结束了，感谢您的配合，您好好休息，有事按呼叫器。协助病人取舒适体位，整理床单位。填写相应记录单

表 3-2-6　人际关系自评量表

测试项目	是	否
1. 与异性交往太少		
2. 对连续不断的会谈感到困难		
3. 对异性来往感觉不自然		
4. 对于自己的烦恼有苦难言		
5. 与生人见面时感觉不自然		
6. 在社交场合感到紧张		
7. 极易受窘		
8. 时常伤害别人		
9. 与一大堆朋友在一起时常感到孤寂与失落		
10. 过分羡慕和嫉妒别人		
11. 与别人不能和睦相处		
12. 与异性相处不知道如何适可而止		
13. 当不熟悉的人对自己倾诉其生平遭遇以求同情时,自己感到不自在		
14. 担心别人对自己有什么坏印象		
15. 总是尽力使别人欣赏自己		
16. 瞧不起异性		
17. 时常避免表达自己的感受		
18. 对自己的仪表(容貌)缺乏信心		
19. 自己的烦恼无人倾诉		
20. 暗自思慕异性		
21. 被异性瞧不起		
22. 讨厌某人或被某人所讨厌		
23. 常被人谈论愚弄		
24. 不能专注地倾听		
25. 与异性交往时不知如何更好地相处		
26. 自己常因受伤害而暗自伤心		
27. 被别人排斥与漠视		
28. 不能广泛听取意见与看法		

　　评分方法:此表包括 28 个测试项目,是 =1 分,否 =0 分。评价标准:① 总分 0~8 分,表明你与朋友相处不错。② 总分 9~14 分,表明你人缘一般。③ 总分 15~28 分,表明你在与朋友相处时存在严重困扰。④ 总分超过 20 分,表明你在人际关系中困扰很严重,在心理上存在较为明显的障碍。

▶ **自我评价**

 角色、文化、人际关系评估
评价表

▶ **问题探究**

问题：文化休克的分期有哪些？不同阶段有哪些特征？

答：当个体离开熟悉的环境进入陌生的文化环境时，多经历以下四期的变化历程。

（1）兴奋期：也被称为"蜜月期"，指人们初到一个新的环境，被新环境中的人文景观和意识形态所吸引，对一切事物都感到新奇，渴望了解新环境中的风俗习惯和语言行为等，并希望能够顺利开展活动，进行工作。此期的主要表现是兴奋、情绪亢奋和高涨。此阶段一般持续几个星期到数月时间。

（2）意识期：或称为沮丧期，个体好奇、兴奋的感觉被失望、失落、烦恼和焦虑代替，开始意识到自己要在新的环境中作长时间的停留，必须改变自己以往的生活习惯和思维模式去适应新环境的生活方式及新环境中的风俗、习惯。此时个体原有的文化价值观与其所处新环境的文化价值观产生文化冲突，个人的信仰、角色、行为、自我形象和自我概念等可受到挫伤，尤其是当原定计划无法正常实施、遭遇挫折时，会感到孤独，思念熟悉环境中的亲人和朋友，觉得新环境中的一切都不如自己熟悉的旧环境，并可能由此产生退缩、发怒和沮丧等表现，甚至由于心理压力太大而返回自己的家乡。此期是文化休克综合征中表现最重，也是最难度过的一期，一般持续数周、数月甚至更长的时间。

（3）转变期：指在经历了一段时间的困惑和沮丧后，个体开始学习、适应新环境的文化模式，逐渐了解新环境中的"硬文化"和"软文化"，熟悉当地人的语言及当地的风俗习惯，并与当地人做朋友。此时个人能用比较客观、平和的眼光看待周围的环境，原来心理上的混乱、沮丧、孤独感和失落感渐渐减少，开始慢慢适应异文化的环境。

（4）适应期：随着文化冲突问题的解决，个人已完全接受新环境中的文化模式，建立起符合新文化环境要求的行为、习惯、价值观念、审美意识等。在新环境中有安全感，一旦需要再次离开新环境，回复到旧环境中，又会重新经历一次新的文化休克。

 角色、文化、人际关系评估
问题测试

▶ **职业精神**

 致敬平凡

（潘瑞丽）

任务二 家庭、环境评估

家庭是基于一定的婚姻关系、血缘或收养关系组合起来的社会生活基本单位。家庭的主要特征是：① 家庭是群体，不是个体，至少应包括两位成员。② 婚姻是建立家庭的基础和依据，是约束夫妻关系及保证家庭相对稳定的基础和依据。③ 组成家庭的成员应以共同生活，有较密切的经济和情感交往为条件。家庭评估的常用方法为会谈、观察和评定量表测评。

环境是指人类生存或生活的空间,根据环境的性质可将其分为自然环境和社会环境。通常采用会谈、实地考察和评定量表测定等方法对环境进行评估。

▶ 目的

1. 了解病人家庭的基本情况,分析病人的家庭功能状态及面临的困境。
2. 了解环境方面影响健康的现存或潜在的影响因素。
3. 提出相应护理措施,帮助病人获得足够的家庭支持,营造出支持性的环境。

▶ 准备

1. **护士准备** 衣帽整洁,七步洗手,戴无菌口罩。
2. **病人准备** 向病人解释,取得配合。
3. **用物准备** 纸、笔、护理评估单。
4. **环境准备** 环境整洁、安静、舒适,温度、光线适宜,具有私密性,必要时用屏风遮挡或关门,嘱无关人员离开。

▶ 实施

1. **家庭评估操作步骤见表 3-2-7~ 表 3-2-11。**

家庭评估操作视频

表 3-2-7 家庭评估操作步骤

操作流程	操作步骤	沟通与说明
评估家庭结构类型及特征	• 交谈法 / 观察法 1. 人口特征	您好,我是护士 ×××,请问您叫什么名字?让我来核对一下您的腕带信息,您的家庭有多少人?人口组成都有谁?(表 3-2-8)
	2. 权力结构	家里的大事小事通常是谁做主?家里遇到困难 / 麻烦事时,通常由谁提出意见和解决的办法?
	3. 角色结构	您家每个成员各自承担什么角色?每个成员的角色行为是否符合期望?是否有家庭成员存在角色适应不良?
	4. 沟通过程	您的家庭和睦、幸福吗?大家有想法或要求是否直截了当地提出来?听的人是否都认真?
	5. 家庭价值观	家庭最主要的日常生活规范都有哪些?您是否将家庭成员的健康看作头等大事?您如何看待吸烟、酗酒等生活行为?您的家庭是否倡导成员之间相互支持、关爱、个人利益服从家庭集体利益?
评估家庭生活周期	• 交谈法 / 观察法	您结婚了吗?结婚多久了?结婚时您多少岁?您有孩子吗?有几个孩子?孩子多大了? (表 3-2-9)
评估家庭功能状况	• 量表评定法	常用的量表有 Smilkstein 家庭功能量表(表 3-2-10)、Procidano 与 Heller 家庭支持量表(表 3-2-11)

操作流程	操作步骤	沟通与说明
整理记录	• 协助病人取合适体位 • 记录	×××,我们的评估已经结束了,感谢您的配合,您好好休息,有事按呼叫器。协助病人取舒适体位,整理床单位。填写相应记录单

表 3-2-8　常见的家庭结构类型及人口特征

类型	人口特征	特点
无子女家庭	由夫妻组成的无子女家庭	人数少,结构简单
核心家庭	由已婚夫妇和未婚子女(或收养子女)两代组成的家庭	人数少,结构简单,家庭内只有一个权力和活动中心,家庭成员间容易沟通和相处
主干家庭	由父母、已婚子女及第三代人组成的家庭	家庭内不仅有一个主要的权力和活动中心,还有一个权力和活动的次中心存在
联合家庭	由父母、两对或两对以上已婚子女及其孙子女等几代组成的家庭	人数多,结构复杂,家庭内存在一个主要的权力和活动中心,还有几个权力和活动的次中心
单亲家庭	由离异、丧偶或未婚的单身父亲或母亲及其子女(或领养子女)组成的家庭	人数少,结构简单,家庭内只有一个权力和活动中心,但可能会受其他关系的影响,经济来源相对不足
重组家庭	夫妻中至少有一人曾结过婚,也可有一个或多个前次婚姻的子女及重组后的共同子女	人数相对较多,结构复杂
老人独居家庭	无子女或和子女分居的老人家庭,也可为丧偶后独居的老人家庭	生活自理能力差,身体逐渐衰弱,多种慢性疾病共存,需要社会提供经济和生活等方面的支持

表 3-2-9　Duvall 家庭生活周期评估表

阶段	定义	主要发展任务
新婚期	结婚至第一个孩子出生前	相互沟通与适应,协调性生活及计划生育
育儿期	最大孩子介于 0~30 个月	适应父母角色,应对经济和照顾生孩子的压力
学龄前期	最大孩子介于 30 个月 ~6 岁	抚养和教育孩子,关注孩子身心发展
学龄期	最大孩子介于 6~13 岁	教育孩子,使其适应学校的学习、生活,促使孩子社会化
青少年期	最大孩子介于 13~20 岁	增进与孩子的沟通与了解,加强青春期性教育
青年期	最大孩子离家至最小孩子离家	继续给孩子提供支持,适应孩子离开家庭,发展夫妻共同兴趣
空巢期	所有孩子离家至夫妻退休	巩固婚姻关系,适应夫妻俩的生活
老年期	退休至死亡	适应退休,正确对待衰老、丧偶、疾病、孤独和死亡等

表 3-2-10　Smilkstein 家庭功能量表

测试题目	经常	有时	很少
1　当我遇到困难时,可从家人处获得满意的帮助 补充说明:			
2　我很满意家人与我讨论和分担问题的方式 补充说明:			
3　当我从事新的活动或希望发展时,家人能接受并给我支持 补充说明:			
4　我很满意家人对我表达感情的方式及对我情绪的反应 补充说明:			
5　我很满意家人与我共度时光的方式 补充说明:			

评分方法:此表包括 5 个测试项目,经常 =3 分,有时 =2 分,很少 =1 分。评价标准:总分在 7~10 分,提示家庭功能良好;4~6 分,提示家庭功能中度障碍;0~3 分,提示家庭功能严重障碍。

表 3-2-11　Procidano 和 Heller 家庭支持量表

测试项目	是	否
1　我的家人给予我所需要的精神支持		
2　遇到棘手的事时,我的家人帮我出主意		
3　我的家人愿意倾听我的想法		
4　我的家人给予我情感支持		
5　我与我的家人能开诚布公地交谈		
6　我的家人分享我的爱好与兴趣		
7　我的家人能实时察觉到我的需求		
8　我的家人善于帮助我解决问题		
9　我与家人感情深厚		

评分方法:此表包括 9 个测试题目,是 = 1 分,否 = 0 分。评价标准:总分越高家庭支持度越高。

2. 环境评估操作步骤见表 3-2-12~ 表 3-2-16。

环境评估操作

表 3-2-12　环境评估

操作流程	操作步骤	沟通与说明
评估物理环境	• 会谈法(家庭、工作场所)	您好,我是护士 ×××,请问您叫什么名字? 让我来核对一下您的腕带信息,您居住和工作的场所是否整洁、明亮? 室内空气是否流通、清新、无异味? 有没有人抽烟? 工作和居住的地方有没有污染源,如废水、废气等? 居住和工作的地方有没有噪声? 强度如何? 居住和工作环境中有没有影响健康的危险因素? 是否采用防护措施(表 3-2-13、表 3-2-14)

操作流程	操作步骤	沟通与说明
评估物理环境	• 实地考察法(家庭、工作场所、病室)	**家庭环境**:病人居住环境和其家庭中是否存在不安全因素,如居室建筑物装修等污染 **工作场所**:病人工作环境中有无危险因素,是否有安全作业条例,是否采用防护措施等 **病室环境**:病人所处病室是否光线明亮、温湿度适宜、干净、整洁,无尘、无异味,噪声控制是否在允许范围内,地面是否干燥、平整、防滑,有无空调或其他降温和取暖设备,婴儿室有无恒温设备,电源是否妥善安置及使用是否安全,用氧时有无防火、防油、防震标记,药物储藏是否安全可靠等(表3-2-15)
评估社会环境	• 会谈法(经济、教育水平、生活方式)	您居住和工作的地方治安是否安定和谐?您的经济收入有哪些?收入够用吗?医疗费用支付方面,您是公费、自费、还是部分报销?有什么医疗负担吗?您和您的家庭成员受教育的程度分别是什么?对医学知识有没有了解?您有没有抽烟、喝酒的习惯?当您生病时,有没有人来照顾和帮助您
	• 量表评定法(社会关系及社会支持)	肖水源社会支持评定量表(表3-2-16)
整理记录	• 协助病人取合适体位 • 记录	×××,我们的评估已经结束了,感谢您的配合,您好好休息,有事按呼叫器。协助病人取舒适体位,整理床单位。填写相应记录单

表 3-2-13 家庭环境评估表

评估项目	内容
居住环境	1. 是否整洁、明亮?有无灰尘、蜘蛛网、昆虫等?灰尘来源如何控制
	2. 有无取暖设施(暖气、空调、电暖器、煤炉等)?使用是否安全
	3. 室内空气是否流通、新鲜?家中是否有人吸烟?是否有通风设备(门、窗及厨房、浴室、厕所等)?使用情况如何
	4. 供水系统是否符合卫生标准?有无潜在污染
	5. 室内有无噪声?强度如何
	6. 家中是否用冰箱保存食物?有无食物过敏?症状有哪些
安全因素	1. 电气设备使用是否安全
	2. 家中化学物品(清洁剂、杀虫剂、油漆、汽油等)储藏是否妥当
	3. 药物是否有标记?是否熟悉药物的剂量和用途
	4. 家中是否有小孩活动安全地带?有无妨碍安全的其他因素存在(楼梯狭小、门窗破损、墙面剥脱或开裂、光线昏暗等)

表 3-2-14 工作场所环境评估表

评估项目	内容
工作环境	1. 是否整洁、宽敞、明亮、愉悦、舒适
	2. 有无刺激物(粉尘、化学物质、烟雾、石棉等)
	3. 有无污染物(废水、废气等)
	4. 有无噪声?强度如何

评估项目	内容
安全因素	1. 有无安全危害因素(放射线、重型机器、高温、高压电、裸露电源或电线等)
	2. 有无安全作业条例? 执行情况如何
	3. 有无防护措施(安全帽、安全眼镜、防护衣、防护器具等)

表 3-2-15 病室环境评估表

评估项目	内容
病室环境	1. 是否整洁、明亮? 有无灰尘、异味等
	2. 有无取暖设施(暖气、空调等)? 温度、湿度是否适宜? 婴儿车有无恒温设备
	3. 噪声是否控制在允许范围内? 强度如何? 有无噪声监测
安全因素	1. 信号灯是否可及? 电源是否妥善安置? 使用是否安全
	2. 氧气使用是否有警示标识(防火、防油、防震)
	3. 药物储藏是否安全可靠
	4. 地面是否干燥、平整,有无防滑设施等

表 3-2-16 肖水源社会支持评定量表

指导语:下面的问题用于反映您在社会中所获得的支持情况,请按每个问题的具体要求,根据您的实际情况选择

1. 您有多少关系密切,可以得到支持和帮助的朋友(单选)
    (1) 一个也没有;(2)1~2 个;(3)3~5 个;(4)6 个或 6 个以上
2. 近一年来,您(单选)
    (1) 远离家人,且独居一室
    (2) 住处经常变动,多数时间和陌生人住在一起
    (3) 和同学、同事或朋友住在一起
    (4) 和家人住在一起
3. 您与邻居(单选)
    (1) 相互之间从不关心,只是点头之交
    (2) 遇到困难可能稍微关心
    (3) 有些邻居很关心您
    (4) 大多数邻居都很关心您
4. 您与同事(单选)
    (1) 相互之间从不关心,只是点头之交
    (2) 遇到困难可能稍微关心
    (3) 有些同事很关心您
    (4) 大多数同事都很关心您
5. 从家庭成员得到的支持和照顾(在合适的框内画√)

	无	极少	一般	全力支持
A. 夫妻(恋人)				
B. 父母				
C. 儿女				
D. 兄弟姐妹				
E. 其他成员(如嫂子)				

6. 过去,在您遇到急难情况时,曾经得到的经济支持和解决实际问题的帮助来源
   (1) 无任何来源
   (2) 有下列来源(多选)
       A. 配偶;B. 其他家人;C. 朋友;D. 亲戚;E. 同事;F. 工作单位;
       G. 党团工会等官方或半官方组织;H. 宗教、社会团体等非官方组织;
       I. 其他(请列出)
7. 过去,在您遇到急难情况时,曾经得到的安慰和关心的来源
   (1) 无任何来源
   (2) 有下列来源(多选)
       A. 配偶;B. 其他家人;C. 朋友;D. 亲戚;E. 同事;F. 工作单位;
       G. 党团工会等官方或半官方组织;H. 宗教、社会团体等非官方组织;
       I. 其他(请列出)
8. 您遇到烦恼时的倾诉方式(单选)
   (1) 从不向任何人诉述
   (2) 只向关系极为密切的 1~2 个人诉说
   (3) 如果朋友主动询问您会说出来
   (4) 主动诉说自己的烦恼,以获得支持和理解
9. 您遇到烦恼时的求助方式(单选)
   (1) 只靠自己,不接受别人帮助
   (2) 很少请求别人帮助
   (3) 有时请求别人帮助
   (4) 有困难时经常向家人、亲友、组织求援
10. 对于团体(如党团组织、宗教组织、工会、学生会等)组织活动,您会(单选)
    (1) 从不参加　　(2) 偶尔参加　　(3) 经常参加　　(4) 主动参加并积极活动

注:该量表包括 10 个测试项目,3 个维度(客观支持 3 条,主观支持 4 条,对社会支持的利用度 3 条)。计分方法:① 第 1~4、8~10 条,每条只选 1 项,1~4 项分别计 1~4 分。② 第 5 条分 A、B、C、D 四项计总分,每项从无到全力支持分别计 1~4 分。③ 第 6、7 条如选"无任何来源"则计 0 分,选"下列来源"者,有几个来源就计几分。统计指标:① 总分,即 10 个条目计分之和。② 客观支持分,第 2、6、7 条评分之和。③ 主观支持分,第 1、3~5 条评分之和。④ 对支持的利用度,第 8~10 条评分之和。

▶ 自我评价

家庭、环境评估评价表

▶ 问题探究

1. 造成家庭危机的应激源有哪些?

答:家庭危机是指当家庭压力超过家庭资源,导致家庭功能失衡的状态。家庭压力主要来自:① 家庭经济收入低下或减少,如失业、破产。② 家庭成员关系的改变与终结,如离婚、分居、丧偶。③ 家庭成员角色改变,如初为人父(母)、退休、患病等。④ 家庭成员的行为违背家庭期望或损害家庭荣誉,如酗酒、赌博、犯罪等。⑤ 家庭成员生病、残障、无能等。

2. 有哪些家庭资源可以提供支持性的帮助?

答:家庭资源是指家庭为了维持其基本功能、应对压力事件或危急状态所需的物质、精神与信息等方面的支持,可分为家庭内部资源和家庭外部资源两种类型。家庭内部资源包括:① 经济支持,如住院费用的分担。② 精神与情感支持,如对家人的关心、爱护、鼓励、安慰等。③ 信息支持,如提供医疗服务

信息或保健知识。④ 结构支持,如改变家中设施、装修,以方便家人的生活。家庭的外部资源有:① 社会资源,如亲朋好友和社会团体的支持;② 文化资源,如欣赏戏剧音乐、参观文物古迹等,可陶冶情操、愉悦心情,提高家人的生活质量;③ 医疗资源,如医疗保健机构;④ 宗教资源,家人可从宗教信仰中得到精神支持。

 家庭、环境评估问题测试

▶ 职业精神

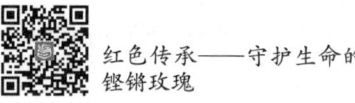 红色传承——守护生命的铿锵玫瑰

（潘瑞丽）

模块四

实验室及心电图检查

▸▸▸ 模块导航

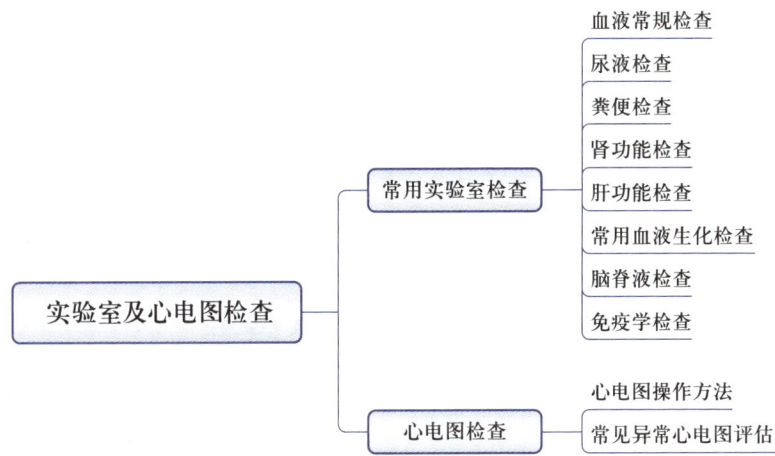

实验室及心电图检查
- 常用实验室检查
  - 血液常规检查
  - 尿液检查
  - 粪便检查
  - 肾功能检查
  - 肝功能检查
  - 常用血液生化检查
  - 脑脊液检查
  - 免疫学检查
- 心电图检查
  - 心电图操作方法
  - 常见异常心电图评估

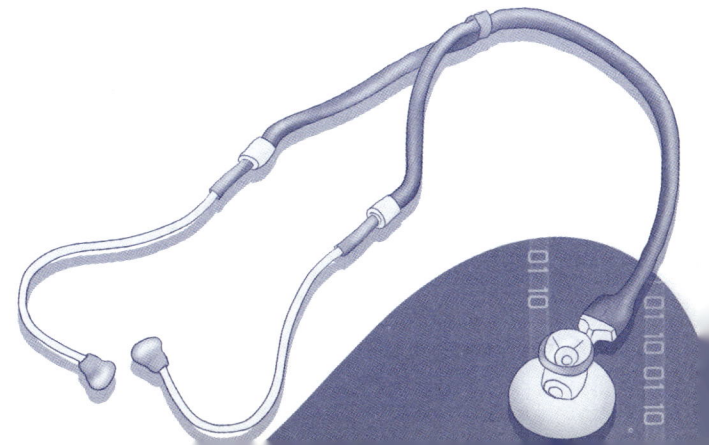

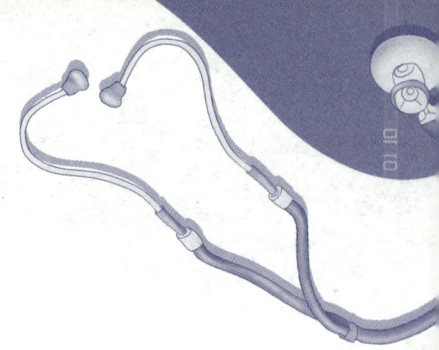

▶ 项目一
常用实验室检查

学习目标

知识目标：1. 掌握各项实验室检查的目的、内容及意义。
             2. 知道各项实验室检查的正常参考值。
技能目标：能熟练掌握各项常用实验室检查的标本采集方法及注意事项。
素质目标：1. 具有很好的护患沟通能力，与病人沟通融洽。
             2. 对病人关怀备至，能用通俗易懂的语言向病人介绍各个实验检查的意义。
             3. 热爱护理工作，践行社会主义核心价值观。

任务一 血液常规检查

▶ 临床案例

病人，女，36岁，因"乏力1年，加重1个月"入院，入院查体：精神欠佳，面色苍白，心脏听诊可闻及2/6级收缩期杂音，双手可见匙状甲。医嘱行血液检查，测定病人红细胞计数与血红蛋白量。

▶ 任务分析

静脉采血法，通过注射器抽取一定量的静脉血液样本的方法，多采用位于体表的浅静脉，通常采用肘部静脉、手背静脉、内踝静脉或股静脉，小儿可采颈外静脉血液。

▶ 目的

采集静脉血管血液标本，用于病人红细胞计数与血红蛋白量测定。

▶ 准备

1. **护士准备** 衣帽整齐，洗手，戴口罩。

2. **病人准备** 评估病人的意识状况、活动能力及合作程度；评估病人肘部情况，有无皮肤破损、硬结、皮疹、淤血、感染等；评估病人进餐时间、运动前后时间、用药时间。

3. **用物准备** ① 治疗盘：皮肤消毒剂（安尔碘）、无菌干棉签、止血带、一次性采血针（图4-1-1）、一次性治疗巾、一次性手套、弯盘、小垫枕；② 真空采血管（图4-1-2）、检验标本条码；③ 试管架、锐器盒、免洗洗手液、医用垃圾桶、生活垃圾桶。

4. 环境准备 病室安静、整洁,光线适中,减少人员流动。

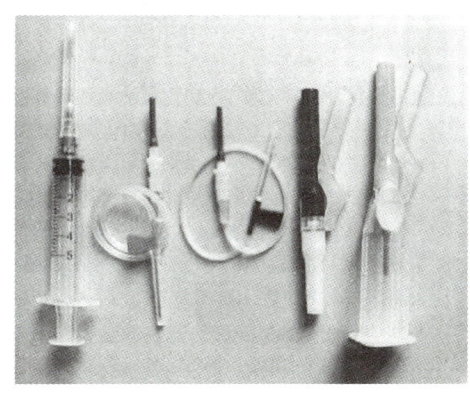

图 4-1-1　采血针

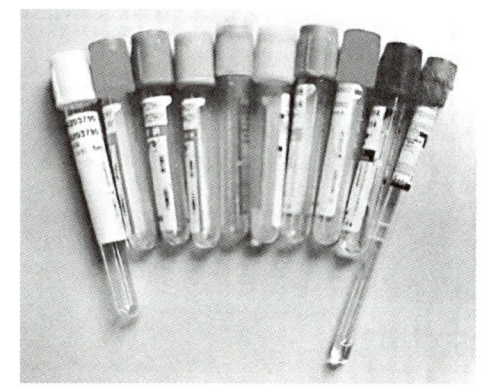

图 4-1-2　真空采血管

▶ 实施

血液常规检查操作视频

操作步骤见表 4-1-1。

表 4-1-1　血液常规检查操作步骤

	操作步骤	沟通与说明
核对解释	• 核对床号、姓名、腕带,向病人或家属解释 • 七步洗手,戴口罩	您好,我是护士×××,请问您叫什么名字?(我叫×××)请让我核对您的腕带信息。根据医嘱,我现在需要采集您的静脉血,用于测定红细胞计数与血红蛋白量。我去准备用物,您稍等
再次核对 安置体位	• 二人核对医嘱及化验单 • 根据检验标本条码选择试管 • 按要求贴码标签 • 携用物至床旁,再次核对病人信息 • 协助病人安置舒适的坐位或卧位,充分暴露采血部位,垫小垫枕与治疗巾 • 戴手套	您是×室×床×××吧,现在我给您采血。这样躺得舒服吗?(可以)
采集标本	• 选择静脉,扎止血带(距穿刺点上方 10 cm) • 消毒皮肤(直径≥8 cm,消毒 2 次) • 再次核对 • 固定血管,将采血针的另一端刺入真空采血试管,使血液沿管壁缓慢注入试管 • 采集适量血液(若需继续采血,可换另一真空采血试管,立即轻轻旋转摇动试管 8~10 次) • 松止血带,嘱病人松拳 • 用干棉签轻压穿刺点上方,快速拔出针头,按压至不出血并告知注意事项 • 再次核对,将试管放于试管架上,脱手套	

	操作步骤	沟通与说明
安置整理	• 整理床单位 • 协助患者取舒适体位,询问需要 • 清理治疗用物,分类处置	我把呼叫器放在您枕边方便拿到的地方,如果有什么需要就可以按床头铃找我们
洗手记录	• 七步洗手 • 记录结束时间及病人反应 • 按要求正确处理血标本	

▶ 注意事项

1. 严格执行无菌技术操作原则和查对制度。

2. 采集标本的方法,采血量和时间要准确。

(1) 若进食会影响检验结果,应在病人空腹时采集血标本。

(2) 采集细菌培养标本应尽可能在使用抗生素前或伤口局部治疗前,高热寒战期。

3. 采血时,肘部采血不要拍打病人前臂,结扎止血带的时间以 1 min 为宜,过长可导致血液成分变化,影响检验结果。

4. 根据不同的检验目的准备标本容器(全血标本用抗凝管,血清标本用干燥试管,血培养标本用专用的无菌血培养瓶)。

5. 采全血标本时注意抗凝。血液注入容器后,立即轻轻旋转摇动试管 8~10 次,使血液和抗凝剂混匀,避免血液凝固,影响检验结果。抽血清标本需用干燥注射器、针头、干燥试管,避免溶血。采集血培养标本时,应防止污染,除严格执行无菌操作原则外,抽血前应检查培养基是否符合要求,瓶塞是否干燥,培养液不宜太少。血培养标本应注入无菌容器内,不可混入消毒剂、防腐剂及药物,以免影响检验结果。

6. 一次采集多管血,使用玻璃采血管采集的顺序为:血培养管、无抗凝剂血清管、枸橼酸钠抗凝管、其他抗凝剂管;使用塑料采血管采集的顺序为:黄色管(血培养管)、蓝色管(枸橼酸钠抗凝管)、红色管(加或未加促凝剂或分离胶的血清管)、加或未加分离胶的绿色管(肝素抗凝管)、紫色管(EDTA-K$_2$抗凝管)、灰色管(NaF 抑制剂管)。

▶ 自我评价

血液常规检查评价表

▶ 问题探究

问题:临床常用的血液检查共有哪些类型?

答:临床常用的血液检查包括红细胞检查、白细胞检查、血小板检查等。

1. 红细胞检查

(1) 红细胞计数与血红蛋白测定。参考范围为:红细胞计数:成年男性(4.0~5.5)× 10^{12}/L;成年女性(3.5~5.0)× 10^{12}/L;新生儿(6.0~7.0)× 10^{12}/L。血红蛋白:成年男性 120~160 g/L;成年女性 110~150 g/L;新生儿 170~200 g/L。

(2) 红细胞形态学检查。

（3）血细胞比容测定。参考范围：男性 0.40~0.50（40~50 vol%）；女性 0.37~0.48（37~48 vol%）。

（4）红细胞平均值测定。参考范围：MCV：80~100 f；MCH：26~32 pg；MCHC：320~360 g/L。

（5）红细胞体积分布宽度。参考范围：11%~14.5%。

（6）网织红细胞计数。参考范围：百分数：成人 0.5%~1.5%，新生儿 3%~6%；绝对值：$(24~84) \times 10^9$/L。

（7）红细胞沉降率测定。参考范围：魏氏法：成年男性 0~15 mm/h；成年女性 0~20 mm/h。

2. **白细胞检查**

（1）白细胞计数。参考范围：成年：$(4~10) \times 10^9$/L；婴儿（6 个月至 2 岁）：$(11~12) \times 10^9$/L；新生儿：$(15~20) \times 10^9$/L。

（2）白细胞分类计数。参考范围：成人中性杆状核粒细胞 1%~5%，绝对值$(0.04~0.50) \times 10^9$/L；中性分叶核粒细胞：50%~70%，绝对值$(2~7) \times 10^9$/L；嗜酸性粒细胞 0.5%~5%，绝对值$(0.02~0.5) \times 10^9$/L；嗜碱性粒细胞 0%~1%，绝对值$(0~0.1) \times 10^9$/L；淋巴细胞 20%~40%，绝对值$(0.8~4) \times 10^9$/L；单核细胞 3%~8%，绝对值$(0.12~0.8) \times 10^9$/L。

（3）血小板检查。参考范围：$(100~300) \times 10^9$/L。

血液常规检查问题测试

▶ **职业精神**

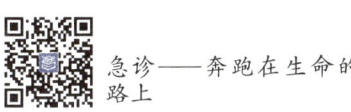
急诊——奔跑在生命的路上

（李 娜）

任务二 尿液检查

▶ **临床案例**

病人，女，19 岁，发热、面色苍白 2 天，诊断为"病毒性心肌炎、心源性休克"。医嘱行留置导尿和尿液检查，请指导。

▶ **任务分析**

抢救危重、休克病人时，留置导尿术能正确记录尿量、测量尿比重，以密切观察病情变化。临床根据尿液标本采集时间或检测项目的不同分为晨尿、随机尿、计时尿及特殊尿标本。应根据检验目的或要求留取不同种类的尿液标本。

1. **晨尿** 晨尿是指清晨起床后未进食和做运动之前，第一次排尿时收集的中段尿液标本（首次晨尿）。晨尿标本中的成分相对浓缩和稳定，适用于对慢性泌尿系统疾病病人和住院病人的检查，用于观察尿液有形成分（细胞、管型及结晶）及人绒毛膜促性腺激素和肾浓缩稀释功能的检测。

2. **随机尿** 随机尿是指待检者随时留取的中段尿液标本。因标本新鲜、采集方便，适合用于门诊急诊检查。但标本成分易受运动、饮食、用药、情绪、体位等因素影响，如饮食性糖尿或药物（尤其维生素 C 等）干扰，影响病理性临界浓度的判断和有形成分的检出，不能反映待检者的客观状况。

3. **餐后尿** 通常收集午餐后 2~4 h 的尿液。进餐后，尿糖、尿蛋白的肾阈值降低及餐后机体出现的

"碱潮"状态,有利于尿胆原的排出,便于检出病理性尿糖蛋白或尿胆原,有助于对肝胆疾病、肾疾病、糖尿病、溶血性疾病等的诊断。

4. 计时尿 计时尿是指采集规定时间段内的尿液标本,用于特定检查。

(1) 3 h尿:指收集上午6~9时的尿液,多用于检验尿液有形成分,如1 h尿细胞排泄率检验等。

(2) 12 h尿:指晚上8时到次日上午8时时间段内的全部尿液。适用于尿液有形成分计数(如Addis计数)、微量清蛋白、球蛋白排泄率测定。但夏天留取标本应注意防腐。

(3) 24 h尿:病人于上午8时排空膀胱丢弃尿液,收集此后每次排出的尿液,直至次日上午8时最后一次排出的全部尿液。因24 h内每次尿液中的成分含量并不恒定,为准确测定某些成分,需采集24 h尿。常用于内生肌酐清除率、儿茶酚胺、17-羟皮质类固醇、17-酮类固醇、总蛋白、香草扁桃酸、电解质等化学物质的定量,以及尿结核分枝杆菌检验。

5. 特殊尿标本

(1) 尿三杯试验:取3个尿杯,分别采集前段尿、中段尿、末段尿。常用于泌尿系统出血及尿路感染的初步定位。

(2) 培养用尿:留尿前先清洗外阴,再用碘伏或安尔碘消毒尿道口后,使用无菌容器留取中段尿送检。

(3) 导管尿和耻骨上穿刺尿:取该类标本应事先征得病人或家属的同意,由医护人员进行严格的局部消毒,以无菌术采集导管尿或耻骨上穿刺尿。常用于尿潴留或排尿困难病人的尿液标本采集。

▶ 目的

可用于检查尿液的色泽、透明度、相对密度、尿蛋白定性、尿糖定性、细胞和管型等。

▶ 准备

1. 护士准备 衣帽整洁,修剪指甲,洗手,戴口罩,向病人及家属解释有关导尿术的目的、方法、注意事项和配合要点。根据病人的自理能力,嘱其清洁外阴。

2. 病人准备 病人理解导尿术的目的、注意事项,能积极配合操作。

3. 用物准备 无菌导尿包:内有治疗碗或弯盘,导尿管,小药杯(内盛4个棉球),血管钳,润滑油棉签或棉球瓶,标本瓶,洞,治疗巾。

外阴初步消毒用物:治疗碗(内盛消毒液棉球十余个,血管钳或镊子1把),弯盘,一次性手套。也可使用一次性导尿包。

其他:无菌持物钳和容器,无菌手套,治疗车,屏风。

4. 环境准备 酌情关闭门窗,屏风遮挡病人。保持合适的室温,光线充足。

▶ 实施

操作步骤见表4-1-2。

表4-1-2 尿液检查操作步骤

操作流程	操作步骤	沟通与说明
核对解释	• 核对床号、姓名、腕带,向病人或家属解释	您好,我是护士×××,请问您叫什么名字?(我叫×××)请让我核对您的腕带信息。根据医嘱,我现在需要为您进行导尿的操作,然后通过导尿管引流出尿标本

操作流程	操作步骤	沟通与说明
再次核对 安置体位	• 洗手,戴口罩,备齐用物携至病人旁。再次向病人解释导尿术的目的及注意事项 • 协助病人取屈膝仰卧位,双下肢略外展,暴露外阴 • 帮助病人脱对侧裤子,盖在近侧股上并盖上浴巾,对侧下肢用被子遮住	您是×室×床×××吧,现在我给您进行导尿的操作,请您把膝盖弯曲,然后两腿向外展开
消毒插管	• 一次性尿垫垫于病人臀下,弯盘置于会阴处,消毒双手,核对检查并打开导尿包,取出初次消毒用物,将消毒液棉球倒入小方盘内 • 消毒导尿:操作者一手戴上手套,另一只手持镊子夹消毒棉球初步消毒,顺序:阴阜→大阴唇→戴手套的手分开大阴唇→小阴唇→尿道口(图4-1-3)。污棉球放于弯盘中,脱手套,置弯盘和治疗碗于床尾 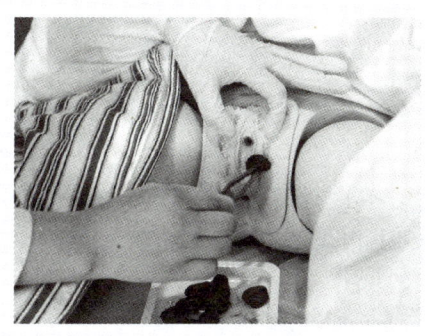 图4-1-3　消毒 • 消毒完毕,脱下手套至弯盘内,并将弯盘及小方盘移至床尾 • 开包铺巾:消毒手后,取无菌导尿包置于病人双下肢之间,按无菌要求打开导尿包。戴无菌手套,铺洞巾于病人的外阴处,暴露会阴部,使洞巾与治疗巾内层形成一连续无菌区域 • 按操作顺序排列好用物,取出导尿管,润滑导尿管前端(图4-1-4) 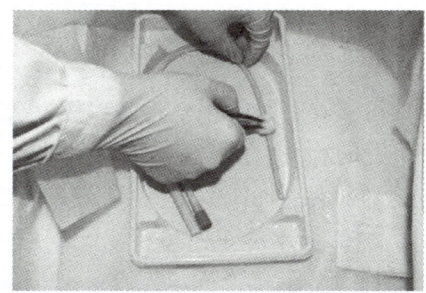 图4-1-4　润滑导尿管 • 根据需要将导尿管和引流袋的引流管连接,取消毒液棉球放于弯盘内 • 再次消毒:方盘置于外阴处,一手拇指与示指分开并固定小阴唇,一手持镊子夹取消毒液棉球,依次消毒尿道外口、两侧小阴唇、尿道外口(图4-1-5)。污棉球、方盘、镊子放床尾弯盘内	我现在给您铺一个尿垫,麻烦您配合我抬高一下臀部 现在我在消毒,可能会感觉有一点凉,但消毒完之后就请您尽量保持这个体位,不能随意活动了 下面我要进行第二次消毒,如果您有什么不舒服的请及时跟我说 现在我要开始操作了,请您张口深呼吸,放轻松,很快就好了

操作流程	操作步骤	沟通与说明
消毒插管	• 将方盘置于洞巾口旁,嘱病人深呼吸,用另一镊子夹住导尿管,轻轻插入尿道4~6 cm,见尿后再插入1~2 cm(图4-1-5)  图4-1-5 插入导尿管	
留取标本	• 松开固定小阴唇的手并下移固定导尿管,将尿液引流到引流袋或便盆内,截取中段尿液5 ml	您配合得很好,下面我留取尿标本了,如果有什么不舒服的请及时跟我说
整理记录	• 拔管整理:导尿毕,根据病人的情况拔出导尿管,撤去洞巾,擦净会阴,收拾导尿用物弃于医疗垃圾桶内,撤出病人臀下的小橡胶单和治疗巾放于治疗车下层 • 脱去手套,消毒双手,协助病人穿裤,整理床单位 • 清理用物,测量尿量,尿标本贴标签,及时送检 • 洗手,记录	×室×床×××,尿标本已经为您接取完成了。如果有什么不舒服请及时通知我,我会尽快来处理的 还有什么需要帮助的吗?(没有了,谢谢)谢谢您的配合,您好好休息,有事按呼叫器

▶ **自我评价**

尿液检查评价表

▶ **问题探究**

1. 尿标本采集后该如何保存?

答:尿液中的化学物质和有形成分不稳定,长时间存放后尿中化学物质可挥发分解,有形成分可能破坏,因此,尿标本留取后应在2 h内检测完毕。不能及时检查时应妥善保存。

(1)低温保存:① 4℃冷藏。可抑制微生物生长,维持尿液pH恒定,使尿液有形成分的形态基本不变。一般可保存6 h。冷藏与防腐剂联用效果更好。尿液标本冷藏时可析出无定形磷酸盐和尿酸盐结晶,影响尿沉渣检验。因此,在2 h内完成检测的尿液标本,不建议低温保存。② 冰冻。可较好地保存尿中一些酶类激素的活性,需先将新鲜尿离心除去有形成分,留取上清液冰冻保存。

(2)化学防腐:尿液常规检查一般不需要使用防腐剂。采集后2 h内无法进行检验的标本、计时尿或被检标本含有不稳定成分时,可加入特定防腐剂,冷藏保存。常用的化学防腐剂有① 甲醛(400 g/L):5 ml/L尿,用于管型细胞等有形成分检查的防腐。甲醛具有还原性,不适用于尿糖检查的标本防腐。② 甲苯:5 ml/L尿。甲苯能在尿液表面形成一薄层,阻止尿液与空气接触,起到防腐作用,常用于尿糖、尿蛋白等化学成分定量测定的防腐。③ 浓盐酸或冰乙酸:浓盐酸10 ml/L尿,用于尿中的钙、磷、17-酮类固醇、17–羟皮质类固醇、儿茶酚胺等成分测定的防腐；冰乙酸 25 mL/L 尿,适用于 24 h 尿液标本的防腐,常用于保存尿中香草扁桃酸、17–酮类固醇、17–羟皮质类固醇、5–羟色胺等。④ 麝香草酚:1 g/L 尿,既能抑制细菌生长,又能保存尿液中的有形成分。麝香草酚通常用于尿中化学成分、细胞等的防腐,但加入过量可造成加热乙酸法蛋白定性试验假阳性,还可干扰尿胆色素的检验。⑤ 硼酸:10 g/L 尿,适用于尿蛋白、尿酸等检验的防腐,但干扰尿 pH 的检验。⑥ 碳酸钠:约 4 g/24 h 尿,用于卟啉、尿胆原检验,不能用于常规筛检。

2. 尿液标本检验后该如何处理?

答:任何尿液标本均可能存在病原体,应按潜在生物危害物质处理。检验后的尿标本,除特殊标本须继续保存外,其余均要按照临床实验室废物处理相关要求,严格消毒处理后方能弃去,以防止疾病传播。

(1) 尿液标本:应按生物危害物,遵照各级医院规定的医疗废物处理办法进行处理。

(2) 重复使用容器:对需要重复使用的实验用品,如载玻片应在 1 000 mg/L 含氯消毒剂中浸泡 30 min 后弃去消毒液,再加水煮沸、流水冲洗后,用蒸馏水冲洗干净,烘干后备用。

(3) 一次性尿杯:使用后的一次性尿杯应置于医疗废物袋中,统一焚烧处理。

尿液检查问题测试

▶ **职业精神**

大爱无声——生命的奇迹

(李　娜)

任务三　粪 便 检 查

▶ **临床案例**

病人,男,30 岁,因腹痛伴腹泻 8 天入住我院消化内科。病人 8 天前无诱因出现腹痛,以脐周痛为主,伴腹泻,为水样便,5~6 次/天,腹泻后腹痛不能缓解,偶有大汗、乏力,无寒战、发热,无心悸、胸痛,无腹胀、便血、黑便等,曾至当地卫生所就诊,服用保济丸等药物后病人症状不能缓解。病人无家族遗传病史,无宠物接触史,无疫区居住史,否认药物和食物过敏史等。

▶ **任务分析**

1. 护士正确为病人采集粪便标本。
2. 能对大便结果的各项意义进行分析。

▶ **目的**

粪便是由已消化的和未消化的食物残渣、消化道分泌物、肠道黏膜脱落物、细菌、无机盐和水分等组成的。粪便检查的主要目的有:① 了解消化系统有无炎症、出血、寄生虫感染、恶性肿瘤等。② 根据粪便的性状和组成,间接地判断消化系统器官的功能状况。③ 检查有无病原菌,以协助诊断肠道传染病。

▶ 准备

1. **护士准备** 着装整齐,修剪指甲,洗手,戴口罩,戴手套。
2. **病人准备** 了解粪便标本采集的目的、方法、注意事项及配合要点。
3. **用物准备** ① 常规标本:便盒(内附棉签或检便匙)、清洁便盆,标签。② 培养标本:无菌培养瓶、无菌棉签、消毒便盆,标签。③ 寄生虫标本:便盒(内附棉签或检便匙)、透明胶带或载玻片(查找蛲虫)、清洁便盆,标签。
4. **环境准备** 环境安全、隐蔽,光线充足。

▶ 实施

操作步骤见表4-1-3。

表 4-1-3 粪便检查操作步骤

操作流程	操作步骤	沟通与说明
贴检验单	查对医嘱,贴检验单附联于便盒(培养瓶)上,注明科别、病室、床号、姓名	双人核对医嘱及检验单,贴检验单附联于便盒,并核对病人信息
核对	携用物至病人床旁,核对病人床号姓名	您好,我是护士×××,请问您叫什么名字?(我叫×××)让我核对您的腕带信息,您现在感觉怎么样?
排尿	屏风遮挡,请病人排空膀胱	遵医嘱将要为您进行粪便标本的采集,请您配合我一下好吗?你现在是月经期吗?(不是)那您现在可以自行排便吗?(可以)那现在麻烦您自己去厕所排一下小便。以免待会留取粪便标本的时候大小便混合影响化验结果,那您先休息,我先去准备一下用物(必要时屏风遮挡)
收集粪便标本	• 常规标本:嘱病人排便于清洁便盆内,用棉签或检便匙取脓、血、黏液部分或粪便表面、深处及粪端多处取材约5 g新鲜粪便,置于便盒内送检(图4-1-6) 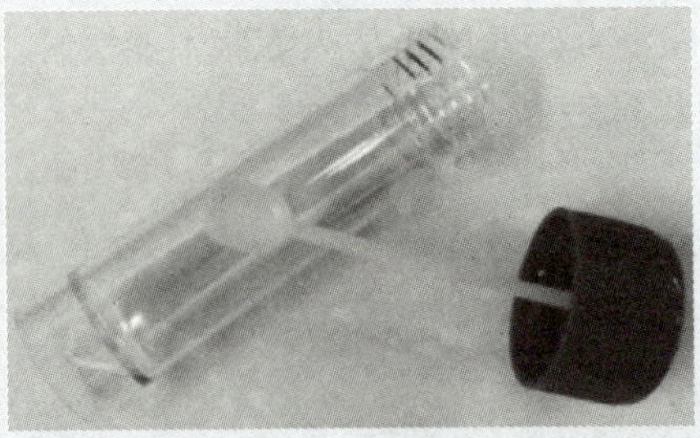 图 4-1-6 便盒	您好女士,您只需要把大便排在清洁的容器内就可以了 告知病人排便注意事项,便标本不可混入尿液及其他杂物 操作前进行标本号查对:您好,请您再告诉我一下您的姓名及床号 戴手套,打开便标本盒 用小勺取大便中央部分或者脓液脓血部分一小勺置便标本盒中,扣紧盖子 操作后进行标本号查对,请您再告诉我一下您的姓名及床号 整理床单位,协助病人取舒适体位,女士您好,您的便标本已经留取好了,等化验结果出来,医生会通知您的

操作流程	操作步骤	沟通与说明
收集粪便标本	• 培养标本：嘱病人排便于消毒便盆内，用无菌棉签取中央部分粪便或黏液脓血部分粪便 2~5 g 置于无菌培养容器内（图 4-1-7），盖紧瓶塞送检 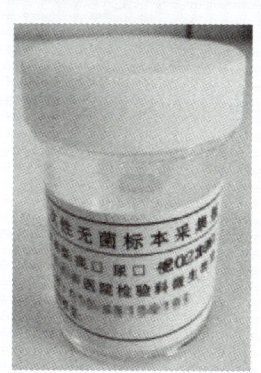 图 4-1-7　无菌培养容器 • 寄生虫及虫卵标本 1. 检查寄生虫及虫卵：嘱病人排便于便盆内，用棉签或检验匙取不同部位带血或黏液部分 5~10 g 送检 2. 检查蛲虫：用透明塑料薄膜或软透明纸拭子于午夜 12 点或清晨排便前，于肛门周围皱襞处拭取标本，并立即送检。或嘱病人睡觉前或清晨未起床前，将透明胶带贴于肛门周围处，取下并将已粘有虫卵的透明胶带面贴在载玻片上或将透明胶带对合，立即送检验室作显微镜检查 3. 检查阿米巴原虫：将便器加温至接近人体的体温。排便后标本连同便盆立即送检	
操作后处理	• 用物按常规消毒处理 • 洗手，记录	呼叫器给您放枕边了，您有任何不舒服的地方随时都可以按床头铃，感谢您的配合，祝您早日康复 用物按规定处理

▶ **自我评价**

 粪便检查评价表

▶ **问题探究**

1. 粪便一般性状检查的参考范围及临床意义是什么？

答：正常成人粪便为棕黄色成形软便，婴儿略呈黄色或金黄色。粪便颜色与性状可因食物、药物的影响而改变。

2. 粪便化学检查的参考范围及临床意义？

（1）隐血试验

1）正常值：正常人呈阴性

2）临床意义：当消化道有出血时，粪便隐血试验常呈阳性，见于消化性溃疡、消化道肿瘤、肠结核、钩虫病、溃疡性结肠炎等。

（2）粪胆色素检查

1）正常值　粪胆红素：阴性；粪胆素；阳性。

2）临床意义：粪胆素减少或消失见于胆道梗阻，完全梗阻时为阴性，不完全梗阻时可能呈弱阳性。粪胆红素阳性见于婴幼儿粪便或者成人腹泻。

3. 留取便标本前三天应禁食哪些食物？

答：采集隐血标本时，嘱病人检查前三天禁食肉类、动物肝、血和含铁丰富的食物，三天后采集标本，以免造成假阳性。

4. 检查阿米巴原虫前几天需要注意什么？

答：检查阿米巴原虫，在采集标本前几天，不应给病人服用钡剂、油质或含金属的泻剂，以免金属制剂影响阿米巴虫卵或胞囊的显影。

粪便检查问题测试

▶ 职业精神

奋战"疫线"——弘扬南丁格尔精神

（陶冬艳）

任务四　肾功能检查

▶ 临床案例

病人，男，40岁，工人。1年前患"感冒"，症状缓解后2周左右出现轻微水肿，以晨起颜面部为主，随后出现尿中泡沫增多。1年来，症状时有时无，未予重视。近半个月来，由于工作忙，常感疲惫不堪，食欲减退，腰部酸痛，晨起水肿明显加重，双下肢也出现水肿。病人紧张不安，来院就诊。

实验室检查：尿蛋白（+++），尿红细胞（++），24 h尿蛋白定量4.01 g/24 h；内生肌酐清除率58.2 ml/min，尿酸583 mmol/L，血肌酐400 μmol/L，血红蛋白83 g/L，红细胞2.8×10^{12}/L。影像学检查：B超显示双肾区皮质回声增强，发射单光子计算机断层扫描（Emission Computed Tomography，ECT）结果为双肾功能轻度受损。初步诊断：慢性肾小球肾炎。

▶ 任务分析

1. 护士正确为病人采集肾功能检查标本。

2. 能对肾功能的各项检查意义进行分析。

▶ 目的

肾的主要生理功能是生成尿液，排泄体内代谢产物，维持水、电解质和酸碱平衡。肾功能检查的目的是了解肾是否存在广泛性的损害，以便制订治疗和护理方案；定期复查肾功能变化，对估计预后有意义，但尚无早期诊断价值。

▶ 准备

1. **护士准备** 着装整齐,修剪指甲,洗手,戴口罩,备齐用物。
2. **病人准备** 了解留取血标本的目的和配合方法。
3. **用物准备** ① 注射盘内备:安尔碘消毒液、棉签、止血带、治疗巾、治疗盘、5~10 ml 注射器(或一次性采血针和真空标本容器)、标本容器(干燥试管、抗凝试管或血培养瓶)。② 注射盘外备:无菌手套(必要时)、检验单(条码)、掌上电脑、治疗巾,按需备酒精灯、火柴。
4. **环境准备** 环境整洁,明亮。

▶ 实施

操作步骤见表 4-1-4、表 4-1-5。

表 4-1-4　肾功能检查

操作流程	操作步骤	沟通与说明
肾小球滤过功能检查	• 内生肌酐清除率:① 连续 3 天低蛋白饮食,每天<40 g,避免剧烈运动,禁食肉类;② 试验前,24 h 禁止服用利尿剂;③ 第 4 天晨 8 时排净尿液,收集此后 24 h 尿液,容器内要添加硼酸防腐,将尿总量准确记录在化验单上,取 10 ml 送检;④ 留尿的当天抽取静脉血 2~3 ml,注入抗凝管,与 24 h 尿液同时送检	您好,我是护士 ×××,请问您叫什么名字?(我叫 ×××)让我核对您的腕带信息,您现在感觉怎么样 遵医嘱要为您进行肾功能的检查,我先跟您讲一下注意事项,好吗 留尿同尿标本采集 同静脉血标本采集
	• 血尿素氮测定:空腹静脉血 3 ml,黄色管帽真空采血管	同静脉血标本采集
	• 血清肌酐测定:空腹静脉血 3 ml,黄色管帽真空采血管	同静脉血标本采集
肾小管功能检查	• 尿浓缩稀释试验 1. 3 h 比重试验:又称奇氏试验,正常饮食和活动,晨 8 时排尿弃去后,每隔 3 h 排尿 1 次至次晨 8 时,分别测定尿量和比重。注意每次尿要排尽,时间间隔要准确 2. 昼夜尿比重试验:又称莫氏试验,受试当天正常饮食,但每餐含水量不宜超过 600 ml),此外不再进餐、饮水。晨 8 时排尿弃去后,每隔 2 h 留尿 1 次,白天 6 次,晚上 8 时至次晨 8 时 1 次共计 7 个标本,分别测定尿量和比重	您好,遵医嘱要为您进行肾功能的检查,我先跟您讲一下注意事项,好吗 留尿同尿标本采集
	• 尿渗量测定 1. 禁饮尿渗量测定:适用于尿量基本正常的病人。要求:晚餐后禁食 8 h,清晨一次性送检,同时空腹采集静脉血用于检测血浆渗量 2. 随机尿尿渗量测定:适用于尿量减少的病人,同时空腹采集静脉血用于检测血浆渗量	您好,遵医嘱要为您进行肾功能的检查,我先跟您讲一下注意事项,好吗 抽静脉血同静脉血标本采集 留尿同尿标本采集

表 4-1-5　静脉血标本采集

操作流程	操作步骤	沟通与说明
核对	• 核对医嘱、检验申请单、标签及标本容器,无误后贴于标本容器外壁上 • 核对病人信息,并向病人及家属说明标本采集的目的及配合方法	您好,我是护士×××,请问您叫什么名字?(我叫××××)请让我核对一下您的手腕带信息 好的,现在遵医嘱为您采集血标本,请您配合我好吗
选择静脉	• 选择合适的静脉,将一次性垫巾置于穿刺部位下	我现在帮您卷下衣袖,请您抬一下手臂,垫一下垫巾,我现在帮您选一下血管,请问按压这里疼吗?您肘部能像我这样活动一下吗?待会我从这里给您采血,好吗
消毒皮肤、核对	• 常规消毒皮肤,直径不少于 5 cm,按静脉注射法系止血带二次核对	好的,现在我要为您消毒了,可能会有一点凉,请您稍做忍耐。再次告诉我您的床号和姓名,好吗
采血	• 真空采血器采血 1. 穿刺:取下真空采血针护针帽,手持采血针,按静脉注射法行静脉穿刺 2. 采血:见回血,固定针柄将采血针另一端刺入真空管,采血至需要量 3. 拔针、按压:采血毕,松止血带,迅速拔出针头,按压局部 1~2 min • 注射器采血 1. 穿刺、抽血:持一次性注射器或头皮针,按静脉注射法行静脉穿刺,见回血后抽取所需血量 2. 两松一拔一按压:抽血毕,松止血带,嘱病人松拳,迅速拔出针头,按压局部 1~2 min • 将血液注入标本容器 1. 全血标本:取下针头,将血液沿管壁缓慢注入盛有抗凝剂的试管内,轻轻摇动,使血液与抗凝剂充分混匀 2. 血清标本:取下针头,将血液沿管壁缓慢注入干燥试管内	现在为您进行采血了,请您握拳,可能会有点疼,您稍做忍耐,如果有什么不适请告诉我 好,请您松拳 请您按压一下,三指按压 2~3 min 您是 × 床 ××× 对吧
操作后处理	• 取下一次性垫巾,整理床单位,协助病人取舒适卧位 • 再次核对检验申请单、病人、标本 • 用物处置,洗手,记录 • 标本送检	好的,已经给您采完血了,您有不舒服的地方,请呼叫床头铃,我会立马过来看您的,祝您早日康复 用物按规定处理

▶ 自我评价

肾功能检查自我评价

▶ 问题探究

1. 内生肌酐清除率的临床意义是什么?
答:内生肌酐清除率(Ccr)的临床意义如下。

（1）判断肾小球滤过功能损害的敏感指标：成人 Ccr 降低时，血清尿素氮、肌酐测定仍可在正常范围。因此，Ccr 能较早反映肾小球滤过功能是否有损害。

（2）评估肾小球功能损害程度：根据 Ccr 一般可将肾功能分为四期。① 肾衰竭代偿期：Ccr 80~51 ml/min；② 肾衰竭失代偿期：Ccr50~20 ml/min；③ 肾衰竭期：Ccr 19~10 ml/min；④ 尿毒症期或终末期肾衰竭：Ccr<10 ml/min。

（3）指导治疗：慢性肾衰竭 Ccr 小于 30~40 ml/min 时，应该限制蛋白质摄入。Ccr 小于 30 ml/min 时，提示噻嗪类药物无效。Ccr 小于 10 ml/min 时，应结合临床进行肾替代治疗。

（4）动态监测肾移植术后排斥反应：肾移植术后 Ccr 应逐渐回升，如果一度回升后再次下降，提示可能发生排斥反应。

2. 血尿素氮测定的临床意义是什么？

答：① 器质性肾功能损害，如原发性肾小球肾炎、间质性肾炎、严重肾盂肾炎、肾动脉硬化症、肾结核、肾肿瘤等。② 蛋白质分解或摄入过多，如高热、上消化道大出血、大面积烧伤、甲状腺功能亢进等。③ 肾前性少尿，如大量腹水、严重脱水、心功能不全、休克、尿路梗阻等。

3. 尿浓缩稀释试验的临床意义是什么？

答：① 夜尿>750 ml，或昼 / 夜尿量比值降低，是浓缩功能减退的早期改变，见于慢性肾小球肾炎、间质性肾炎、痛风性肾炎和高血压肾病的早期损害肾小管时。如果同时伴有夜尿增多及尿比重无一次>1.018 或昼尿比重差值<0.009，提示以上所述疾病致肾浓缩与稀释功能严重受损；若每次尿比重固定在 1.010~1.012，表明肾浓缩与稀释功能完全丧失。② 多尿，尿量>4 L/24 h，而尿比重均低于 1.006，见于尿崩症。

肾功能检查问题测试

▶ 职业精神

尊重患者，你做对了吗？

（陶冬艳）

任务五　肝功能检查

▶ 临床案例

病人，男，52 岁。12 小时前无明显诱因突然出现大口呕血，为鲜红色，约 1 000 ml，伴短暂黑矇、头昏，面色苍白，自觉胸闷、心悸，立即来我院急诊就诊。经检查诊断为"肝硬化、上消化道出血"，给予止血、输血、补液等治疗，生命体征基本稳定，期间又呕血一次，量不多，暗红色，有血凝块，未见黑便。为进一步明确诊治，收入病房。

▶ 任务分析

1. 护士正确为病人采集血标本用于肝功能检查。
2. 能够正确阐述肝功能各项指标的临床意义。

▶ **目的**

　　肝是人体十分重要的器官,具有代谢、生物转化、分泌与排泄等多种功能。当肝发生疾病时,肝的合成、转化等功能发生紊乱,体内各种生化指标发生相应变化。实验室检查评价肝功能主要有三个方面:① 肝细胞膜的完整性。② 肝的解毒与代谢功能。③ 肝细胞合成能力。肝功能检查的目的是:① 了解肝有无损伤及损伤的程度,动态观察病情变化。② 鉴别黄疸的类型。③ 评价肝的储备功能。

▶ **准备**

　　1. **护士准备**　着装整齐,修剪指甲,洗手,戴口罩,备齐用物。

　　2. **病人准备**　了解留取血标本的目的和配合方法。

　　3. **用物准备**　① 注射盘内备:安尔碘消毒液、棉签、止血带、治疗巾、治疗盘、5~10 ml 注射器(或一次性采血针和真空标本容器)、标本容器(干燥试管、抗凝试管或血培养瓶)。② 注射盘外备:无菌手套(必要时)、检验单(条码)、掌上电脑、治疗巾,按需备酒精灯、火柴。

　　4. **环境准备**　环境整洁、明亮。

▶ **实施**

　　操作步骤同表 4-1-5。

　　肝功能各项检查参考值及临床意义见表 4-1-6。

表 4-1-6　肝功能各项检查参考值及临床意义

	项目	参考值	临床意义
血清蛋白质检查	血清总蛋白、清蛋白和球蛋白比值测定	正常成人血清总蛋白 60~80 g/L 血清清蛋白 40~55 g/L 血清球蛋白 20~30 g/L 清蛋白与球蛋白的比值(A/G)(1.5~2.5):1	1. 血清总蛋白与清蛋白增高:见于血液浓缩,如休克、严重脱水 2. 血清总蛋白及白蛋白降低:血清总蛋白<60 g/L 或清蛋白<25 g/L,称为低蛋白血症,常见于:① 蛋白质合成减少,如肝硬化、肝癌、慢性中度以上持续性肝炎。② 蛋白质摄入不足,如营养不良。③ 蛋白质消耗增加,如结核、甲状腺功能亢进、恶性肿瘤。④ 蛋白质丢失过多,如肾病综合征、严重烧伤、急性大出血 3. 血清总蛋白与球蛋白增高:血清总蛋白>80 g/L 或球蛋白>35 g/L,称为高蛋白血症。常见于慢性肝病,如慢性肝炎,肝硬化,淋巴瘤、自身免疫性疾病等
	血清蛋白电泳	醋酸纤维膜电泳法:清蛋白 62%~71% α_1 球蛋白 3%~4%;α_2 球蛋白 6%~10% β 球蛋白 7%~11%;γ 球蛋白 9%~18%	1. 肝病:急性肝炎及轻症肝炎血清蛋白电泳结果可正常,慢性肝炎、肝硬化可出现清蛋白和 β 球蛋白减少,γ 球蛋白升高,肝癌:α_1、α_2 球蛋白明显增高,有时在清蛋白和 α_1 球蛋白区带之间出现一条甲胎蛋白区带,具有诊断意义 2. 肾病综合征、糖尿病肾病:由于血脂增高,可致 α_1 及 β 球蛋白增高,清蛋白及 γ 球蛋白降低 3. 系统性红斑狼疮、风湿性关节炎:清蛋白下降及 γ 球蛋白升高 4. 多发性骨髓瘤、巨球蛋白血症:β 及 γ 区带处出现 M 蛋白

	项目	参考值	临床意义
血清蛋白质检查	血氨测定	18~72 μmol/L	1. 升高:① 生理性增高见于剧烈运动、高蛋白饮食后。② 病理性增高见于肝性脑病、重症肝炎、尿毒症、休克等 2. 降低见于低蛋白饮食、贫血等
胆红素代谢试验	血清胆红素测定	血清总胆红素浓度:3.4~17.1 μmol/L 血清结合胆红素浓度:0~6.8 μmol/L 血清非结合胆红素:1.7~10.2 μmol/L	1. 判断有无黄疸及其程度 (1) 隐性黄疸(亚临床黄疸):血清总胆红素 17.1~ 34.2 μmol/L (2) 轻度黄疸:血清总胆红素 34.2~171 μmol/L (3) 中度黄疸:血清总胆红素 171~342 μmol/L (4) 重度黄疸:血清总胆红素>342 μmol/L 2. 推断黄疸的病因 (1) 完全性梗阻性黄疸:总胆红素可超过 342 μmol/L (2) 不全性梗阻性黄疸:总胆红素可达 171~265 μmol/L (3) 肝细胞性黄疸:总胆红素可达 17.1~171 μmol/L (4) 溶血性黄疸:总胆红素很少超过 85.5 μmol/L 3. 判断黄疸类型 (1) 阻塞性黄疸:血清总胆红素及结合胆红素升高 (2) 溶血性黄疸:血清总胆红素伴非结合胆红素升高 (3) 肝细胞性黄疸:血清总胆红素、结合胆红素、非结合胆红素三者都增高
	尿内胆红素及尿胆原检验	尿内胆红素定性:阴性 尿胆原定性:阴性或弱阳性 尿胆原定量:0~6 μmol/24 h 尿	1. 尿内胆红素阳性:① 见于胆汁排泄不畅如胰头癌、胆石症、胆管肿瘤;② 见于肝细胞损害如病毒性肝炎、中毒性肝炎等 2. 尿胆原的改变:① 尿胆原增多,见于溶血性贫血、肠梗阻、病毒性肝炎、顽固性便秘等。② 尿胆原减少,见于胆石症、胰头癌等 3. 判断黄疸类型:① 阻塞性黄疸:尿胆原含量减低,尿胆红素强阳性。② 肝细胞性黄疸:尿中尿胆原可中度增加,尿胆红素常呈阳性。③ 溶血性黄疸:尿中尿胆原明显增加,尿胆红素阴性
血清酶学检查	血清转氨酶测定	谷丙转氨酶(ALT):速率法(37℃)10~40 U/L 终点法(赖氏法)测定 5~25 卡门单位 谷草转氨酶(AST):速率法(37℃)10~40 U/L 终点法(赖氏法)测定 8~28 卡门单位	1. 急性病毒性肝炎:ALT 与 AST 均可升高,但以 ALT 升高更显著,阳性率可达 80%~100%,为病毒性肝炎的重要检测指标。急性重症肝炎,病程初期转氨酶升高,以 AST 升高更明显,如在症状恶化时,黄疸进行性加重,转氨酶反而降低,即"酶胆分离"现象,提示大量肝细胞坏死,预后较差。在急性肝炎恢复期,如转氨酶不能恢复正常或再上升,提示肝炎转为慢性

项目	参考值	临床意义
血清酶学检查		2. 慢性病毒性肝炎:转氨酶轻至中度上升或正常,若 AST 升高较 ALT 显著,提示慢性肝炎转入活动期 3. 肝硬化:转氨酶轻度上升或正常,多数 AST>ALT 4. 原发性肝细胞癌:ALT 与 AST 可正常或轻、中度升高 5. 其他肝病:肝癌、脂肪肝、药物性肝炎,酒精性肝病等,转氨酶可轻度增高或正常,且 ALT/AST<1 6. 胆道疾病:ALT 与 AST 可轻度增高或正常 7. 其他疾病:肾梗死、急性肾盂肾炎、肺梗死、骨骼肌疾病、休克、急性心肌梗死等转氨酶可轻度增高
血清碱性磷酸酶(ALP)测定	成人男性:20~115 U/L(37℃) 女性:20~105 U/L(37℃)	1. 病理性增高 (1)肝胆疾病:见于胰头癌、胆道结石、原发性胆汁性肝硬化、肝内胆汁淤积、肝炎等。特别是肝内、肝外胆管阻塞性疾病,血清 ALP 明显升高 (2)骨骼疾病:如佝偻病、成骨细胞瘤、骨软化症、纤维性骨炎、转移性骨肿瘤、骨折愈合期等,血清 ALP 升高 (3)对肝外胆汁淤积性黄疸与肝内胆汁淤积性黄疸、原发性与继发性肝癌有鉴别意义 2. 生理性增高:见于妊娠中晚期的妇女及生长中儿童
血清γ谷氨酰转移酶(GGT)测定	硝基苯酚速率法 成人男性:11~50 U/L(37℃) 女性:7~32 U/L(37℃)	1. 胆道阻塞性疾病:GGT 升高的幅度与梗阻性黄疸的程度呈正相关,梗阻程度越重,持续时间越长,GGT 越高。原发性或继发性肝癌时,癌细胞合成 GGT 显著增多。因此,GGT 是反映肝内占位性疾病、胆汁淤积及胆道梗阻较为敏感的酶学指标之一 2. 肝炎及肝硬化:急性肝炎时,GGT 中度增高;慢性肝炎、肝硬化在非活动期 GGT 可正常,GGT 持续攀升是慢性肝炎、肝硬化病情恶化的标志 3. 急、慢性酒精性肝炎,药物性肝炎:GGT 明显升高。检测血清 GGT 的活性是反映酒精性肝损害和观察戒酒的有效指标
单胺氧化酶(MAO)测定	12~40 U/ml	1. 肝病:重症肝炎时因肝细胞广泛坏死致 MAO 升高:一半以上活动性肝炎病例 MAO 活性增高;大多数重症肝硬化 MAO 升高;少数肝癌也会出现 MAO 升高,可能与伴有肝硬化有关 2. 肝外疾病:慢性心力衰竭、糖尿病、甲状腺功能亢进、系统性硬化症等 MAO 亦可升高

▶ 自我评价

肝功能检查评价表

▶ 问题探究

1. 血清总蛋白、清蛋白和球蛋白比值测定的临床意义是什么？

答：(1) 血清总蛋白及白蛋白降低：血清总蛋白 < 60 g/L 或清蛋白 < 25 g/L，称为低蛋白血症，常见于：① 蛋白质合成减少，如肝硬化、肝癌、慢性中度以上持续性肝炎。② 蛋白质摄入不足，如营养不良。③ 蛋白质消耗增加，如结核、甲状腺功能亢进、恶性肿瘤。④ 蛋白质丢失过多，如肾病综合征、严重烧伤、急性大出血。

(2) 血清总蛋白与球蛋白增高：血清总蛋白 > 80 g/L 或球蛋白 > 35 g/L，称为高蛋白血症。常见于慢性肝病，如慢性肝炎、肝硬化、淋巴瘤、自身免疫性疾病等。

2. 血氨测定的临床意义？

答：(1) 升高：① 生理性增高，见于剧烈运动、高蛋白饮食后。② 病理性增高，见于肝性脑病、重症肝炎、尿毒症、休克等。

(2) 降低：见于低蛋白饮食、贫血等。

肝功能检查问题测试

▶ 职业精神

至精至微，做个有温度的医务人员

（陶冬艳）

任务六 常用血液生化检查

▶ 临床案例

病人，女，60岁，高血压 10 年，于半年前无明显诱因出现恶心、呕吐、忽冷忽热，为非喷射性呕吐，呕吐物为胃内容物，无鲜血及咖啡样物，行胃镜和肠镜检查未见异常。5 天前无明显诱因呕吐加重，拟"电解质紊乱"收入院。查体：体温 35℃，脉搏 76 次/分，呼吸 18 次/分，血压 176/87 mmHg。现神志清楚，躁动不安，查体能合作，给予一级护理，氧气吸入，急诊生化结果为血清钾 2.87 mmoL/L，血清钠 112 mmoL/L，血清氯 72.2 mmoL/L。

▶ 任务分析

病人出现无明显诱因呕吐，躁动不安，病人及家属不明原因，心理负担重，因此需根据检查结果尽快向病人或家属解释检查情况。

▶ 目的

1. 取得病人及家属的理解和配合。
2. 使病人或家属了解病情,减轻其心理压力。

▶ 准备

1. **护士准备** 着装整洁,七步洗手,戴口罩。
2. **病人准备** 了解病人病情及心理需求。
3. **用物准备** 化验单、记录单、笔。
4. **环境准备** 安静、整洁,光线明亮,温湿度适宜,适合沟通。

▶ 实施

操作步骤见表4-1-7。

表4-1-7 常用血液生化检查操作步骤

操作流程	操作步骤	沟通与说明
核对解释	• 核对床号、姓名,向病人或家属解释检查的目的及意义	您好,我是护士×××,能说一下您的床号姓名吗?再核对一下您的腕带信息。由于您呕吐严重,诊断为"电解质紊乱",刚刚已经抽血送检,进行血液生化检查,以了解您体内电解质含量,为治疗提供依据。现结果马上就送过来了。待会我为您解释一下,您看可以吗?好的,您稍等,我准备一下就过来
环境准备	• 安静整洁、光线适宜	
携用物至病人床旁	• 再次核对床号、姓名,协助病人取舒适体位	您好,我是刚刚过来的护士×××。能再说一下您的床号姓名吗?核对一下您的腕带信息。结果已经出来了,马上给您查看。请问您这样坐着可以吗
查看检查报告单	• 指导病人查看检查报告单(图4-1-8)	阿姨,这是您的检查报告单,您一边看一边听我解释

＊＊医院急诊生化报告单

姓名:	＊＊	性别:	女		年龄:	60岁
诊断:	电解质紊乱	样本号:	25128		样本类型:	血清

序号	代号	项目名称	结果	参考区间	单位
1	K	钾	2.87 ↓	3.50~5.50	mmol/L
2	Na	钠	112↓	135.0~145.0	mmol/L
3	Cl	氯	72.2 ↓	98.0~106.0	mmol/L
4	Ca	钙	2.38	2.25~2.58	mmol/L
5	P	磷	1.19	0.97~1.61	mmol/L
6	Mg	镁	0.82	0.8~1.2	mmol/L

图4-1-8 血液生化检查报告单

操作流程	操作步骤	沟通与说明
讲解化验单	• 告知各项检查项目的正常值及意义 1. 血清钾（K）：3.5~5.5 mmol/L 2. 血清钠（Na）：135~145 mmol/L 3. 血清氯（Cl）：98~106 mmol/L 4. 血清钙：2.25~2.58 mmol/L 5. 血清磷（P）：0.97~1.61 mmol/L 6. 血清镁（Mg）0.8~1.2 mmol/L	此检查报告单主要是检查了您血液之中的电解质含量分别是钾、钠、氯、钙、磷、镁。电解质它存在于我们身体里面的体液当中，正常情况下它处于一种动态的平衡中，但是这种平衡特别容易受外界因素的影响而出现紊乱，比如说频繁的呕吐、腹泻，会造成大量的电解质丢失，如果没有得到及时补充，就容易出现各种各样的症状。您的检查结果显示其中是有三项指标是下降的 第一项是血钾，也就是你血清当中的钾离子含量，它的正常值是3.5 到 5.5 mmol/L，而检测结果显示您是 2.87 mmol/L，低正常水平。所以这个时候你就会感觉没有力气、容易疲劳。当然也不能过高，过高会引起钾中毒。第二项指标就是血清钠，正常的范围是在含135 到 145 mmol/L，而您的检查结果是 112 mmol/L，是低于正常范围的。血钠过低的话，同样也会引起全身的不适，比如说全身无力，甚至有皮肤严重干燥、眼窝凹陷等脱水的症状，特别严重的甚至还可能会引起昏迷。第三项指标是氯的含量，正常范围是 98 到 106 mmol/L。您的这结果是 72.2 mmol/L，是比较低的。血氯过低会引起，全身无力，头痛，恶心，甚至有肌肉疼痛症状 您可能是这几天频繁的呕吐，导致体内的电解质丢失过多，又没有得到及时的补充。所以症状就会越来越严重 不过您不用担心，根据您的检查结果，医生马上就会开医嘱给您及时补充相关的电解质，维持正常平衡，这样您的症状应该能够得到一定的缓解。这样讲解您能听明白吗？（明白）
整理用物 安置病人	• 协助病人取合适体位，整理用物	好的，谢谢您的配合。还有什么需要帮助的吗？（没有） 那您好好休息，有事可以按呼叫器，我们也会经常来看您的。谢谢您的配合
洗手记录	• 洗手并记录讲解情况	

▶ 自我评价

血液生化检查评价表

▶ 问题探究

1. 不同项目血清生化检查采血要求有何不同？

答：具体如下。① 血清电解质检查：取静脉血 2~3 ml，注入干燥试管，及时送检，避免溶血。② 血清脂测定：素食 3 天，取空腹静脉血 2 ml，注入干燥试管，及时送检，避免溶血。③ 血糖测定及葡萄糖耐量试验：取空腹静脉血 2~3 ml，注入含有抗凝剂的试管，摇匀送检。④ 心肌酶类及心肌蛋白测定：取静脉血 2~3 ml，注入干燥试管，及时送检，避免溶血，准确记录标本采集时间。

2. 请说明血清钾增高的常见原因，并举例说明。

答：血钾增高常见的原因有① 摄入过多：输入大量库存血、高钾饮食、补钾过多过快、含钾药物的大量使用等。② 排泄减少：肾衰竭少尿或无尿、肾上腺皮质功能减退、长期使用保钾利尿剂等。③ 细胞内钾的移出：创伤大面积烧伤、重度溶血反应、休克、中毒、呼吸障碍所致组织缺氧和酸中毒等，注射高渗盐水或甘露醇使细胞内脱水，导致细胞内钾渗透出来。④ 血浆 pH 的影响：血浆 pH 下降，血钾增高。

血液生化检查问题测试

职业精神

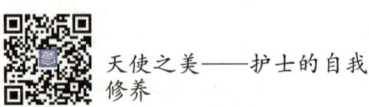 天使之美——护士的自我修养

（武丽娟）

任务七 脑脊液检查

临床案例

病人,女,55岁,因昏迷6 h入院。病人于约2 h前无明显诱因突发头痛,继而昏迷,伴恶心、呕吐,无四肢抽搐,无二便失禁。急送至当地医院行颅脑CT及脑脊液检查。

任务分析

病人因头痛,继而昏迷,伴恶心、呕吐入院,家属不明情况,心理负担重,因此需根据脑脊液检查结果尽快向病人或家属解释检查情况。

目的

1. 取得病人及家属的理解与配合。
2. 使病人或家属了解病情,减轻其心理压力。

准备

1. **护士准备**　着装整洁,七步洗手,戴口罩。
2. **病人准备**　了解病人病情及心理动态。
3. **用物准备**　化验单、记录单、笔。
4. **环境准备**　安静、整洁,光线明亮,温湿度适宜,适合沟通。

实施

操作步骤见表4-1-8。

表4-1-8　脑脊液检查操作步骤

操作流程	操作步骤	沟通与说明
核对解释	• 核对床号、姓名,向病人或家属解释检查的目的及意义	您好,我是护士×××,叔叔,您是病人家属吗?能说一下病人的床号姓名吗?叔叔,由于阿姨是剧烈头痛引起的昏迷,医生刚刚已经通过腰椎穿刺抽取脑脊液送去检查了,主要是通过分析脑脊液性状及成分来判断颅内的情况,以协助诊断治疗,现在结果很快就能出来。待会根据检查结果为您解释一下,您看可以吗?(可以)好的,您稍等,我准备一下就过来

操作流程	操作步骤	沟通与说明
查看检查报告单	• 指导病人查看检查报告单(图4-1-9)	叔叔,这是阿姨的检查报告单,您一边看一边听我解释

** 医院检验报告单**

姓名: **　　性别: 女　　年龄: 55岁
诊断: 头痛待查?　　样本号: 35619　　样本类型: 脑脊液
检验项目: 【脑脊液常规与生化】

序号	检验项目	结果	提示	参考区间	单位
1	颜色	血性	*		
2	透明度	清晰			
3	蛋白定性	阳性(+)	*	阴性	
4	脑脊液蛋白(CSFP)	0.64	↑	0.20~0.45	g/L
5	葡萄糖(GLU-ME)	6.7	↑	3.9~6.1	mmol/L
6	腺苷脱氨酶(ADA)	0.9		0~8	U/L
7	氯(CL-)	121	↑	119~129	mmol/L
8	乳酸脱氢酶(LDH)	42.9	↑	3~40	U/L
9	红细胞数	110	↑		10^6/L
10	白细胞数	0			10^6/L

图4-1-9　脑脊液检查报告单

讲解化验单	• 告知各项检查项目的正常值及意义:正常脑脊液为无色清晰透明的液体,24小时不形成薄膜,无凝块和沉淀 1. 蛋白质定性试验:阴性或弱阳性 2. 蛋白质定量:腰椎穿刺蛋白质为0.20~0.45 g/L;小脑延髓池穿刺蛋白质为0.10~0.25 g/L;脑室穿刺蛋白质为0.05~0.15 g/L 3. 葡萄糖测定:成人:2.5~4.5 mmol/L;儿童2.8~4.5 mmol/L 4. 氯化物测定:119~129 mmol/L 5. 细胞数和细胞分类:成年人:(0~8)×10^6/L;儿童(0~15)×10^6/L 6. 细菌学检查:正常人脑脊液中无细菌	这是脑脊液常规及脑脊液生化检查结果。主要是通过对脑脊液的性状成分进行分析,协助疾病诊断。由于阿姨是突发的剧烈头痛引起的昏迷,同时也伴有恶心呕吐,所以医生怀疑是脑部的问题。正常的脑脊液是无色清澈透明的。此检查报告结果显示,样本呈血性,说明阿姨颅内可能是有出血;其次,检查蛋白质含量存在异常。主要有两个指标,一个是蛋白质定性检查,呈阳性,第二个是蛋白质定量的检查,结果显示0.64,高于最高范围值0.45。正常情况下,脑积液当中的蛋白质含量是非常少的,所以一般定性的检查都呈阴性。但当脑部神经有炎症或者有出血的话,就会有所增加。还有就是第5项、第7项和第8项,分别是葡萄糖、氯离子和乳酸脱氢酶,都有轻微的增加,如果是有脑部出血的话,它们也会呈现出相应的增加。还有第9项红细胞计数,正常情况下,脑脊液当中是不含红细胞的,而这份报告显示红细胞数已经达110,说明脑脊液当中含有大量的红细胞。换句话说,就是脑部出血的可能性是非常大的。但是您也不用太担心,检查结果已经报告给医生了,医生正在根据检查结果,调整治疗方案,医嘱很快就会开出来。待会儿主治医生也会过来看阿姨的。叔叔,我这样讲你能明白吗?(明白)还有什么问题吗?(没有)好的,有什么问题,可以随时呼叫我。我也会随时来巡视的。谢谢您的配合
洗手记录	• 洗手并记录讲解情况	

▶ 自我评价

脑脊液检查操作评价表

▶ 问题探究

问题：请思考脑脊液检查标本采集的方法。

答：脑脊液标本一般通过腰椎穿刺采集，必要时可采用小脑延髓池或脑室穿刺术。

穿刺后先做压力测定，若压力低于正常低限可做动力试验，以了解蛛网膜下腔有无阻塞。然后将脑脊液分别收集于三只无菌试管内，每管 1~2 ml。

第一管做细菌学检查，第二管做化学和免疫学检查，第三管做细胞计数和分类，如疑为恶性肿瘤，再留一管做脱落细胞学检查。

标本收集后应立即送检，以免放置过久导致细胞破坏、葡萄糖分解或形成凝块等影响检出结果。

脑积液检查问题测试

▶ 职业精神

明察秋毫——临床一线的"侦察兵"

（武丽娟）

任务八 免疫学检查

▶ 临床案例

病人，男，37 岁，近 1 周食欲减退，上腹部不适，疲乏无力，伴巩膜及皮肤黄染 2 天。既往体健。入院 3 天后出现嗜睡，有扑翼样震颤，肝未扪及。血清总胆红素 200 μmol/L。血清谷丙转氨酶 150 U/L，要查清楚该病人的肝炎类型需要做肝炎病毒标志物检测。

▶ 任务分析

病人近 1 周食欲减退，上腹部不适，疲乏无力，伴巩膜及皮肤黄染 2 天。既往体健。入院 3 天后出现嗜睡，有扑翼样震颤，肝未扪及。病人病情比较重，针对病人的情况，需要查明病因，首先查乙型肝炎病毒标志物。

▶ 目的

1. 取得病人及家属理解配合。
2. 使病人或家属了解病情，减轻其心理压力。

▶ 准备

1. **护士准备**　着装整洁,戴口罩。
2. **病人准备**　了解病人病情及心理动态。
3. **用物准备**　化验单、记录单、笔。
4. **环境准备**　安静、整洁,光线明亮,温湿度适宜。

▶ 实施

操作步骤见表4-1-9。

表4-1-9　免疫学检查操作步骤

操作流程	操作步骤	沟通与说明
核对解释	• 核对床号、姓名,向病人或家属解释检查的目的及意义	护士:您好,我是护士×××,能说一下您的床号姓名吗?再核对一下您的腕带信息。由于您出现皮肤发黄,手有震颤等情况,需要查明病因。首先需要抽血查病毒性肝炎等指标,我先给您解释一下这几个检查,您看可以吗 好的,您稍等,我准备一下就过来
环境准备	• 安静整洁,光线适宜	
携用物至病人床旁	• 再次核对床号、姓名,协助病人取舒适体位	护士:您好,我是刚刚过来的护士×××。请再说一下您的床号姓名,核对一下您的腕带信息。请问您这样坐着舒服吗? 我来讲一下这几个检查项目
讲解免疫学检查项目	• 告知各项检查项目的正常参考值 • 病毒性肝炎血清标志物: 1. 肝炎病毒血清 HAV-IgM 阴性,抗 HAV-IgG 阴性或者阳性 2. 乙型肝炎病毒 HBsAg、抗-HBs、HBeAg、抗-HBe、抗-HBc 和 HBV-DNA 均为阴性	护士:我跟您解释的第一项检查项目是病毒性肝炎血清标志物检查,它包括甲型肝炎病毒标志物检测,如果阳性就是感染了 第二个检查是乙型肝炎病毒标志物检测,也就是常说的乙肝两对半,具体临床意义是这样的:HBsAg 阳性是 HBV 感染的指标,见于乙型肝炎潜伏后期、急性期或慢性 HBV 携带者;抗-HBs 阳性是保护性抗体;HBeAg 阳性是急性感染的早期标志;抗-HBe 阳性说明体内 HBV 复制减少,传染性降低;抗-HBc 阳性是乙型肝炎感染指标,也是 HBV 在体内复制,传染性强的标志。HBV-DNA 阳性是诊断急性乙型肝炎病毒感染的直接依据,表明病毒有复制,具有传染性
讲解几个免疫学项目	• 肿瘤标志物: 1. 清甲胎蛋白<25 μg/L 2. 血清癌胚抗原(CEA)测定 RIA 或 ELISA 法:CEA<5 μg/L	护士:接下来向您解释肿瘤标志物。第一项是血清甲胎蛋白(AFP)测定,如果 AFP 明显增高,大于 500 μg/L 时可能患有原发性肝细胞癌。如果 AFP 可升高,但多在300 μg/L 以下则可能是病毒性肝炎或者肝硬化。当然,血中 AFP 的含量的升高也可能提示是睾丸癌、卵巢癌、畸胎瘤等生殖腺胚胎肿瘤。妇女妊娠 3~4 个月后,AFP 也开始上升,7~8 个月达高峰,但不超过 400 μg/L,分娩后 3 周左右恢复正常 第二项检查是血清癌胚抗原(CEA)测定。CEA 特异性不强,增高主要见于结肠癌、直肠癌、胃癌、肺癌等;急性胰腺炎、胆囊炎、肝炎、肝硬化等也可引起CEA 增高

操作流程	操作步骤	沟通与说明
讲解几个免疫学项目	• 自身免疫性疾病的检测： 1. 类风湿因子检测阴性 2. 血清抗核抗体阴性	病人：护士，您好，请问我上次做了自身免疫性疾病的检查，具体是什么项目 护士：大姐，我来给您解释一下，上次检查了两个项目。第一个项目是类风湿因子检测，阳性时见于类风湿关节炎、系统性红斑狼疮等。主要是排查类风湿关节炎的。第二个项目是检查血清抗核抗体，阳性见于系统性红斑狼疮活动期，阳性率达 70%~90%；主要是排查系统性红斑狼疮的。您能听明白吗 病人：听懂了，谢谢 护士：如果您明白我就给您抽血做检查了 病人：好的，可以
整理用物 安置病人	• 协助病人取合适体位，整理用物	护士：好的，谢谢您的配合。您还有什么需要帮助的吗 那您好好休息，有事可以按呼叫器，我们会经常来看您的 谢谢您的配合
洗手记录	• 洗手并记录讲解情况	

▶ 自我评价

 免疫学检查评价表

▶ 问题探究

请思考乙型肝炎病毒标志物的意义？

答：乙型肝炎病毒标志物的临床意义为：

(1) HBsAg 阳性：HBV 感染的指标，见于乙型肝炎潜伏后期、急性期或慢性 HBV 携带者。

(2) 抗 –HBs 阳性：是保护性抗体。

(3) HBeAg 阳性：是急性感染的早期标志。

(4) 抗 –HBe 阳性：机体 HBV 复制减少，传染性降低。

(5) 抗 –HBc 阳性：是乙型肝炎感染指标，也是 HBV 在体内复制、传染性强的标志。

(6) HBV–DNA 测定：HBV–DNA 阳性是诊断急性乙型肝炎病毒感染的直接依据，表明病毒有复制，具有传染性。

 免疫学检查问题测试

▶ 职业精神

 玫瑰天使，守护生命尊严

（吴海红）

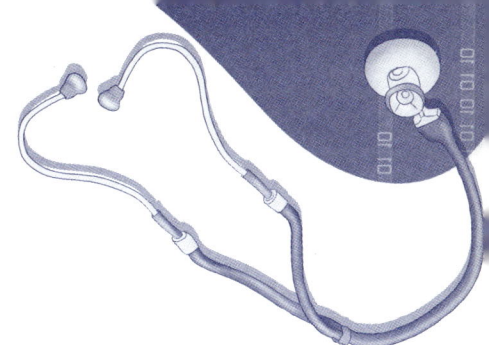

❯ 项目二
心电图检查

学习目标

知识目标:熟记常见异常心电图的各个类型特点及临床意义。

技能目标:1. 熟练掌握 12 导联心电图的操作。

2. 基本掌握心电图的阅读与分析方法。

3. 能够准确测量心电图各波段,判断正常与异常。

4. 掌握常见异常心电图的类型。

素质目标:1. 具有良好的职业道德,耐心倾听,理解、接纳病人。

2. 严肃、认真、审慎的工作态度,尊重病人的隐私。

3. 具备很好的护患沟通能力,对病人关心关爱,能够换位思考。

任务一 心电图操作方法

心脏机械收缩之前,首先产生电激动,心脏电激动所产生的微小电流可通过人体组织传导至体表。在体表不同部位放置 2 个电极,分别用导线连接至心电图机,即可将体表两点间的电位变化描记下来,形成一条连续的曲线,即为心电图(electrocardiogram,ECG)。心电图检查广泛用于心血管疾病的诊断和危重病人的病情观察和监护。

一、心电图的导联体系

在人体不同部位放置电极,并通过导联线与心电图机电流计的正负极相连,这种电路连接方法称为导联。不同的电极位置和连接方法可组成不同的导联。在临床工作中,为了方便对同一人在不同时期所做的心电图进行比较,所以对电极放置的部位和导联的连接方式都有明确的规定。目前,在临床上应用最广泛的是国际通用导联体系,称为常规 12 导联体系。

1. **肢体导联** 肢体导联包括标准导联 Ⅰ、Ⅱ、Ⅲ 和加压单极肢体导联 aVR、aVL、aVF。标准导联为双极肢体导联,反映两个肢体之间的电极差变化。加压单极肢体导联属于单极导联,基本代表检测部位电位变化。肢体导联的电极主要放置于右臂(R)、左臂(L)和左下肢(F),将此三点连接后所形成的等边三角形即爱因托芬三角,中心点相当于中心电端(表 4-2-1、图 4-2-1 和图 4-2-2)。

2. **心前区导联** 心前区导联也属于单极导联,可反映检测部位的电位变化。常用的心前区导联通常有 6 个,即 V_1~V_6 导联,又称胸导联。V_1 位于胸骨右缘第 4 肋间;V_2 位于胸骨左缘第 4 肋间;V_3 位于 V_2 与 V_4 连线的中点;V_4 位于左锁骨中线与第 5 肋间相交处;V_5 位于左腋前线 V_4 水平处;V_6 位于左腋中

线 V_4 水平处。V_1、V_2 导联面对右室壁，V_5、V_6 导联面对左室壁，V_3、V_4 介于两者之间(图 4-2-3)。

临床上诊断后壁心肌梗死还常选用 V_7~V_9 导联：V_7 导联在左腋后线与 V_4 水平处；V_8 位于左肩胛线 V_4 水平处；V_9 位于左脊旁线 V_4 水平处。

表 4-2-1　肢体导联的电极位置

导联名称	正极	负极
I	左上肢	右上肢
II	左下肢	右上肢
III	左下肢	左上肢
aVR	右上肢	左上肢 + 左下肢
aVL	左上肢	右上肢 + 左下肢
aVF	左下肢	右上肢 + 左上肢

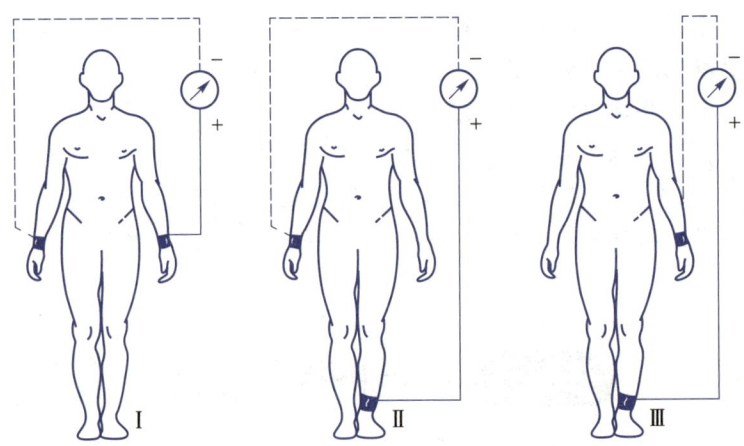

图 4-2-1　标准肢体导联电极连接方式示意图

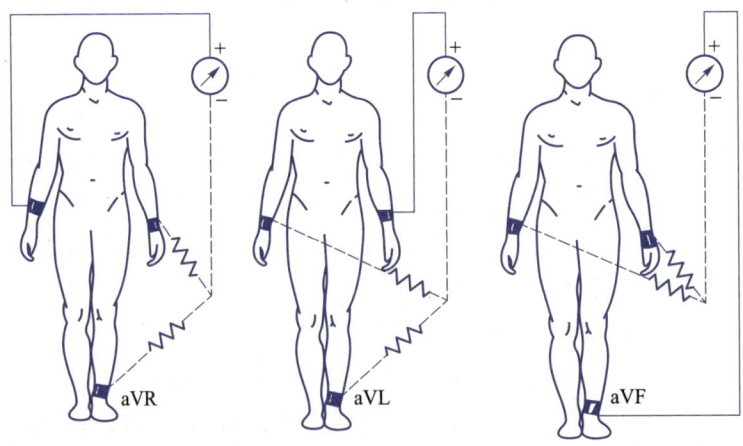

图 4-2-2　加压肢体导联电极连接方式示意图

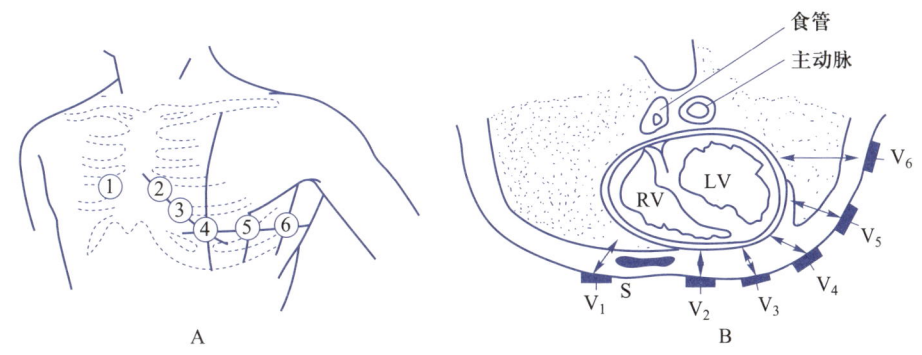

图 4-2-3　心前区导联连接方式示意图

二、心电图各波段的组成与命名

心脏的特殊心肌细胞构成了心脏的传导系统,包括窦房结、结间束(分为前、中、后结间束)、房间束(起自前结间束,称 Bachmann 束)、房室结、房室束、束支(分为左、右束支,左束支又分为前分支和后分支)及浦肯野纤维构成。

正常心电活动始于窦房结,兴奋心房的同时,激动沿结间束→房室结→房室束→左、右束支→浦肯野纤维顺序传导,最后兴奋心室(图 4-2-4)。这种先后有序的电激动的传播,引起一系列电位的改变,形成了心电图上相应的波段(图 4-2-5),分别称为 P 波、P-R 间期、PR 段、QRS 波群、ST 段、T 波、Q-T 间期、U 波。

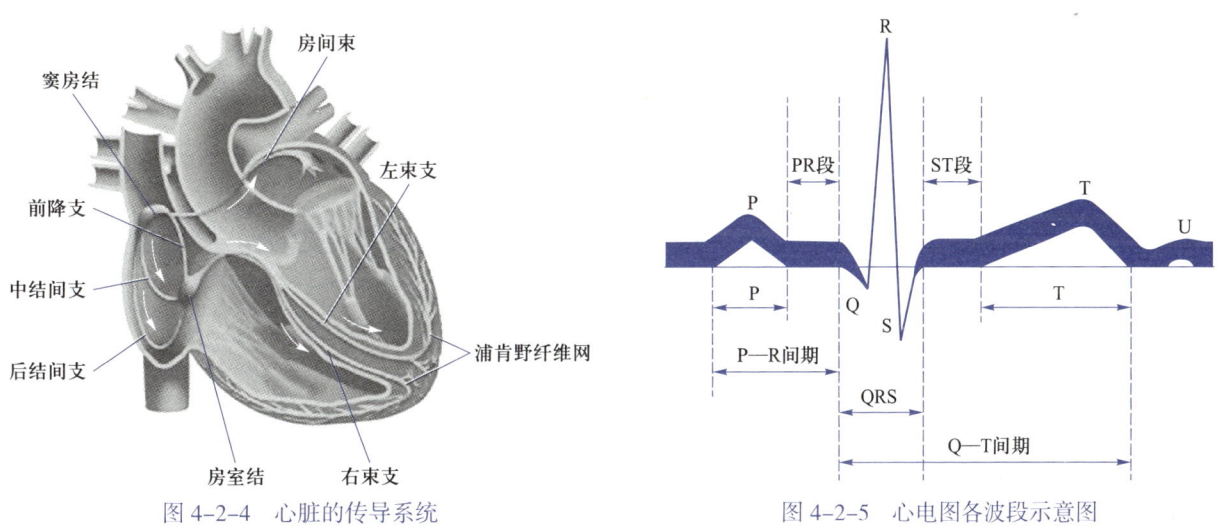

图 4-2-4　心脏的传导系统　　　　　　图 4-2-5　心电图各波段示意图

1. **P 波**　最早出现的幅度较小的波,反映心房的除极过程。

2. **P-R 间期**　自 P 波起点至 QRS 波群起点间的线段,包括了 P 波与 PR 段,反映自心房开始除极至心室开始除极的时间。

3. **PR 段**　实为 PQ 段,传统称为 PR 段,自 P 波终点至 QRS 波群起点间的线段,反映心房复极过程及房室结、房室束、束支的电活动。

4. **QRS 波群**　幅度最大的波群,反映左右心室除极过程中电位和时间的变化,典型的 QRS 波群包括三个相连的波,第一个向下的波为"Q"波,继之向上的波为"R"波,继 R 波之后的向下波为"S"波。

5. **ST 段**　从 QRS 波群终点到 T 波起点间的线段,是反映心室缓慢复极过程电位的变化。

6. **T 波**　为 ST 段后一个圆钝而较大的波,反映晚期心室复极过程电位的变化。

7. **Q-T 间期**　从 QRS 波群起点到 T 波终点的水平距离;反映心室开始除极至心室复极完毕全过程的时间。

8. U波　T波之后出现的振幅较小的波,发生机制不明,多认为是心肌激动的激后电位。

三、心电图的操作方法

▶　**目的**

1. 了解病人心电活动情况。
2. 用于观察和诊断各种心律失常、心肌病及了解动脉供血情况。
3. 了解某些药物作用、电解质紊乱对心肌的影响。

▶　**准备**

1. **护士准备**　衣帽整洁,修剪指甲,七步洗手,戴无菌口罩。
2. **病人准备**　按申请单核对病人的床号和姓名,向病人解释操作目的,取得配合。嘱病人休息片刻,仰卧于床,平静呼吸,四肢放平,肌肉放松,记录过程中不可移动四肢及躯体。除急症外一般应避免饱餐后、食用刺激性食物或吸烟后检查。
3. **用物准备**　准备心电图机、电源线、导联线、生理盐水棉球或导电糊、污物盘、纸巾、心电图纸和快速手消毒液。
4. **环境准备**　包括:① 保持温暖,避免因寒冷而引起肌电干扰。② 清理家属,遮挡病人,保护隐私。③ 检查床不宜过窄,需大于 80 cm,以免因肌肉紧张而产生干扰。④ 心电图机电源线远离检查床和导联电线,床旁不要摆放其他电器。

▶　**实施**

操作步骤见表 4-2-2。

表 4-2-2　心电图的操作步骤

操作流程	操作步骤	沟通与说明
核对解释	• 核对床号、姓名、腕带,向病人或家属解释	您好,我是您的护士××,请问您叫什么名字?(我叫×××)让我核对一下您的腕带信息。因您的病情需要,现在我要为您进行心电图检查,以便了解您的心脏状况。这是一个常规的检查项目,请您不要紧张,配合我的操作就可以了。在操作过程中请您不要活动,也不要说话。您30分钟内有无剧烈活动、吸烟和进食刺激性食物?(没有)我先看一下您的皮肤的情况。(胸前皮肤无污垢,无毛发过多。双手腕、双脚踝内侧皮肤完整无破损。)您可以先去一趟卫生间,我去准备用物,您稍等
再次核对 安置体位	• 协助病人取平卧位,关闭门窗,拉上隔帘	您是×床×××吧,我再核对一下您的腕带。现在我给您做心电图。屋内的家属请先到门外等候,我把门窗关闭,为您保暖。把您的隔帘拉上,为您遮挡。请您平卧,双腿放平,放松
开机 设定心电图	• 打开心电图机电源,录入病人信息,再次检查机器性能及导线。设定走纸速度 25 mm/s、定标电压 10 mm/mV,必要时按下抗交流电干扰键(HUM)或去肌颤滤波键(EMG)(图4-2-6)	

操作流程	操作步骤	沟通与说明
开机 设定心电图	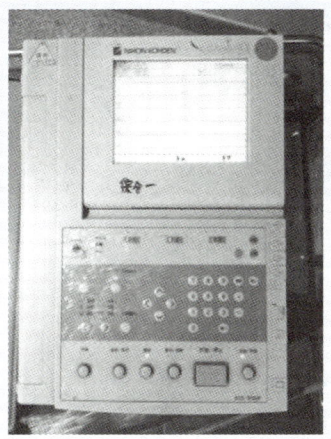 图 4-2-6　连接电源,检查心 电图,按滤波键	
暴露皮肤	• 解开病人衣扣,暴露胸部,露出双手腕,摘除手表等导电介质,露出双足内踝(图4-2-7) 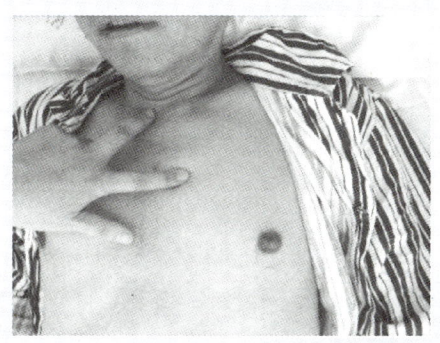 图 4-2-7　暴露胸部,确定胸导联位置	我要给您安置电极,需要解开您的上衣扣并暴露您双手腕和双脚踝。请您摘除手表,如果在检查过程中您有任何不舒服请告诉我
皮肤处理	• 用生理盐水擦拭或将导电糊涂抹在胸前区皮肤、双手腕及双脚踝内侧(图4-2-8) 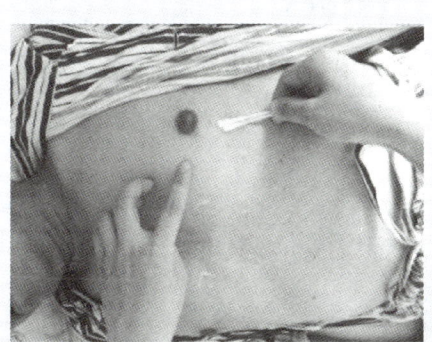 图 4-2-8　涂抹导电糊	我用生理盐水为您擦拭电极接触的位置,可能会有点凉,请您谅解

操作流程	操作步骤	沟通与说明
电极安置	• 安置肢体导联位置：右上肢(红色)；右下肢(黑色)；左上肢(黄色)；左下肢(绿色)(图4-2-9) 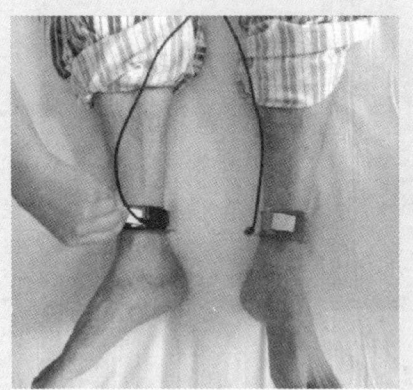 图 4-2-9　连接肢体导联 • 安置胸导联位置：V_1(红)：胸骨右缘第4肋间；V_2(黄)：胸骨左缘第4肋间；V_3(绿)：V_2与V_4连接中点；V_4(褐)：左锁骨中线与第5肋间交点；V_5(黑)：与V_4同一水平的左腋前线处；V_6(紫)：与V_4同一水平的左腋中线处(图4-2-10) 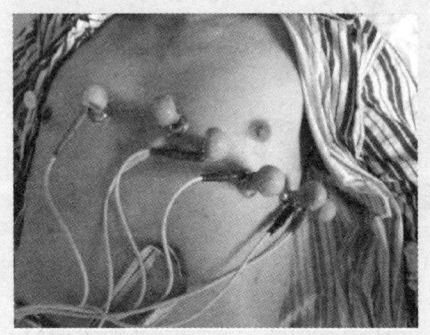 图 4-2-10　连接胸导联	
描记心电图	• 观察各导联波形清晰无干扰,按开始键打印(图4-2-11) 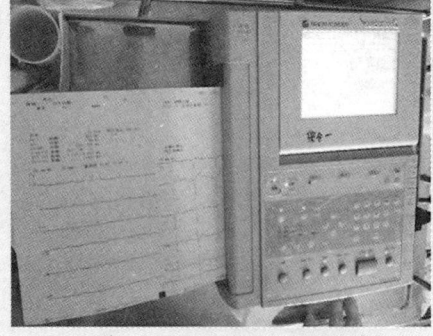 图 4-2-11　描记心电图 • 操作过程中观察病情,注意保暖和保护隐私	

操作流程	操作步骤	沟通与说明
操作后核对	• 书写并核对心电图纸上信息:包括科室、床号、姓名、日期、时间	×床×××,您的心电图已经做完了,我们会马上分析您的报告数据
整理用物 消手	• 关机,去除导联线 • 用纸巾擦干电极接触的皮肤 • 协助病人穿好衣服,整理床单位	我帮您擦干皮肤,把衣服为您整理好 呼叫器放在您的床头,有事您按呼叫器。您先休息一会儿。一会儿我再来看您
擦拭用物 洗手	用手消毒液消毒双手 • 清洁心电图机及导联线 • 充电备用 • 七步洗手法清洗双手	

▶ 自我评价

心电图检查评价表

▶ 问题探究

1. 心脏的传导系统有哪些?

答:心脏的传导系统包括窦房结、结间束、房室结、房室束、左右束支、浦肯野纤维。

2. 心电图监测要点是什么?

答:① 是否为窦性心律。② 心率是多少,心律是否规整。③ P-R 间期是否正常,有无房室传导阻滞。④ QRS 波形是否正常。⑤ ST 段和 T 波是否有改变。

3. 什么是 ST 段?它的生理意义是什么?

答:由 QRS 波群结束到 T 波开始的平线为 ST 段,正常时接近等电位线,任何正常心前区导联中是 ST 段下降不应低于 0.05mV,偏高或降低超出上述范围便属于异常心电图。

4. 做心电图时胸导联 V_1~V_6 的电极片位置是怎样的?

答:V_1 导联:胸骨右缘第 4 肋间;V_2 导联:胸骨左缘第 4 肋间;V_3 导联:V_2 与 V_4 连线的中点;V_4 导联:左锁骨中线与第 5 肋间相交处;V_5 导联:左腋前线与 V_4 同一水平处;V_6 导联:在左腋中线与 V_4 同一水平处。

心电图检查问题测试

▶ 职业精神

厚积一秒之功,始得一鸣惊人

（郭　羽）

▶ **临床案例**

病人,男,67岁,阵发心悸5年,逐渐加重,伴大汗,可自行缓解。日常生活不受限。糖尿病、高血脂20年。脉搏:77次/分,血压119/72 mmHg,心率94次/分。

▶ **任务分析**

1. 护士正确为病人做出心电图(见任务一)。
2. 根据给出的心电图,能够简单分析异常值。
3. 根据心电图,给出正确的心电图诊断。

▶ **目的**

1. 熟悉各种异常心电图类型。
2. 能准确测量心电图各波段,判断正常与异常。
3. 能够简单分析异常值,给出心电图诊断。
4. 初步判断异常原因并及时通知医生。

▶ **准备**

1. **护士准备**　衣帽整洁,七步洗手,戴无菌口罩。
2. **病人准备**　向病人解释、取得配合;安置舒适体位。
3. **用物准备**　异常心电图1份(图4-2-12)、心电图分规。
4. **环境准备**　室内清洁安静,温度适宜。

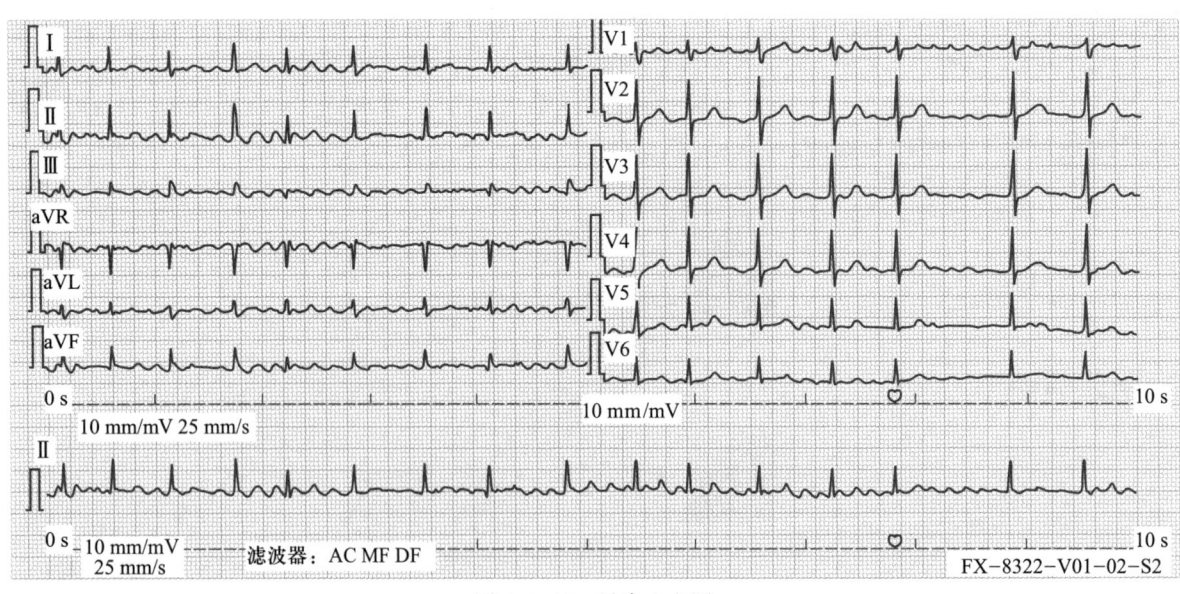

图 4-2-12　异常心电图

▶ 实施

操作步骤见表4-2-3。

表 4-2-3 异常心电图评估操作步骤

操作流程	操作步骤	沟通与说明
做心电图流程见任务一	• 注意:保证各导联连接准确性和基线平稳;心电图上标注基本信息(年龄、性别、ID),如果有症状的病人,可以在心电图上同时标注血压、血氧、症状等(心慌、憋气等不适主诉)	您好,我是您的责任护士×××,请问您有什么不舒服的?平时血压怎么样
分析异常心电图 1. 判断导联连接是否正确	• 拿到标记清楚的心电图,备好测量用的心电图分规 • aVR 导联 P 波向下,aVL 导联 P 波向上为正确连接 • 走纸速度 25 mm/s	
2. 评估心率及心律	• 窦性心律:Ⅰ、Ⅱ、aVF 导联 P 波向上,aVR 导联 P 波向下。静息状态下心率 60~100 次/分 • 窦性心动过速:频率>100 次/分,但一般<160 次/分。心电图特征:窦性 P 波,P-R 间期 ≥ 0.12 s,PP 间期短于 0.6 s • 窦性心动过缓:频率<60 次/分。心电图特征:窦性 P 波,P-R 间期大于等于 0.12 s,P-P 间期长于 1.0 s • 若出现心动过速或心动过缓还需具体判断心律失常类型	此份心电图,心率 90~100 次/分,QRS 波间期长短不一,提示为心室率不规则
3. 评估有无 P 波及形态	• 除窦性心动过缓外,可通过是否存在 P 波及 QRS 波形态判断是否为交接区或室性逸搏心律,若无 P 波,QRS 波<0.12 s,心率 40~60 次/分,考虑诊断交接区逸搏,若 QRS 宽大畸形,即 QRS 波>0.12 s,心率<40 次/分,则考虑为室性逸搏 • 房纤颤和心房扑动主要表现为快速心律失常,P 波消失,代之以 f 波,QRS 波绝对不规整为房颤;若为 F 波,规律出现,则为房扑,也有少部分因房室结传导减慢而不表现为心动过速 • P 波高尖:振幅 ≥ 0.25 mV,以 Ⅱ、Ⅲ、aVF 导联表现最为突出,为右房增大的表现 • P 波双峰:两峰时距 ≥ 0.04 s,以 Ⅰ、Ⅱ、aVL 导联明显,又称"二尖瓣型 P 波",为左房增大表现	P 波消失,代之为 f 波因此,此份心电图诊断为心房纤颤
4. 评估 QRS 波群、形态及 PR 间期	• QRS 波 R 波幅度增高提示左室高电压,病理性 Q 波幅度超过 R 波 1/4,时限大于 0.04 s,根据病理性 Q 波出现的导联判断心肌梗死或心肌病,联合 ST 段的抬高或压低对心肌缺血部位判断有提示意义,Ⅱ、Ⅲ、aVF—下壁,Ⅰ、aVL—侧壁,V₁~V₃—前间壁,V₁~V₆—前壁,V₇~V₉—后壁,V3R~V₅—右室 • 房室传导阻滞: 1. 一度房室传导阻滞:每个 P 波后均有 QRS 波群,P-R 间期成人超过 0.20 s,注意选择最长的 P-R 间期与正常值比较 2. 二度Ⅰ型房室传导阻滞称莫氏Ⅰ型或文氏型:发生于房室结,P 波规律出现,P-R 间期逐渐延长,RR 间距逐次缩短,直至心室脱漏时形成较长的 RR 间距 3. 二度Ⅱ型房室传导阻滞也称莫氏Ⅱ型:发生在房室结以下的希氏束内或以下。P 波规则,P 波后周期性地无 QRS 波群;P-R 间期固定,正常或延长,心室脱漏搏动前后的 P-R 间期不改变 4. 三度或完全性房室传导阻滞:心房与心室电活动各自独立,互不相关;P 波形态正常,但与 QRS 波群分离	

操作流程	操作步骤	沟通与说明
5. 评估 ST、T 波及形态及各波形间相互关系	• 心肌缺血心电图特征： 1. ST 段改变，包括 ST 段压低和 ST 段抬高 2. T 波改变：T 波高大直立；T 波倒立；T 波低平或双向 • 深且倒置的 T 波：对诊断心肌梗死或肥厚型心肌病尤其是心尖肥厚型心肌病有诊断意义 • T 波高尖：最常见于心肌梗死超急期或高钾血症 • 出现 U 波：常见于低钾血症	
整理用物 告知病人	整理用物 协助病人取合适体位，告知病人	您好，心电图已经评估完。您还有什么需要帮助的吗 心电图报告稍后会交给您
洗手记录	洗手并记录检查情况	

分析心电图时，应结合病人的症状、体征、曾用药、实验室检查及临床诊断，以便做出正确的心电图诊断。

▶ 自我评价

异常心电图检查评价表

▶ 问题探究

1. 什么是心律失常？

答：心律失常（arrhythmia）是由于窦房结激动异常或激动产生于窦房结以外，激动的传导缓慢、阻滞或经异常通道传导，即心脏活动的起源和（或）传导障碍导致心脏搏动的频率和（或）节律异常。心律失常的发生机制包括冲动形成的异常和（或）冲动传导的异常。按其发生原理，区分为冲动形成异常和冲动传导异常两大类。按照心律失常发生时心率的快慢，可将其分为快速性心律失常与缓慢性心律失常两大类，具体分类见图 4-2-13。

2. 房性期前收缩的心电图特征是什么？

答：房性期前收缩起源于心房的期前收缩，简称房早。心电图特征：① 提早出现的异位 P′ 波，其形态与窦性 P 波不同；② P-R 间期>0.12 s；③ 大多为不完全代偿间歇，即期前收缩前后两个窦性 P 波的间距小于正常 PP 间距的 2 倍；④ 出现的特别早的 P 波可藏于上一个 T 波中。

3. 室性心动过速的心电图特征是什么？

答：室性心动过速是三个或三个以上室性期前收缩连续出现，可为持续或非持续的。持续室速若不及时治疗，可迅速恶化为室颤。室速的心电图特征：① 3 个或以上的室性期前收缩连续出现。② QRS 波群形态宽大畸形，时限超过 0.12 秒，ST 段和 T 波方向与 QRS 波群主波方向相反。③ 心室率通常为 150~200 次 / 分，心律规则或略不规则。④ P 波与 QRS 波群无固定关系，形成室房分离，偶尔个别或所有心室激动逆传夺获心房。⑤ 有心室夺获与室性融合波：室速发作时少数室上性冲动可下传心室，产生心室夺获，表现为在 P 波之后，提前发生一次正常的 QRS 波群心室夺获及室性融合波。

4. 急性 Q 波性心肌梗死典型的心电图演变过程是什么？急性心肌梗死最具有诊断价值的心电图特征是什么？

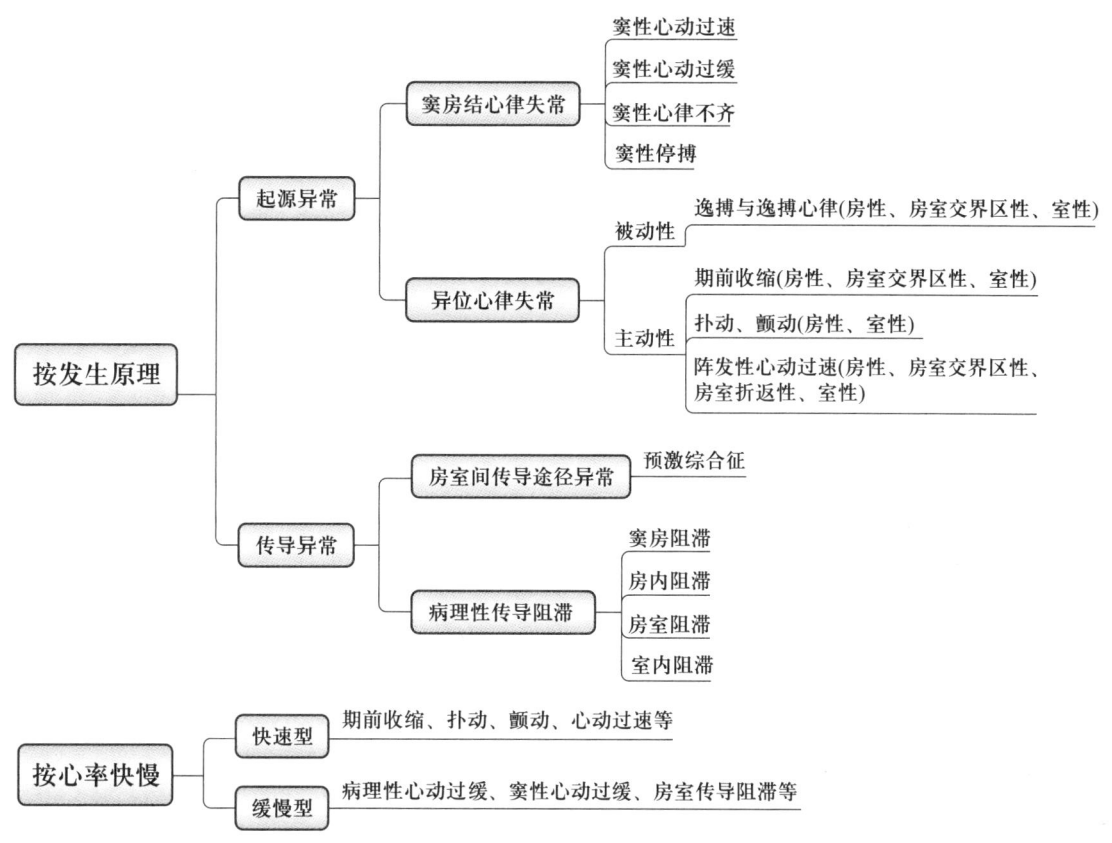

图 4-2-13　心律失常的分类

答：急性 Q 波性心肌梗死典型的心电图演变过程是起病时（急性期）面向梗死区的导联 ST 段明显抬高，呈弓背向上型，与 T 波连接呈单向曲线，R 波减低或消失，出现异常 Q 波；背向梗死区的导联则显示 R 波增高和 ST 段压低。在发病后数日至 2 周左右（亚急性期），面向梗死区的导联，ST 段逐渐恢复到基线水平，T 波变为平坦或显著倒置；背向梗死区的导联则 T 波增高。发病后数周至数月（慢性期），T 波可呈 V 形倒置，两肢对称，波谷尖锐。

急性心肌梗死最具有诊断价值的心电图特征是 ST 段抬高呈弓背向上的单向曲线。

　异常心电图检查问题测试

▶　职业精神

　"手"当其冲，为生命护航

（王晓晶）

模块五

临床常见症状评估

▬ ▸▸▸ 模块导航

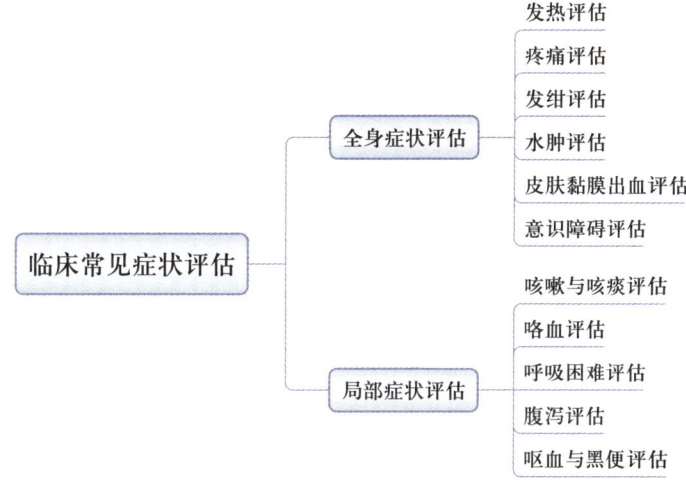

- 临床常见症状评估
  - 全身症状评估
    - 发热评估
    - 疼痛评估
    - 发绀评估
    - 水肿评估
    - 皮肤黏膜出血评估
    - 意识障碍评估
  - 局部症状评估
    - 咳嗽与咳痰评估
    - 咯血评估
    - 呼吸困难评估
    - 腹泻评估
    - 呕血与黑便评估

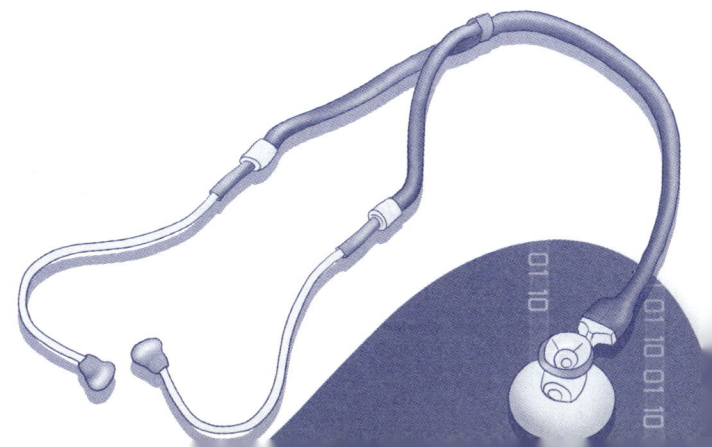

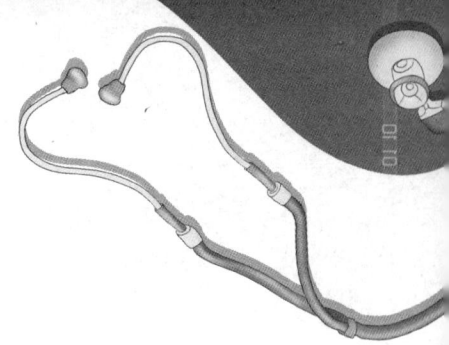

项目一
全身症状评估

任务一 发 热 评 估

发热是指机体在致热原的作用下,或各种原因所致的体温调节中枢功能紊乱,使产热增多,散热减少,体温升高超出正常范围。

▶ **病因**

发热的病因分为感染性和非感染性两大类,以前者多见。

1. **感染性发热** 各种病原体如病毒、细菌、支原体、立克次体、螺旋真菌、寄生虫等引起的感染,均可导致发热。

2. **非感染性发热** 主要有以下几类原因。

(1) 无菌性坏死物质吸收:如大面积烧伤、急性心肌梗死、恶性肿瘤等。

(2) 抗原 – 抗体反应:如风湿热、药物热、溶血反应等。

(3) 内分泌与代谢障碍:如甲状腺功能亢进、重度脱水等。

(4) 皮肤散热障碍:如广泛性皮炎、慢性心力衰竭等。

(5) 体温调节中枢功能障碍:如中暑、镇静催眠药中毒、颅脑外伤等。

(6) 自主神经功能紊乱:为功能性发热,如夏季发热、感染治愈后低热等。

▶ **发生机制**

1. **致热原性发热** 是导致发热的主要原因。致热原分为外源性致热原和内原性致热原两大类。外源性致热原包括各种微生物病原体及其产物、无菌性坏死组织、抗原 – 抗体复合物等。外源性致热原多为大分子物质,不能通过血 - 脑脊液屏障直接作用于体温调节中枢,而是通过激活血液中的中性粒细胞、嗜酸性粒细胞和单核巨噬细胞系统,使之形成并释放内源性致热原,如白介素、肿瘤坏死因子和干扰素等。内源性致热原可通过血 - 脑脊液屏障直接作用于体温调节中枢的体温调定点,从而引起发热。

2. 非致热原性发热 由于体温调节中枢直接受损或存在有引起产热过多及散热减少的疾病,影响正常体温调节过程,使产热大于散热,从而引起发热。

▶ 临床表现

1. 发热的分度 按发热高低(以口腔温度为准)可分为① 低热:37.3~38℃;② 中等热度:38.1~39℃;③ 高热:39.1~41℃;④ 超高热:41℃以上。

2. 热程 根据发热期的长短可分为急性发热和长期发热。发热病程少于 2 周者为急性发热,起病急,常见于各种急性感染;发热持续 2 周以上者为长期发热,见于伤寒、结核、结缔组织疾病、淋巴瘤等。

3. 发热的临床过程与特点 发热的临床经过一般分为三个阶段。

(1) 体温上升期:主要表现为皮肤苍白、无汗、畏寒或寒战,体温上升。特点为产热大于散热使体温上升。体温上升的方式有两种。① 骤升型:体温在数小时内达 39~40℃或以上,常伴寒战,小儿多伴有惊厥,见于疟疾、大叶性肺炎、败血症、流行性感冒、急性肾盂肾炎、输液或某些药物反应;② 缓升型:体温逐渐上升,在数日内达到高峰,多不伴有寒战,见于伤寒、结核病等。

(2) 高热期:主要表现为皮肤潮红、灼热,呼吸深快。此期寒战消失,开始出汗并逐渐增多。特点为产热与散热过程在较高水平上保持相对平衡,体温上升达高峰后保持一定时间,持续时间因病因而不同,如疟疾可持续数小时,流行性感冒可持续数天,伤寒则可持续数周。

(3) 体温下降期:主要表现为出汗多、皮肤潮湿。特点为散热大于产热,体温随病因消除而降至正常水平。体温下降的方式有两种。① 骤降型:体温于数小时内迅速降至正常,见于疟疾、急性肾盂肾炎、大叶性肺炎、输液反应等;② 渐降型:体温在数天内逐渐降至正常,见于伤寒、风湿热等。

4. 热型 热型为病人发热期间绘制于体温单上的体温曲线类型。不同病因所致发热的热型可有不同。常见热型如下。

(1) 稽留热:体温高达 39~40℃或以上,持续数天或数周,24 h 内波动范围不超过 1℃,见于伤寒、大叶性肺炎高热期。

(2) 弛张热:体温常高达 39℃以上,24 h 内波动范围超过 2℃,最低时也在正常体温水平以上,见于败血症、风湿热、重症肺结核及化脓性感染等。

(3) 间歇热:体温骤升达高峰后持续数小时,又骤降至正常水平;无热期(间歇期)可持续 1 天至数天,高热期与无热期反复交替出现,见于疟疾、急性肾盂肾炎等。

(4) 回归热:体温骤升达 39℃或以上,持续数天后又骤降至正常水平,高热期与无热期各持续若干天后规律性交替一次,见于回归热、霍奇金病、周期热等。

(5) 波状热:体温渐升至 39℃或以上,数天后又渐降至正常水平,持续数天后体温又逐渐升高,如此多次反复,故又称"反复发热",常见于布鲁氏菌病。

(6) 不规则热:发热的体温曲线无一定规律,可见于结核病、风湿热、支气管肺炎等。

▶ 准备

1. 护士准备 衣帽整洁,七步洗手,佩戴口罩。

2. 病人准备 安置舒适体位,向病人解释,取得配合。

3. 用物准备 水银体温计、血氧仪。

4. 环境准备 室内安静,空气清新,光线明亮,温度适宜,保护病人隐私。

▶ 实施

操作步骤见表5-1-1。

表5-1-1 发热评估操作步骤

操作流程	操作步骤	沟通与说明
核对解释	• 核对床号、姓名、腕带,向病人或家属解释	您好,我是护士××,请问您叫什么名字?让我核对您的腕带信息。现在我要为您量一下体温
再次核对,安置体位	• 协助病人安置舒适的体位 • 将消毒备用的体温计夹至病人腋窝,若病人腋窝多汗,需擦干净后测量	您是××吧,现在我将体温计夹至您的腋窝了,请您保持此姿势3~5 min,防止体温计脱落,您这样舒服吗
评估病人其他伴随状	• 应用血氧仪测量病人脉搏及血氧饱和度 • 观察病人有无其他异常表现,如意识障碍,小儿有无惊厥,大量出汗者有无脱水等	您知道您发热症状多久了吗?体温最高是多少?您有什么其他不舒服的症状吗
读取体温计数值	• 读取水银体温计时视线要与水银体温计内液柱的上表面相平。一手拿住水银体温计的尾部,使眼与温度计保持同一个水平,读取体温数	您的体温是37℃,脉搏是72次/分,血氧饱和度为96%,请您安静卧床休息,我现在去汇报医生进行处理,有事请您按呼叫器
整理记录汇报	• 体温计浸泡消毒 • 书写护理记录,整理病人病情,通知医生病人一般状况 • 协助医生进行处理与治疗,包括相关检查项目及结果,是否使用退热药物,是否采用其他降温措施	

▶ 相关护理诊断

1. **体温过高** 与病原体感染和/或体温调节中枢功能障碍有关。
2. **体液不足** 与体温下降期出汗过多和/或液体量摄入不足有关。
3. **营养失调:低于机体需要量** 与长期发热所致机体物质消耗增加和/或营养物质摄入不足有关。
4. **口腔黏膜受损** 与发热所致口腔黏膜干燥有关。
5. **焦虑** 与担心疾病预后不良/长期发热不愈有关。
6. 潜在并发症:意识障碍,惊厥。

▶ 自我评价

 发热评估评价表

▶ 问题探究

1. 非致热原性发热的原因包括哪些?

答:非致热原性发热的原因主要包括三类。① 体温调节中枢受损:如颅脑外伤、脑出血、脑炎、中暑等;② 合并有引起产热过多的疾病:如癫痫持续状态、甲状腺功能亢进等;③ 散热减少的疾病:如先天性汗腺缺乏症、广泛性瘢痕等。

2. 病人出现发热时,一般的处理原则是什么?

答:病人出现一般性发热时,不要急于解热,但当合并以下情况时应及时解热:① 体温过高(>39℃以上)致病人明显不适、头痛、意识障碍和惊厥者;② 恶性肿瘤病人;③ 心肌梗死或心肌劳损者;④ 妊娠

期妇女。此外,需要针对病人发热的病因、发生机制及个体情况选用适宜的解热措施。

发热评估问题测试

▶ 职业精神

坚守白衣初心,彰显战"疫"担当

（董颖越）

任务二　疼痛评估

疼痛是一种与组织损伤或潜在的损伤相关的不愉快的主观感觉和情感体验。换言之,疼痛既是一种生理感觉,又包括对这一感觉的情感反应。前者即痛觉,是个人的主观知觉体验,受性格、情绪、经验及文化背景等因素的影响;后者又称为痛反应,是机体对疼痛刺激所产生的生理及心理变化,如呼吸急促、血压升高和不愉快的情绪等。

▶ 发生机制

痛觉感受器为位于皮肤和其他组织内的游离神经末梢。各种物理、化学性刺激作用于机体达到一定程度时,受损部位的组织释放出乙酰胆碱、5-羟色胺、组胺等致痛物质,痛觉感受器受到致痛物质的刺激后发出冲动,经上行传导系统上传到大脑皮质从而产生痛觉。

▶ 临床表现

随着对疼痛的深入研究,人们对疼痛的认识已经从单一维度的症状转变为多维度的疾病,其病因繁多,临床表现也会因病因不同而有区别。这里仅对常见身体部位疼痛特点进行介绍。

1. 头痛和口腔颌面部疼痛

(1) 头痛:根据头痛病国际分类第三版(ICHD-Ⅲ,2018年),头痛可分为三类:① 原发性头痛,包括偏头痛、紧张型头痛、三叉神经自主性头痛等;② 继发性头痛,包括因头部或颈部创伤、血管疾患所致的头痛,以及感染所致的头痛等;③ 痛性脑神经病变和其他面痛及其他类型头痛。

1) 偏头痛:是一种常见的失能性发作性头痛,多为单侧,波动性疼痛是其特征性表现。一般为中度到重度疼痛,影响病人的日常活动,可伴有食欲减退、恶心、呕吐等。体力活动如行走爬楼梯会加重头痛,病人发病期间多选择卧床。

2) 紧张型头痛:是原发性头痛中最常见的类型,一般表现为双侧头部束紧样或压迫样疼痛,程度多为轻到中度,日常活动如行走不会加重头痛,可伴有厌食,一般不伴恶心或呕吐,发病机制尚不明确,应激和精神紧张是最常见的诱因。

3) 三叉神经自主性头痛:包括丛集性头痛、阵发性偏侧头痛、短暂单侧神经痛样头痛发作、持续偏侧头痛等。① 丛集性头痛:是一种最重的原发性头痛,急性起病,十余分钟头痛达高峰并可持续1 h或更长时间,头痛多局限于一侧,常见部位有眼眶、眶后、颞侧等,伴有同侧眼流泪、结膜充血、鼻塞、流涕、前额和面部出汗、瞳孔缩小、上睑下垂和/或眼睑水肿,发作具有周期性,发作期病人烦躁不安、易怒甚至行为怪异。② 阵发性偏侧头痛:固定单侧的重度头痛,位置可为眼眶、眶上和/或颞部。③ 短暂单侧神经痛样头痛发作:中度或重度的单侧头痛,发作呈单个刺痛、连续刺痛或锯齿样模式。④ 持续偏侧头痛:持续性严格单侧头痛,伴同侧结膜充血、流泪、鼻塞等。

(2) 口腔颌面部疼痛:常见的口腔颌面部急慢性疼痛综合征有三叉神经痛、脑神经痛(如舌咽神经痛、枕神经痛等)、口腔或耳鼻病变所致的疼痛(如牙髓炎、牙周炎)、颞下颌关节紊乱综合征等。这里仅介绍三叉神经痛和舌咽神经痛。

1) 三叉神经痛:最突出的特点是发作性剧烈疼痛,以反复、单侧、短暂性、电击样疼痛为特点的疾病。疼痛性质多为刀割样、针刺样、火烧样或电击样、撕裂样痛,突发突止,每次发作持续数秒到数分钟不等。疼痛局限于三叉神经分布区域,以右侧多见。疼痛程度剧烈,甚至可以影响病人讲话和进食,为缓解疼痛,病人常出现咬牙或揉搓面部的行为。约半数病人存在面部局限性皮肤敏感区,称为"触发点",在讲话、进食等面部活动触动该区域时即会引起疼痛发作。

2) 舌咽神经痛:出现在舌咽神经及迷走神经的耳支和咽支的分布区内,多以单侧短暂刺痛、突发突止为特征的疾病。

2. 躯体痛　与躯体感觉神经受到刺激有关,一般定位明确,主要可分成以下几类。

(1) 骨关节痛:可见于外伤、感染及自身免疫疾病所致的关节炎症和代谢性骨病等。骨关节炎是常见原因,其疼痛的特点为只在过度活动或使用后出现疼痛,休息后缓解;当出现滑膜炎时疼痛加重,并可出现休息痛。疼痛的发生常与气候变化有关,气压低时疼痛加重。

(2) 腰背痛:包括① 慢性腰背痛,主要是由于不正确的姿势和老化所致,表现为腰骶部的隐痛或疲劳感,疼痛程度一般不重,抬举重物时可诱发。② 急性腰背痛,俗称"闪腰",因急骤抬举重物或突然采取异常体位或腰部的直接外伤所致。一般疼痛剧烈,双侧对称出现或一侧更重,疼痛可放射至股后侧,活动受限。③ 腰椎间盘突出症:疼痛一般出现在后背、腰部及下肢,程度剧烈,咳嗽、上半身前屈或长时间立位可使疼痛加重,仰卧安静时疼痛减轻。④ 坐骨神经痛:疼痛可为钝痛或电击样等各种疼痛,腰部疼痛较为轻微,大腿和小腿部位疼痛更明显,疼痛多为持续性阵发加重,咳嗽等可使疼痛加重,卧位安静时疼痛减轻。

(3) 纤维肌痛综合征:是一种医学上的常见疾病,表现为弥漫性全身疼痛和特定肌肉组织多个解剖点的触压痛,压痛点出现在肌肉、肌腱和肌筋膜与骨膜组织的附着点。成年女性多见,常伴有焦虑、失眠、肠易激综合征等。

3. 内脏痛　与支配内脏的交感和副交感神经中与疼痛相关的神经纤维兴奋有关,定位模糊,多为钝痛。当累及躯体感觉神经时,可出现牵涉痛。根据疼痛的部位可以大致分为胸部内脏痛、腹部内脏痛、产科疼痛和盆腔疼痛。

(1) 胸部内脏痛:胸部的脏器或者相关组织结构,甚至精神因素均可导致胸痛,其疼痛表现各异。① 心源性胸痛:缺血性心肌病是最常见的原因,其疼痛特点为胸骨后手掌大小的压榨样疼痛或闷痛,可放射到背部、左侧肩膀和左侧上肢内侧。当发生心肌梗死时,疼痛更为剧烈,含服硝酸甘油无法缓解。② 主动脉源性内脏痛:常见于主动脉夹层动脉瘤,其胸痛特点为撕裂样胸、背部剧烈疼痛。③ 呼吸系统源性胸痛:肺炎累及胸膜出现胸膜炎是导致胸痛的常见原因,胸痛多位于单侧,随呼吸和咳嗽加重;肺动脉栓塞也可出现胸膜炎样疼痛,这是其特征性表现之一。④ 食管源性胸痛:典型表现为胸骨后或胸骨下发作性疼痛,呈烧灼样,多于进食后 0.5~1 h 发作,平卧位容易出现,口服抗酸剂或半卧位有助于缓解。此外,气胸、纵隔肿瘤、纵隔炎症等也可出现胸部内脏痛。

(2) 腹部内脏痛:多由腹部脏器疾病引起,也可由腹腔外疾病及全身性疾病引起。按起病缓急与病程长短,临床上一般将腹痛分为急性腹痛(即急腹症)与慢性腹痛。腹痛的病因复杂,常见的如下。① 胃肠道疾病:消化性溃疡造成的腹痛多位于剑突下,呈饥饿样、烧灼样等多种性质,具有较为明显的周期性和规律性;出现穿孔时可出现刀割样疼痛,腹痛从上腹可逐渐蔓延至全腹,可出现板状腹、全腹压痛及反跳痛等腹膜炎征象;急慢性胃炎也可出现上腹痛,性质多样,可伴有恶心、呕吐和纳差。② 肝胆疾病:肝癌中晚期的病人,因肿瘤迅速增大压迫肝被膜,可出现位于右季肋部或剑突下的间歇性或持续性钝痛;肿瘤累及横膈膜时,疼痛可放射至右肩背部。急性胆囊炎、胆道结石和胆道蛔虫均可导致胆绞痛,其特点为中上腹或右上腹部剧烈疼痛,持续存在或阵发性加重,可放射到右肩背部;其中胆结石多为痉挛性腹痛,并进行性加重;胆道蛔虫为"钻顶样"绞痛,伴大汗、辗转不安。③ 胰腺疾病:急性胰腺炎所致的腹痛多有暴饮暴食、大量饮酒等诱因,表现为急性发作的右上腹剧烈疼痛,可放射到右肩部,疼痛的性质和程度与病情的严重程度有关,屈曲抱膝位有助于缓解腹痛。胰腺癌晚期也可出现腹痛,且是晚期最常见和严重的症状,表现为上腹部和脐上呈束带样的疼痛,仰卧位加重,弯腰或前倾坐位或侧卧位时减轻;当肿瘤侵犯到腹膜后神经组织时可引起与体位相关的腰背痛。④ 泌尿系统疾病:急性尿路梗阻导致输尿管扩张或输尿管结石嵌顿导致输尿管平滑肌强烈收缩痉挛可引发肾绞痛,典型表现为腰部和上腹部绞痛,程度剧烈,阵发性加重,可伴镜下血尿、恶心、呕吐等。肾癌也可引起腹痛,一般位于腰部,为持续性钝痛,当肿瘤侵入神经或腰椎时可致剧烈疼痛。其他导致腹部疼痛的原因还有腹主动脉瘤、脊柱病变和功能性腹痛综合征等。

(3) 分娩痛:是分娩初期的最主要表现。第一产程的疼痛来自子宫收缩和宫颈扩张,属于内脏痛,特点是钝痛,定位模糊。第二和第三产程的疼痛源于产道持续扩张和(或)裂伤,定位于阴道和会阴部,为锐痛,属于躯体痛的范畴。

(4) 盆腔痛:大多是由于妇科疾病所致,根据发病的急缓与病程可分为急性盆腔痛和慢性盆腔痛。慢性盆腔痛是多数育龄妇女的常见症状。

▶ 准备

1. **护士准备** 衣帽整洁,七步洗手,佩戴口罩。
2. **病人准备** 安置舒适体位,向病人解释,取得配合。
3. **用物准备** 疼痛量表。
4. **环境准备** 室内安静,空气清新,光线明亮,温度适宜,保护病人隐私。

▶ 实施

操作步骤见表5-1-2。

表5-1-2 疼痛评估操作步骤

操作流程	操作步骤	沟通与说明
核对解释	• 核对床号、姓名、腕带,向病人或家属解释	您好,我是护士××,请问您叫什么名字? 让我核对您的腕带信息
再次核对,安置体位	• 协助病人安置舒适体位,确保病人的安全	您是××吧,请问您疼痛的部位是哪里呢? 从什么时候开始疼痛的? 可以形容一下是怎么样的疼痛吗
评估病人疼痛的程度	• 应用视觉模拟评分法(VAS评分)评估病人的疼痛程度	如果0分代表无痛,10分代表最剧烈的疼痛,您为您的这次疼痛打几分
整理记录汇报	• 通知医生,告知病人一般情况 • 协助医生进行处理与治疗,包括相关检查项目及结果,是否使用止痛药,以及是否采用其他止痛措施及疗效,书写护理记录	那您卧床休息一会,我给您拉上床挡,请医生过来看您。有事请您按呼叫器

▶ 相关护理诊断

1. **急性/慢性疼痛** 与各种伤害性刺激作用于机体引起的不适有关。
2. **睡眠型态紊乱** 与疼痛有关。

3. **焦虑** 与疼痛频繁发作有关；与长期慢性疼痛有关。
4. **恐惧** 与剧烈疼痛有关。

▶ 自我评价

疼痛评估评价表

▶ 问题探究

1. 临床中常用的疼痛评估方法包括哪些？

答：(1) 语言评分法(VRS)：即主诉疼痛程度分级法,描述疼痛强度的词汇口述表达如下。① 无痛；② 轻度疼痛：有疼痛但可忍受,生活正常,不影响睡眠；③ 中度疼痛：疼痛明显,不能忍受,要求服用镇痛药物,影响睡眠；④ 重度疼痛：剧烈疼痛,不能忍受,需用镇痛药物,影响睡眠和生活,可伴自主神经紊乱或被动体位。

(2) 视觉模拟评分法(VAS)：在纸上面划一条 10 cm 的横线,横线的一端为 0,表示无痛；另一端为 10,表示剧痛(图 5-1-1)；中间部分表示不同程度的疼痛。让病人根据自我感受的疼痛程度在横线上划一标记,表示疼痛的程度。轻度疼痛<3 cm,中度疼痛 3~6 cm,重度疼痛>6 cm。

(3) 数字等级评定量表(NPRS)：用 0~10 数字的刻度标示出疼痛的强度等级(图 5-1-2),具体疼痛程度标准为：① 0 分为无痛；② ≤3 分为轻度疼痛,病人有轻微的疼痛,但可忍受；③ 4~6 分为中度疼痛,病人疼痛感明显并影响睡眠,尚能忍受；④ 7~10 分为重度疼痛,病人有强烈的疼痛感,影响进食、睡眠,不可忍受。

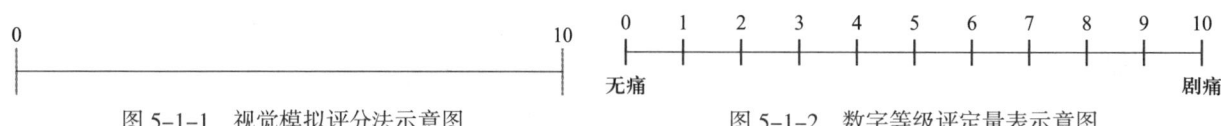

图 5-1-1 视觉模拟评分法示意图　　图 5-1-2 数字等级评定量表示意图

(4) 面部表情疼痛评分修订版量表(FPS-R)：较为简单直观,进行疼痛评估时请病人选择一张最能体现其疼痛的脸谱(图 5-1-3),特别适用于急性疼痛者、老人、儿童、文化程度较低者、表达能力丧失者及认知功能障碍者。

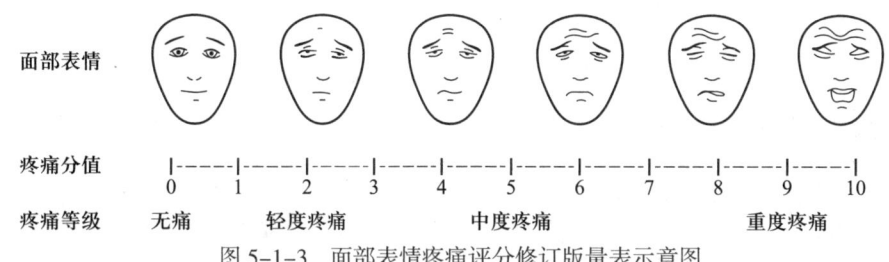

图 5-1-3 面部表情疼痛评分修订版量表示意图

2. 疼痛的性质有哪些？

答：胀痛、钝痛(隐痛)、刀割样(刺痛)、绞痛、抽搐痛、烧灼痛、麻痛、撕裂痛、闷痛、压榨样疼痛等。

疼痛评估问题测试

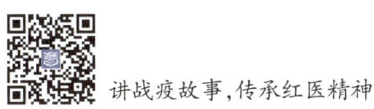
任务三 发绀评估

发绀,又称紫绀,是指血液中脱氧血红蛋白增多或血中含有异常血红蛋白衍生物所致的皮肤黏膜青紫,于皮肤较薄、色素较少和毛细血管较丰富的末梢部位,如舌、口唇、鼻尖、面颊和甲床等处较明显。休克者发绀较轻,易被忽视(图5-1-4)。

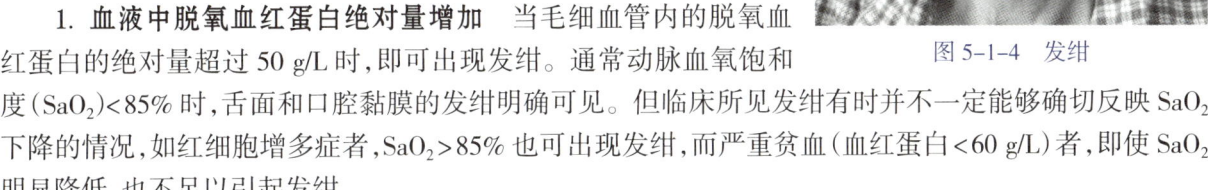

图5-1-4　发绀

▶ 发生机制

发绀是由于血液中血红蛋白氧合不全所致,发生机制主要有以下两个方面:

1. 血液中脱氧血红蛋白绝对量增加　当毛细血管内的脱氧血红蛋白的绝对量超过 50 g/L 时,即可出现发绀。通常动脉血氧饱和度(SaO_2)<85% 时,舌面和口腔黏膜的发绀明确可见。但临床所见发绀有时并不一定能够确切反映 SaO_2 下降的情况,如红细胞增多症者,SaO_2>85% 也可出现发绀,而严重贫血(血红蛋白<60 g/L)者,即使 SaO_2 明显降低,也不足以引起发绀。

2. 血液中存在异常血红蛋白衍生物　血液中含有高铁血红蛋白、硫化血红蛋白等异常血红蛋白时,会使部分血红蛋白失去携氧能力。当血液中的高铁血红蛋白达 30 g/L,硫化血红蛋白达 5 g/L 时,可使皮肤黏膜类似发绀色,属于发绀的范畴。

▶ 临床表现

1. 血液中脱氧血红蛋白增加　也称真性发绀,根据其病因不同可分为中心性发绀、周围性发绀和混合性发绀。

(1) 中心性发绀:由于心、肺疾病导致 SaO_2 降低引起的发绀。包括① 肺性发绀:由于呼吸功能不全、肺氧合作用不足所致。常见于各种严重的呼吸系统疾病,如呼吸道阻塞、肺炎、阻塞性肺气肿、弥漫性肺间质纤维化、肺淤血、肺水肿、急性呼吸窘迫综合征、肺栓塞、原发性肺动脉高压等。② 心性混合性发绀:由于心与大血管间有异常通道,使部分静脉血未经肺氧合即经异常通道流入体循环动脉血液中,当分流量超过心排血量的 1/3 时,即可出现发绀。常见于发绀型先天性心脏病,如法洛四联症、艾森门格综合征等。

中心性发绀表现的特点为全身性发绀,除四肢与颜面外,也可见于舌、口腔黏膜和躯干皮肤。发绀部位皮肤温暖,常伴有杵状指(趾)及红细胞增多。

(2) 周围性发绀:由于周围循环血流障碍所致,可分为① 淤血性周围性发绀:因体循环淤血、周围血流缓慢,组织消耗过多的氧所致。常见于右心衰竭、渗出性心包炎心脏压塞、缩窄性心包炎、血栓性静脉炎、上腔静脉阻塞综合征、下肢静脉曲张等。② 缺血性周围性发绀:因循环血量不足、心排血量减少和局部血流障碍,引起周围组织缺血、缺氧所导致。常见于严重休克、暴露于寒冷环境中和血栓闭塞性脉管炎、雷诺病、肢端发绀症、冷球蛋白血症等。

周围性发绀的特点为肢体末端与下垂部位发绀,如肢端、耳垂与鼻尖,发绀部位皮肤温度低,按摩或加温后发绀可消失。

(3) 混合性发绀:中心性发绀与周围性发绀并存。常见于心力衰竭或心肺疾病合并周围循环衰竭者。

2. 血液中存在异常血红蛋白衍生物

(1) 高铁血红蛋白血症:包括先天性和后天获得性。后天获得性高铁血红蛋白血症以各种化学物质或药物中毒所致者多见。当血中高铁血红蛋白量达到 30 g/L 时,即可出现发绀。常见于苯胺、硝基苯、伯氨喹、亚硝酸盐、磺胺类等中毒。由于大量进食含亚硝酸盐的变质蔬菜而引起的中毒性高铁血红蛋白血症,也可出现发绀,称"肠源性青紫症"。

高铁血红蛋白血症发绀的特点为急骤出现,暂时性,病情危重,经氧疗青紫不减,静脉血呈深棕色,静脉注射亚甲蓝或大量维生素 C 可使青紫消退。分光镜检查可证明血中高铁血红蛋白的存在。

(2) 硫化血红蛋白血症:为后天获得性。服用含硫药物或化学品后,使血液中硫化血红蛋白达到 5 g/L 时即可发生发绀。但一般认为本病病人须同时有便秘或服用含硫药物在肠内形成大量硫化氢为先决条件。

硫化血红蛋白血症发绀的特点为发绀持续时间长,可达数月以上,血液呈蓝褐色,即使将病人血液与空气充分接触,仍然不能变为鲜红色。

▶ 准备

1. **护士准备** 衣帽整洁,七步洗手,佩戴口罩。
2. **病人准备** 安置舒适体位,向病人解释,取得配合。
3. **用物准备** 血氧仪、吸氧装置。
4. **环境准备** 室内安静,空气清新,光线明亮,温度适宜,保护病人隐私。

▶ 实施

操作步骤见表5-1-3。

表 5-1-3 发绀评估操作步骤

操作流程	操作步骤	沟通与说明
核对解释	• 核对床号、姓名、腕带,向病人或家属解释	您好,我是护士××,请问您叫什么名字?让我核对您的腕带信息
再次核对,安置体位	• 协助病人安置舒适体位,确保病人的安全	您是××吧,请问您出现此症状多久了?还有其他不舒服的地方吗?您之前有吃过什么药物或食物吗
评估病人其他伴随症状	• 应用血氧仪测量病人的血氧饱和度 • 正确安装吸氧装置 • 观察病人发绀面积,有无杵状指及有无其他异常表现,如呼吸困难等	您的血氧饱和度为××,我为您吸上氧气,您看您症状能不能较前有所缓解。那您躺好,我来看看您发绀的面积及情况
整理记录汇报	• 通知医生,汇报病人的一般状况 • 协助医生进行处理与治疗,包括相关检查项目及结果,是否使用药物,是否采用其他措施及疗效	那您卧床休息一会,我给您拉上床挡,我请医生过来看您。有事请您按呼叫器

▶ 相关护理诊断

1. **活动无耐力** 与肺功能不全所致低氧血症有关。
2. **气体交换障碍** 与心功能不全所致肺淤血有关;与肺部疾病所致氧合作用不足有关。

3. **低效型呼吸型态** 与呼吸系统疾病所致肺泡通气、换气、弥散功能障碍有关。

4. **焦虑/恐惧** 与缺氧所致呼吸困难有关。

▶ 自我评价

发绀评估评价表

▶ 问题探究

1. 中心性发绀与周围性发绀的鉴别诊断有哪些方面?

答:中心性发绀与周围性发绀的鉴别诊断见表5-1-4。

表5-1-4 中心性发绀与周围性发绀的鉴别诊断

	中心性发绀	周围性发绀
原因	严重呼吸系统疾病 发绀性先天性心脏病	静脉淤血 动脉缺血
临床表现	除四肢与颜面部外,还累及黏膜与躯干的皮肤 发绀部位皮肤温暖 局部加温或按摩发绀不消失	多发生于肢体末梢与下垂部位,如手指皮肤、鼻尖及耳郭等处 发绀部位皮肤温度低、发凉 局部加温或按摩发绀可消失

2. 发绀的常见伴随症状有哪些?

答:① 呼吸困难:见于心、肺疾病;② 杵状指(趾):见于发绀型先天性心脏病、肺动脉高压;③意识障碍:见于急性药物或化学物质中毒、休克、呼吸衰竭、严重心功能不全等。

发绀评估问题测试

▶ 职业精神

遵"伦"循"道",呵护生命

(董颖越)

任务四 水 肿 评 估

水肿是指人体组织间隙过量积液而引起的组织肿胀(图5-1-5)。根据波及的范围分为全身性水肿与局部性水肿。液体在组织间隙内弥漫性分布时,称全身性水肿;液体积聚在局部组织间隙时,称局部性水肿。

若皮肤水肿,指压后出现凹陷者,称为凹陷性水肿;若皮肤水肿,伴皮肤苍白、干燥,指压后无凹陷者,称为非凹陷性水肿。组织间隙内液体积聚量较少,体格检查时不易发现,称为隐性水肿;当组织间隙内液体积聚量达4~5 kg以上时,外观和指压凹陷明显,称为显性水肿。液体积聚在体腔内称为积液,如胸腔积液、腹水、心包积液等,是水肿的特殊形式。通常所说的水肿不包括脑水肿、肺水肿等内脏器官的局部水肿。

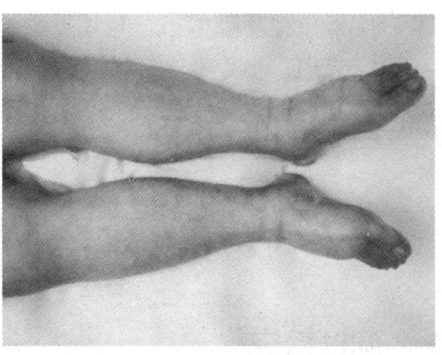

图 5-1-5　水肿

▶　发生机制

正常人体组织间隙液体量相对恒定,主要通过血管内外和机体内外液体交换的平衡维持稳定。

1. 血管内外液体交换失衡　正常情况下,血管内外液体交换的平衡由促使液体滤出毛细血管的毛细血管内静水压和组织液渗透压,以及促使液体回流至毛细血管的血浆胶体渗透压和组织液静水压决定。当这些因素发生障碍时,可引起组织间液生成过多或回吸收过少,形成水肿。① 毛细血管静水压增高:如充血性心力衰竭等;② 毛细血管壁通透性增高:如局部炎症或过敏;③ 血浆胶体渗透压降低,通常继发于低蛋白血症,如肾病综合征等;④ 淋巴液或静脉回流受阻:如丝虫病或静脉栓塞等。

2. 体内外液体交换失衡　正常人主要通过肾小球滤过和肾小管重吸收来维持体内外液体的平衡。当肾小球滤过率减少和(或)肾小管重吸收增强致使肾排水和排钠减少时,可因水钠潴留导致水肿。

▶　临床表现

不同疾病引起的水肿,其初发部位、扩展过程和分布特点各有不同。

1. 全身性水肿

(1) 心源性水肿:常见于右心衰竭、缩窄性心包炎。水肿特点为首先出现于身体下垂部位,能起床活动者,最早出现于踝内侧,经常卧床者则最早出现于腰骶部;活动后明显,休息后减轻或消失。水肿为对称性、凹陷性。常伴有右心衰竭的临床表现,如颈静脉怒张、肝大、肝颈静脉回流征阳性,严重者可出现胸腔积液、腹水、心包积液等。

(2) 肾源性水肿:常见于各型肾炎和肾病。水肿的特点为晨起时眼睑与颜面水肿,以后可发展为全身水肿。常伴有高血压、尿常规异常、肾功能损害等表现。肾病综合征病人常呈中度或重度水肿,指压凹陷明显,常伴有浆膜腔积液。

(3) 肝源性水肿:常见于失代偿期肝硬化。水肿的特点是以腹水为主要表现,全身水肿较轻。若病人长时间保持坐位或立位,或因其他原因致使下肢静脉明显淤血,下肢可出现明显水肿。颜面部和上肢常无水肿。常有肝功能减退及门静脉高压的表现。

(4) 营养不良性水肿:常见于长期慢性消耗性疾病、营养缺乏蛋白丢失过多等所致的低蛋白血症者。其特点为水肿分布多从组织疏松处开始,然后扩展至全身,以低垂部位明显。水肿发生前常有消瘦、体重减轻等表现。

(5) 黏液性水肿:常见于甲状腺功能减退者。其特点为非凹陷性水肿,以口唇、眼睑及下肢胫骨前较明显。

(6) 经前期紧张综合征:其特点为多于月经前 7~14 天出现眼睑、踝部、手部轻度水肿,可伴有乳房胀痛及盆腔沉重感。月经来潮后消退。

(7) 药物性水肿:由肾上腺皮质激素、雄激素、雌激素、胰岛素等药物应用引起水钠潴留所致。水肿于用药后发生,停药后消退,主要表现为下肢或颜面部水肿,重者出现全身性水肿。

(8) 特发性水肿:主要见于育龄期妇女,原因不明,可能与内分泌功能失调导致毛细血管通透性增加及直立体位的反应异常有关。水肿常发生在身体下垂部位,多在晚间出现下肢水肿,休息后减轻或消失,可伴有自主神经功能紊乱的表现。

(9) 其他:包括醛固酮增多症等内分泌系统疾病所引起的水肿,以及因环境、体质及体位因素等引起的功能性水肿,如老年性水肿、旅行者水肿、长期站立位所引起的水肿等。

2. 局部性水肿　由于局部静脉、淋巴回流受阻或毛细血管壁通透性增加等所致。常见于局部炎症或过敏、肢体静脉血栓形成、血栓性静脉炎、上下腔静脉阻塞综合征及丝虫病等。

▶ **准备**

1. **护士准备**　衣帽整洁,七步洗手,佩戴口罩。
2. **病人准备**　安置舒适体位,向病人解释,取得配合。
3. **用物准备**　手套、尺子、记号笔。
4. **环境准备**　室内安静,空气清新,光线明亮,温度适宜,保护病人隐私。

▶ **实施**

操作步骤见表5-1-5。

表 5-1-5　水肿评估操作步骤

操作流程	操作步骤	沟通与说明
核对解释	• 核对床号、姓名、腕带,向病人或家属解释	您好,我是护士××,请问您叫什么名字? 让我核对您的腕带信息
再次核对,安置体位	• 协助病人安置舒适体位,确保病人的安全	您是××吧,您躺好,我来看看您水肿的面积及情况
评估病人水肿情况及有无其他伴随症状	• 观察水肿部位、面积 • 按压皮肤水肿部位有无凹陷 • 观察水肿部位皮肤情况,如有无破溃、感染、渗液等 • 观察病人有无颈静脉怒张、肝大等伴随症状	您知道您水肿情况有多久了吗? 水肿后体重有无变化? 尿量有无减少? 您以前都有什么疾病史? 您有什么其他不舒服的症状吗
整理记录汇报	• 通知医生,告知病人一般状况 • 协助医生进行处理与治疗,包括相关检查项目及结果,是否应用利尿剂,药物的名称、给药途径、剂量、疗效与不良反应,是否采取其他措施	那您卧床休息一会,我给您拉上床挡,我请医生过来看您。有事请您按呼叫器

▶ **相关护理诊断**

1. **体液过多**　与右心功能不全/肾疾病等所致水钠潴留有关。
2. **皮肤完整性受损/有皮肤完整性受损的危险**　与水肿所致组织、细胞营养不良有关。
3. **活动无耐力**　与胸腔积液、腹水所致呼吸困难有关;与心功能不全所致容量负荷过重有关。
4. 潜在并发症:急性肺水肿。

▶ **自我评价**

 水肿评估评价表

▶ **问题探究**

1. 水肿的伴随症状有哪些?

答:(1) 伴肝大:心源性、肝源性、营养不良性,同时存在颈静脉怒张者为心源性;

(2) 伴重度蛋白尿:肾源性;

(3) 伴呼吸困难与发绀:心脏病、上腔静脉阻塞综合征;

(4) 与月经周期有关:经前期紧张综合征;

(5) 伴消瘦、体重减轻:营养不良。

2. 心源性水肿与肾源性水肿的鉴别要点是什么?

答:见表 5-1-6

表 5-1-6　心源性与肾源性水肿的区别

鉴别点	心源性水肿	肾源性水肿
开始部位	从足部开始,向上延及全身	从眼睑、颜面开始而延及全身
进展速度	较缓慢	常迅速
水肿性质	比较坚实,移动性小	软而移动性大
伴随病征	伴有心功能不全病征,如心脏增大、心杂音、肝大、静脉压升高等	伴有其他肾疾病,如高血压、蛋白尿、血尿、管型尿、眼底改变等

水肿评估问题测试

▶ 职业精神

草原上的好额吉——云曙碧

(董颖越)

任务五　皮肤黏膜出血评估

皮肤黏膜出血是指由于机体止血与凝血功能障碍所引起的自发性或轻微外伤后出血,血液淤积于皮肤或黏膜下组织。

▶ 发生机制

正常情况下,人体的出凝血功能处于动态平衡中。若机体的止血凝血功能不足或抗凝系统功能亢进,均可引起皮肤黏膜出血。

1. 血管壁功能异常　正常情况下,血管受损后可引起血管壁内的平滑肌反射性收缩,使血流变慢,以利于止血。当血管,尤其是毛细血管壁存在结构异常或收缩功能障碍时,可导致皮肤黏膜出血。① 先天性因素:常见于遗传性出血性毛细血管扩张症、血管性假性血友病、先天性结缔组织发育不全综合征;② 获得性因素:常见于过敏性紫癜、药物过敏性紫癜、机械性紫癜、自身免疫性疾病、维生素 C 或维生素 PP 缺乏等。

2. 血小板数量及功能异常　血小板在止血过程中起重要作用。血管损伤后,损伤处的血小板相互黏附与聚集,形成白色血栓阻塞伤口。活化的血小板可释放血小板因子等进一步参与止血凝血过程。因此,血小板数量或功能的异常,均可引起皮肤黏膜出血。常见于:① 各种原发性和继发性血小板减少症,如再生障碍性贫血、特发性血小板减少性紫癜、药物免疫性血小板减少性紫癜、感染、脾切除后等;② 血小板功能异常,如继发于药物、尿毒症、肝病、骨髓增殖性疾病等所致的血小板功能异常。

3. 凝血因子缺乏或功能不足 血管破损后,凝血因子被激活形成一系列的酶促反应达到凝血。任何一个凝血因子缺乏或功能不足均可引起凝血障碍,导致皮肤黏膜出血。① 先天性凝血障碍:常见于遗传性因素,如血友病、凝血因子缺乏等;② 继发性凝血障碍:如严重肝病、尿毒症、维生素 K 缺乏等。

4. 抗凝物质增多或纤溶亢进 如抗凝药物治疗过量、原发性纤溶亢进、弥散性血管内凝血所致的继发性纤溶亢进。

▶ 临床表现

根据皮肤黏膜出血范围大小可分为以下几种类型。

1. 出血点 直径不超过 2 mm 的皮肤黏膜出血,又称瘀点;大多如针头大小,可出现于全身各部位,尤其多见于四肢和躯干下部。出血点通常不高出皮面,按压后不褪色;早期呈暗红色,1 周左右可被完全吸收。出血点常见于血小板减少或功能异常。

2. 紫癜 直径 3~5 mm 的皮下出血,其特点与出血点基本相同,常见于血小板减少。

3. 瘀斑 直径 5 mm 以上的皮肤片状出血,常见于肢体易摩擦和磕碰的部位和针刺处,一般不高出皮面,按压不褪色,初期呈暗红色或紫色,逐渐转为黄褐色、黄色或黄绿色,2 周左右可被完全吸收。瘀斑常提示血管壁缺陷和凝血障碍,大片瘀斑见于严重凝血障碍性疾病、纤维蛋白溶解亢进及严重血小板减少或功能异常。

4. 皮下血肿 片状出血并伴有局部皮肤明显隆起,常见于严重凝血障碍性疾病,如血友病。

临床上,不同类型的出血可同时存在。如血小板减少所致的出血可同时存在出血点、紫癜和瘀斑、牙龈出血、血尿、黑便、月经量多等表现,严重者可导致脑出血。血管壁功能异常所致的出血主要表现为皮肤黏膜的出血点、瘀斑。

▶ 准备

1. **护士准备** 衣帽整洁,七步洗手,佩戴口罩。
2. **病人准备** 安置舒适体位,向病人解释,取得配合。
3. **用物准备** 手套、尺子、记号笔、手电。
4. **环境准备** 室内安静,空气清新,光线明亮,温度适宜,保护病人隐私。

▶ 实施

操作步骤见表 5-1-7。

表 5-1-7 皮肤黏膜出血评估操作步骤

操作流程	操作步骤	沟通与说明
核对解释	• 核对床号、姓名、腕带,向病人或家属解释	您好,您能听到我说话吗?我是护士 ××,请问您叫什么名字?让我核对您的腕带信息
再次核对,安置体位	• 协助病人安置舒适体位,确保病人的安全	您是 ×× 吧,您躺好,我来看看您皮肤的情况
评估病人皮肤黏膜出血的情况及有无其他伴随症状	• 观察皮肤黏膜出血的部位、面积及性质 • 观察皮肤黏膜出血部位皮肤情况,如有无破溃、感染、出血等	您知道您皮肤黏膜出血情况有多久了吗?是怎么导致的?多久能消退呢?您以前都有什么疾病史与家族史?您还有什么其他不舒服的症状吗

操作流程	操作步骤	沟通与说明
整理记录汇报	• 通知医生,告知病人一般状况 • 协助医生进行处理与治疗,包括相关检查项目及结果,是否应用止血药物或其他药物,是否采用其他措施	那您卧床休息一会,我给您拉上床挡,我请医生过来看您。有事请您按呼叫器

▶ **相关护理诊断**

1. **有出血的危险**　与血小板减少、凝血因子缺乏、血管壁异常有关。
2. **活动无耐力**　与出血多所致血容量减少有关。
3. **恐惧**　与皮肤黏膜出血所致情绪改变有关。
4. **皮肤完整性受损**　与大片瘀斑导致皮肤的组织结构破坏有关。
5. 知识缺乏:缺乏预防皮肤黏膜出血的相关知识。

▶ **自我评价**

皮肤黏膜出血评价表

▶ **问题探究**

问题:皮肤黏膜出血的相关实验室检查包括哪些?

答:① 外周血检查。② 骨髓细胞学检查。③ 凝血功能检查:包括凝血酶原时间(PT)、部分活化凝血酶原时间(APTT)、凝血酶凝集时间(TT)。④ 纤溶系统检测:纤维蛋白原定量测定,小于正常值(半定量<1.6 g/L、全定量<2 g/L)提示纤维蛋白原生成减少或消耗过多;硫酸鱼精蛋白副凝试验(3 P)阳性,提示纤维蛋白溶解增多;纤维蛋白降解产物(FDP)测定,增加意义同3 P实验。⑤ 毛细血管脆性试验:将血压袖带扎在肘动脉上方,加压至收缩压与舒张压之间5 min,松开后肘关节直径内5 cm出血点>10个为阳性。

皮肤黏膜出血问题测试

▶ **职业精神**

琴韵莲心,上善若水

(董颖越)

任务六　意识障碍评估

意识障碍是指个体对周围环境及自身状态的识别和觉察能力发生障碍的一种精神状态。任何原因引起高级神经中枢功能损害时,均可出现意识障碍,表现为对自身及外界环境的感知力、理解力、注意力、记忆力、定向能力、思维、情感和行为等精神活动不同程度的异常。

▶ 病因

1. 颅内疾病

(1) 感染性疾病:各种脑炎、脑膜炎、脑脓肿等。

(2) 非感染性疾病:包括① 脑血管疾病,如脑出血、脑栓塞、脑血栓形成、蛛网膜下腔出血等;② 脑肿瘤;③ 脑外伤,如脑挫裂伤、脑震荡、颅骨骨折等;④ 癫痫。

2. 颅外疾病

(1) 重症感染:败血症、伤寒、中毒性肺炎、中毒性菌痢等。

(2) 内分泌与代谢障碍:甲状腺危象、甲状腺功能减退、糖尿病酮症酸中毒、低血糖性昏迷、肝性脑病、尿毒症等。

(3) 心血管疾病:急性心肌梗死、心律失常所致的 Adams–Stokes 综合征、严重休克等。

(4) 中毒:镇静催眠药、有机磷杀虫药、乙醇、一氧化碳、氰化物等中毒。

(5) 物理性及缺氧性损害:触电、高温中暑、日射病和高山病等。

▶ 发生机制

意识由意识内容与其"开关"系统组成。意识的"开关"系统包括经典的感觉传导路径(特异性上行投射系统)及脑干网状结构(非特异性上行投射系统)。意识"开关"系统激活大脑皮质并使之维持一定水平的兴奋性,使机体处于觉醒状态。意识内容即大脑皮质的功能活动,包括记忆、思维、理解、定向和情感等精神活动,以及通过视、听、语言和复杂运动等与外界保持密切联系的能力。意识内容是在觉醒状态的基础上产生。因此,清醒的意识活动有赖于大脑皮质和皮质下网状结构功能的完整性,任何原因导致大脑皮质弥漫性损害或脑干网状结构损害,使意识内容改变或觉醒状态减弱,均可发生意识障碍。

▶ 临床表现

1. 以觉醒状态改变为主的意识障碍

(1) 嗜睡:为程度最轻的意识障碍。病人处于持续睡眠状态,可被唤醒,醒后能正确回答问题和作出各种反应,当刺激停止后很快又入睡。

(2) 昏睡:是病理性的嗜睡状态。病人处于熟睡状态,一般的外界刺激不易唤醒,须经压迫眶上神经、摇动身体等强烈刺激方能被唤醒,但很快又入睡。醒时答话含糊或答非所问。

(3) 昏迷:为最严重的意识障碍,按程度不同又可分为三个阶段。① 轻度昏迷:意识大部分丧失,无自主运动,对声、光刺激无反应,对疼痛刺激尚可出现痛苦表情或肢体退缩等防御反应,角膜反射、瞳孔对光反射、眼球运动和吞咽反射可存在,生命体征无明显异常。② 中度昏迷:对周围事物及各种刺激均无反应,对强烈疼痛刺激可有防御反应。角膜反射减弱,瞳孔对光反射迟钝,无眼球运动,可有生命体征轻度异常及不同程度排便排尿功能障碍。③ 深度昏迷:意识完全丧失,全身肌肉松弛,对各种刺激全无反应,眼球固定,瞳孔散大,深反射和浅反射均消失,生命体征明显异常,排便排尿失禁或出现去大脑强直。

2. 以意识内容改变为主的意识障碍

（1）意识模糊：为程度深于嗜睡的一种意识障碍。病人能保持简单的精神活动，但对时间、地点、人物的定向能力发生障碍。

（2）谵妄：是一种以兴奋性增高为主的高级神经中枢急性功能失调状态。急性起病，表现为意识模糊、定向力丧失、注意涣散、言语增多、思维不连贯。病人常有错觉和幻觉，并因此使其紧张、恐惧和兴奋不安，大喊大叫，甚至发生冲动攻击行为。症状可持续数小时至数天，个别可持续更长时间。病情于夜间加重，白天减轻。谵妄常见于急性感染高热期、某些药物中毒、代谢障碍、循环障碍或中枢神经系统疾病等。

▶ 准备

1. **护士准备**　衣帽整洁，七步洗手，佩戴口罩。
2. **病人准备**　安置舒适体位，向病人家属解释，取得配合。
3. **用物准备**　格拉斯哥昏迷评分量表（GCS）。
4. **环境准备**　室内安静，空气清新，光线明亮，温度适宜，保护病人隐私。

▶ 实施

操作步骤见表5-1-8。

表5-1-8　意识障碍评估操作步骤

操作流程	操作步骤	沟通与说明
核对解释	• 核对床号、姓名、腕带，向病人或家属解释	您好，您能听到我讲话吗？我是护士××，您叫什么名字？让我核对您的腕带信息
再次核对，安置体位，测量病人生命体征	• 协助病人安置舒适体位，确保病人的安全 • 根据医生的医嘱予病人床旁心电监护	您是××吧，您知道您在哪里吗？您的年纪是多大？您知道今天的日期吗？您知道我是谁吗？您还有什么其他不舒服的症状吗
评估病人意识障碍特点及严重程度	• 应用格拉斯哥昏迷评分量表对意识障碍程度行评测	
整理记录汇报	• 协助医生评估病人的一般状况 • 协助医生进行处理与治疗，包括相关检查项目及结果，是否应用相关药物，是否采用其他措施	

▶ 相关护理诊断

1. **急性意识障碍**　与脑出血、肝性脑病等有关。
2. **清理呼吸道无效**　与意识障碍所致咳嗽、吞咽反射减弱或消失有关。
3. **口腔黏膜受损**　与意识障碍所致丧失自理能力及唾液分泌减少有关。
4. **排尿障碍**　与意识丧失所致排尿功能障碍有关。
5. **排便失禁**　与意识丧失所致排便功能障碍有关。
6. **有营养失调的危险/营养失调：低于机体需要量**　与意识障碍不能正常进食有关。
7. **有受伤的危险**　与意识障碍所致躁动不安、自我防护能力下降等有关。
8. **有皮肤完整性受损的危险**　与意识障碍所致自主运动消失有关；与意识障碍所致排尿、排便失禁有关。

9. **有感染的危险** 与意识障碍所致咳嗽、吞咽反射减弱或消失有关；与侵入性导尿装置有关。

10. **照顾者角色紧张** 与照顾者角色负荷过重有关。

▶ 自我评价

意识障碍评估评价表

▶ 问题探究

问题：昏迷评分是对意识障碍病人进行定量评估的临床工具，具有临床指征量化、简便易行、重复性好等优势，目前临床常用的昏迷评分量表有哪些？

答：(1) 格拉斯哥昏迷评分量表(GCS)是由英国格拉斯哥大学的两位神经外科教授于1974年研发的用于测评昏迷的方法。GCS 最早主要用于评价头部器质性损伤后意识状态，包括睁眼反应、语言反应和运动反应三个项目(相应条目详见表5-1-9)，总分范围为3~15分，分数越低则意识障碍越重。15分表示正常，预后最好；14~12分为轻度意识障碍；11~9分为中度意识障碍；8分以下为昏迷(其中8~7分为浅昏迷；6~5分为中昏迷；4~3分为深昏迷)，预后较差。

记录方式：如果在下午3点评估病人 GCS 得分为9分，其中 E2 分，V4 分，M3 分，则记作：GCS 9 (2+4+3) 3 pm 或 GCS 9=E2+V4+M3 3 pm。

表 5-1-9 格拉斯哥昏迷评分量表

检查项目	病人反应	评分
睁眼反应	任何刺激不睁眼	1
	疼痛刺激时睁眼	2
	呼之能睁眼	3
	自主睁眼	4
言语反应	不能发音	1
	能发音，无语言	2
	胡言乱语，不能对答	3
	能对答，定向有限	4
	正常对答，定向正确	5
非偏瘫侧运动反应	对任何疼痛无运动反应	1
	痛刺激时四肢过度伸展	2
	痛刺激时双上肢过度屈曲	3
	痛刺激时有逃避反应	4
	痛刺激时能定位	5
	能遵嘱完成动作	6

(2) 全面无反应性量表(FOUR score)包括睁眼反应、运动反应、脑干反射及呼吸节律四个项目(具体条目详见表5-1-10)，总分0~16分该量表已被用于脑创伤病人意识评估及预后的预测，FOUR 评分极低可高度预示住院死亡。

表 5-1-10　全面无反应性量表

检查项目	病人反应	评分
睁眼反应	疼痛刺激不睁眼	0
	闭眼但疼痛刺激睁眼	1
	闭眼但大声刺激睁眼	2
	睁眼无追踪	3
	眼球追踪 / 遵嘱眨眼	4
运动反应	无运动反应或肌阵挛、癫痫	0
	疼痛致肢体过伸姿势	1
	疼痛致肢体屈曲反应	2
	疼痛定位	3
	遵嘱竖拇指 / 握拳 / "V" 形手势	4
脑干反应	瞳孔、角膜、咳嗽反射消失	0
	瞳孔及角膜反射消失	1
	瞳孔或角膜反射消失	2
	一侧瞳孔散大固定	3
	瞳孔及角膜反射存在	4
呼吸项目	呼吸机通气,呼吸频率等于呼吸机频率或窒息	0
	呼吸机支持,自主呼吸频率大于呼吸机频率	1
	无插管,不规则呼吸	2
	无插管,潮式(陈 – 施)呼吸	3
	无插管,规则呼吸	4

意识障碍评估问题测试

▶　职业精神

脑海中的橡皮擦

（董颖越）

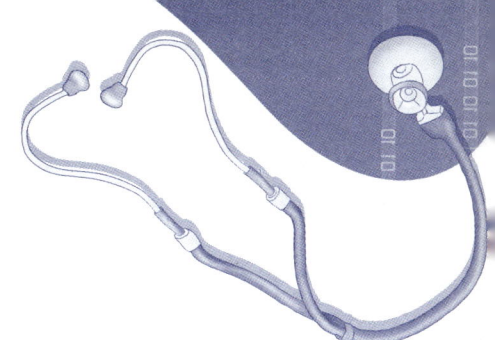

项目二
局部症状评估

学习目标

知识目标：1. 熟记局部症状评估的内容和方法。

2. 掌握咳嗽与咳痰的评估方法及临床意义。

3. 掌握咯血的评估方法及临床意义。

4. 掌握呼吸困难的评估方法及临床意义。

5. 掌握腹泻的评估方法及临床意义。

6. 掌握呕血与黑便的评估方法及临床意义。

技能目标：1. 熟练掌握局部症状的评估方法。

2. 正确运用视诊、触诊、听诊对病人进行各类局部症状的评估。

素质目标：1. 具有良好的职业道德及爱岗敬业的精神,忠于职守。

2. 具有良好的临床思维能力、高度的责任心,促进病人健康。

3. 具有较强的人文关怀理念,对病人关怀备至。

4. 具有很好的沟通能力,与病人沟通融洽。

任务一 咳嗽与咳痰评估

▶ 目的

1. 了解咳嗽与咳痰的常见病因与诱因。

2. 掌握咳嗽与咳痰的性质变化及临床意义。

3. 评估咳嗽与咳痰对病人的影响。

4. 促进咳嗽与咳痰症状的缓解。

▶ 准备

1. **护士准备** 衣帽整洁,七步洗手,戴无菌口罩。

2. **病人准备** 向病人解释,取得配合;安置舒适体位。

3. **用物准备** 咳嗽与咳痰评估单、快速手消毒液。

4. **环境准备** 室内安静,空气清新,光线明亮,温度适宜,保护病人隐私。

▶ 实施

操作步骤见表 5-2-1。

表 5-2-1 咳嗽与咳痰评估操作步骤

操作流程	操作步骤	沟通与说明
核对解释	• 核对床号、姓名,向病人或家属解释评估的目的,征求其同意	您好,我是您的责任护士小×,请问您叫什么名字?请允许我核对一下您的腕带信息。接下来我要给您进行咳嗽咳痰症状评估,需要您配合一下,可以吗?那我先去准备一下用物,您稍等
携用物至病人床旁	• 再次核对床号、姓名 • 协助病人取舒适体位	您好,用物已经准备好,请允许我再次核对一下您的腕带信息。现在,我开始对您进行评估
评估咳嗽与咳痰的病因与诱因	• 呼吸系统疾病:如呼吸道异物、炎症、肿瘤、出血等 • 心血管系统疾病:如左心衰引起的肺淤血、肺水肿;体循环静脉栓子脱落引起的肺栓塞等 • 中枢神经系统疾病:如脑炎、脑膜炎等 • 胸膜疾病:如胸膜炎、自发性气胸、胸腔穿刺等 • 消化系统疾病:胃食管反流等 • 神经、精神因素影响:膈神经反射刺激、迷走神经反射刺激、习惯性极及心理性咳嗽、癔症等 • 其他:有无吸烟史、粉尘过敏、粉尘接触史;有无导致咳嗽的药物服用史	我现在询问您一些原来的病史,评估咳嗽相关的病因和诱因,请您如实告诉我。您原来有以下病吗?如心脏病、食管反流等
评估咳嗽与咳痰的特点	• 咳嗽发作时间的评估:① 骤然发生的咳嗽,急性呼吸道炎症、气管炎、大支气管异物等;② 长期慢性咳嗽,慢性支气管炎、支气管扩张症、肺脓肿、肺结核等;③ 发作性咳嗽,百日咳、支气管内膜结核、肿瘤压迫等;④ 周期性咳嗽,慢性支气管炎或支气管扩张,多在清晨或体位变化时咳嗽加剧;⑤ 夜间卧位咳嗽,慢性左心衰竭、肺结核;⑥ 餐后咳嗽:常见于胃食管反流病	请问您咳嗽发作时间有什么特点吗?白天还是晚上?饭前还是饭后
	• 咳嗽性质的评估:① 干咳,咳嗽无痰或痰量极少,多见于急性或慢性咽喉炎、喉癌、急性支气管炎初期、支气管异物、支气管肿瘤、二尖瓣狭窄等;② 湿咳,咳嗽伴有咳痰,常见于慢性支气管炎、支气管扩张、肺炎、肺脓肿、空洞型肺结核等	请问您咳嗽时有没有痰呢
	• 咳嗽音色的评估:① 声音嘶哑,常见于声带炎症、肿瘤压迫喉返神经;② 咳嗽无力,严重肺气肿、极度衰弱、声带麻痹、声带水肿病人;③ 鸡鸣样:指连续阵发性剧咳伴高调吸气回声,常见于会厌或喉部疾病、气管受压、百日咳;④ 金属音,多见于胸部肿瘤直接压迫气管所致的咳嗽;⑤ 与进食或饮水相关的呛咳:见于喉头水肿、狭窄、气管受压等	请问您咳嗽的时候是什么样的声音音色呢?(如果评估过程中病人咳嗽了注意观察音色和安抚)
	• 痰液的性状、颜色评估:① 黏液样、黏液脓性,哮喘、肺气肿、肺结核、肺炎、肿瘤等;② 黄绿色、脓性,常见于慢性支气管炎、支气管扩张;③ 铁锈色、褐色、脓性,肺炎球菌性肺炎;④ 砖红色、胶冻样,肺炎克雷伯菌肺炎;⑤ 粉红色、带血色,链球菌或葡萄球菌感染的肺炎;⑥ 粉色泡沫状,肺水肿;⑦ 大量无色痰,肺泡细胞癌;⑧ 血性痰,肺栓塞、肺脓肿、肺结核、支气管扩张、肿瘤、出血性疾病等;⑨ 沙砾样,支气管结石症;⑩ 恶臭,提示有厌氧菌感染,如支气管扩张、肺脓肿;⑪ 白色黏痰、牵拉成丝,白假丝酵母菌感染;⑫ 稀薄浆液性痰含粉皮样物质,棘球蚴病;⑬ 淡红色或乳白色痰性质韧树枝状物,纤维蛋白性支气管炎	请问您咳痰的时候,痰液是什么颜色的?什么样子的?有泡沫吗?感觉黏稠吗

操作流程	操作步骤	沟通与说明
评估咳嗽咳痰的伴随症状与体征	• 咳嗽与咳痰伴发热：多见于急性呼吸道感染、肺结核、胸膜炎等 • 咳嗽与咳痰伴胸痛：常见于肺炎、胸膜炎、支气管肺癌、肺栓塞和自发性气胸等 • 咳嗽与咳痰伴呼吸困难：见于喉头水肿、喉肿瘤、支气管哮喘、慢性阻塞性肺疾病等 • 咳嗽与咳痰伴咯血：常见于支气管扩张、肺结核、肺脓肿、支气管肺癌等 • 咳嗽与咳痰伴哮鸣音：多见于支气管哮喘、慢性阻塞性肺疾病、心源性哮喘、弥漫性泛细支气管炎、气管与支气管异物等 • 咳嗽与咳痰伴杵状指(趾)：常见于支气管扩张、慢性肺脓肿、支气管肺癌和脓胸等	您发烧吗？胸痛吗？（观察病人是否有呼吸困难）咯血吗？我可以看看您的手指和脚趾吗
评估咳嗽咳痰对病人的影响	• 有无食欲减退、日常生活活动能力受限等活动与运动型态的改变 • 有无失眠等睡眠休息型态的改变。对胸部或腹部手术后剧烈、频繁咳嗽者要注意评估切口情况 • 是否能有效咳痰：无效咳痰会导致痰液潴留，加重肺部感染	咳嗽以来您的食欲和以前一样吗？日常活动受影响吗？晚上睡觉好吗？感觉有痰的时候能咳出来吗
整理用物 安置病人	• 协助病人取合适体位 • 整理用物	您好，我现在已经完成评估了，谢谢您的配合。您还有什么需要帮助的吗 那您好好休息，有事可以按呼叫器，我们会及时过来的
洗手记录	洗手并记录检查情况	

▶ 自我评价

咳嗽与咳痰评估评价表

▶ 问题探究

1. 评估咳嗽与咳痰的特点应该从哪几个方面入手？

答：① 咳嗽发作时间的评估；② 咳嗽性质的评估；③ 咳嗽音色的评估；④ 痰液的性状、颜色评估。

2. 简述干咳和湿咳有哪些区别？

答：干咳指咳嗽无痰或痰量极少，多见于急性或慢性咽喉炎、喉癌、急性支气管炎初期、支气管异物、支气管肿瘤、二尖瓣狭窄等。湿咳指咳嗽伴有咳痰，常见于慢性支气管炎、支气管扩张、肺炎、肺脓肿、空洞型肺结核等。

咳嗽与咳痰评估问题测试

▶ 职业精神

费(肺)心费力的"人形支架"

（李宾宾）

任务二　咯血评估

▶ **目的**

1. 了解咯血的常见病因。
2. 掌握咯血量、颜色和性状及临床意义。
3. 评估咯血的伴随症状。
4. 评估咯血对病人的影响。

▶ **准备**

1. **护士准备**　衣帽整洁,七步洗手,戴无菌口罩。
2. **病人准备**　向病人解释,取得配合;安置舒适体位。
3. **用物准备**　量杯、快速手消毒液。
4. **环境准备**　室内安静,空气清新,光线明亮,温度适宜,保护病人隐私。

▶ **实施**

操作步骤见表5-2-2。

表 5-2-2　咯血评估操作步骤

操作流程	操作步骤	沟通与说明
核对解释	• 核对床号、姓名,向病人或家属解释评估的目的,征求其同意	您好,我是您的责任护士小×,请问您叫什么名字?请允许我核对一下您的腕带信息。接下来我要给您进行评估,需要您配合一下,可以吗?那我先去准备一下用物,您稍等
携用物至病人床旁	• 再次核对床号、姓名 • 协助病人取舒适体位	您好,用物已经准备好,请允许我再次核对一下您的腕带信息。现在,我开始对您进行评估
评估咯血的病因与诱因	• 是否有呼吸系统疾病:① 支气管疾病:常见的有支气管扩张、支气管肺癌、支气管内膜结核和慢性支气管炎等。② 肺部疾病:常见的有肺结核、肺炎、肺脓肿等 • 是否有心血管疾病:较常见于二尖瓣狭窄,其次为原发性肺动脉高压,另有肺栓塞、肺血管炎等 • 是否有全身性疾病:包括血液病、急性传染病、风湿性疾病等	我现在询问您一些关于原来患过的病,评估咯血相关的病因和诱因,请您如实告诉我。您原来有以下疾病吗
评估咯血量、颜色和性状	• 咯血量:① 少量咯血:每日咯血量在 100 ml 以内,仅表现为痰中带血;② 中等量咯血:每日咯血量在 100~500 ml,咯血前多有喉部痒感、胸闷、咳嗽等先兆症状,多为鲜红色,伴有泡沫或痰;③ 大量咯血:每日咯血量达 500 ml 以上或一次咯血量 100 ml 以上,常伴有呛咳、脉搏细速、出冷汗、呼吸急促等症状	(咯血量的多少与受损血管的性质及数量有直接关系,与病情的严重程度不完全一致)拿起量杯:如果有咯血,请您把内容物都吐在量杯里,以便医护观察量和形状,谢谢您的配合

操作流程	操作步骤	沟通与说明
评估咯血量、颜色和性状	• 咯血颜色和性状:因肺结核、支气管扩张、肺脓肿和出血性疾病所致的咯血,其颜色为鲜红色;铁锈色血痰可见于肺炎球菌肺炎,也可见于肺吸虫病和肺泡出血;砖红色胶冻样痰见于典型的肺炎克雷伯菌肺炎;二尖瓣狭窄所致咯血多为暗红色;左心衰竭所致咯血为浆液性粉红色泡沫痰;肺栓塞引起的咯血为黏稠暗红色血痰	因不同病因而异
评估咯血是否有伴随症状	• 如发热、胸痛、呛咳、慢性咳嗽等	请问您发烧吗?胸痛吗?喝水吃饭呛咳吗
评估对病人的影响	• 无论咯血量多少,病人均会产生不同程度的紧张不安、焦虑或恐惧 • 大量咯血可能产生的并发症有:窒息、肺不张、继发感染、失血性休克等	(评估过程中注意观察和安抚)
整理用物 安置病人	• 协助病人取合适体位 • 整理用物	您好,我现在已经完成评估了,谢谢您的配合。您还有什么需要帮助的吗 那您好好休息,有事可以按呼叫器,我们会及时过来的
洗手记录	• 洗手并记录检查情况	

▶ 自我评价

咯血评估评价表

▶ 问题探究

1. 咯血量是如何划分的?

答:① 少量咯血。每日咯血量在 100 ml 以内,仅表现为痰中带血。② 中等量咯血。每日咯血量在 100~500 ml,咯血前多有喉部痒感、胸闷、咳嗽等先兆症状,多为鲜红色,伴有泡沫或痰。③ 大量咯血。每日咯血量达 500 ml 以上或一次咯血量 100 ml 以上,常伴有呛咳、脉搏细速、出冷汗、呼吸急促等症状。

2. 咯血的颜色和性状与疾病有什么关系?

答:因肺结核、支气管扩张、肺脓肿和出血性疾病所致的咯血,其颜色为鲜红色;铁锈色血痰可见于肺炎球菌肺炎,也可见于肺吸虫病和肺泡出血;砖红色胶冻样痰见于典型的肺炎克雷伯菌肺炎;二尖瓣狭窄所致咯血多为暗红色;左心衰竭所致咯血为浆液性粉红色泡沫痰;肺栓塞引起的咯血为黏稠暗红色血痰。

咯血评估问题测试

▶ 职业精神

紧密合作——筑起生命的防线

(李宾宾)

任务三 呼吸困难评估

▶ **目的**

1. 了解呼吸困难的常见病因。
2. 掌握呼吸困难的临床表现及意义。
3. 评估对病人的影响。
4. 促进呼吸困难症状缓解。

▶ **准备**

1. **护士准备** 衣帽整洁,七步洗手,戴无菌口罩。
2. **病人准备** 向病人解释,取得配合;安置舒适体位。
3. **用物准备** 氧饱和度仪、快速手消毒液。
4. **环境准备** 室内空气清洁,光线明亮,温度适宜,保护病人隐私。

▶ **实施**

操作步骤见表 5-2-3。

表 5-2-3　呼吸困难评估操作步骤

操作流程	操作步骤	沟通与说明
核对解释	• 核对床号、姓名,向病人或家属解释评估的目的,征求其同意	您好,我是您的责任护士小×,请问您叫什么名字?请允许我核对一下您的腕带信息。接下来我要给您进行评估,需要您配合一下,可以吗?那我先去准备一下用物,您稍等
携用物至病人床旁	• 再次核对床号、姓名 • 协助病人取舒适体位 • 为病人测量指氧饱和度	您好,用物已经准备好,请允许我再次核对一下您的腕带信息。现在,我开始对您进行评估 可以伸出一只手吗?我来为您测量一下血氧饱和度(若低于90%,需及时通知医生,遵医嘱吸氧)
评估呼吸困难的病因	• 呼吸系统病变:胸廓、胸壁及胸膜腔疾病;肺疾病;气道阻塞或痉挛;神经肌肉疾病;膈运动障碍等 • 循环系统疾病:各种原因所致的心力衰竭、心包积液、原发性肺动脉高压和肺栓塞等 • 中毒所致的呼吸困难:尿毒症、糖尿病酮症酸中毒;吗啡、巴比妥、有机磷中毒;化学毒物中毒 • 血液系统疾病:重度贫血、高铁血红蛋白血症、大量失血或休克时 • 神经精神性因素:器质性颅脑疾病,如颅脑外伤、脑出血、脑肿瘤等;精神或心理因素,如癔症性呼吸困难	我现在原来的病史,问问您诱因,请您如实告诉我。如果觉得不舒服,可以请家属帮忙回答。您既往有以下疾病吗

操作流程	操作步骤	沟通与说明
评估呼吸困难的临床表现	• 肺源性呼吸困难：① 吸气性呼吸困难：吸气明显费力，时间延长，严重者可出现胸骨上窝、锁骨上窝、肋间隙凹陷，称为"三凹征"，常伴有干咳及高调吸气性喘鸣。② 呼气性呼吸困难：呼气明显费力，时间延长，伴有呼气期哮鸣音。③ 混合性呼吸困难：呼气与吸气均费力，表现为呼吸浅快，即频率变快，深度变浅。常伴有呼吸音减弱或消失，可有病理性呼吸音	(评估过程中注意观察和安抚)
	• 心源性呼吸困难：① 劳力性呼吸困难：多于活动时出现或加重，休息后缓解或减轻。② 端坐呼吸：肺淤血严重时，病人不能平卧，被迫采取半坐位或端坐位体位呼吸。③ 夜间阵发性呼吸困难：病人入睡后约 2 h 后，突然因胸闷憋气而惊醒，被迫坐起呼吸，伴有咳嗽，咳泡沫样痰。多在端坐呼吸数分钟到数十分钟后症状逐渐缓解	(左心衰竭导致的肺淤血、肺泡弹性降低和肺循环压力增高等)
	• 中毒性呼吸困难：① 酸中毒：多为深长而规则的呼吸，可伴有鼾声。② 吗啡、巴比妥类药物中毒：呼吸中枢受抑制，呼吸浅表缓慢，可有节律异常，如间停呼吸等。③ 亚硝酸盐或急性一氧化碳中毒：可引起深而慢的呼吸	
	• 血源性呼吸困难：重度贫血时，平静状态下病人出现气短、呼吸困难。休克或大出血时出现呼吸加快	
	• 神经精神性呼吸困难：① 重症颅脑疾病：呼吸节律异常，常伴有鼾声，如呼吸遏制、双吸气样呼吸；② 癔症病人：可有发作性呼吸困难，特点为呼吸浅快、常因通气过度而出现口周或肢体麻木、手足抽搐等呼吸性碱中毒表现	
评估对病人的影响	• 有无活动耐力下降，有无发绀等活动与运动型态的改变 • 有无语言障碍、烦躁、意识障碍等认知与感知型态的改变 • 有无睡眠障碍 • 有无紧张、焦虑、恐惧等不良情绪	感觉到呼吸困难以来您日常活动受影响吗？下床、行走需要别人帮忙吗？晚上睡觉好吗
整理用物 安置病人	• 协助病人取合适体位 • 整理用物	您好，我现在已经完成评估了，谢谢您的配合。您还有什么需要帮助的吗 那您好好休息，有事可以按呼叫器，我们会及时过来的
洗手记录	• 洗手并记录检查情况	

▶ **自我评价**

呼吸困难评价表

▶ **问题探究**

1. "三凹征"是什么?

答:由肺源性呼吸困难引起的吸气性呼吸困难,表现为吸气明显费力,时间延长,严重者可出现胸骨上窝、锁骨上窝、肋间隙凹陷,称为"三凹征",常伴有干咳及高调吸气性喘鸣。

2. 心源性呼吸困难有哪些表现?

答:心源性呼吸困难的表现包括:① 劳力性呼吸困难。多于活动时出现或加重,休息后缓解或减轻。② 端坐呼吸。肺淤血严重时,病人不能平卧,被迫采取半坐位或端坐位体位呼吸。③ 夜间阵发性呼吸困难。病人入睡约 2 h 后,突然因胸闷憋气而惊醒,被迫坐起呼吸,伴有咳嗽,咳泡沫样痰。多在端坐呼吸数分钟到数十分钟后症状逐渐缓解。

呼吸困难问题测试

▶ **职业精神**

与死神"赛跑"的最美医生

（李宾宾）

任务四 腹泻评估

▶ **目的**

1. 观察腹泻次数和量。
2. 掌握诱因及伴随症状等情况。
3. 预防和控制脱水等并发症。
4. 促进腹泻症状缓解。

▶ **准备**

1. **护士准备** 衣帽整洁,七步洗手,戴无菌口罩。
2. **病人准备** 向病人解释,取得配合;安置舒适体位。
3. **用物准备** 腹泻评估单、快速手消毒液。
4. **环境准备** 室内空气清洁,光线明亮,温度适宜,保护病人隐私。

▶ 实施

操作步骤见表5-2-4。

表5-2-4 腹泻评估操作步骤

操作流程	操作步骤	沟通与说明
核对解释	• 核对床号、姓名，向病人或家属解释评估的目的，征求其同意	您好，我是您的责任护士小×，请问您叫什么名字？请允许我核对一下您的腕带信息。接下来我要给您进行腹泻症状评估，需要您配合一下，可以吗？那我先去准备一下用物，您稍等
携用物至病人床旁	• 再次核对床号、姓名 • 协助病人取舒适体位	您好，用物已经准备好，请允许我再次核对一下您的腕带信息。现在，我开始对您进行评估
评估腹泻的病因与诱因	• 急性腹泻：① 肠道疾病：由细菌、病毒、真菌等感染引起的疾病，如细菌性痢疾、轮状病毒肠胃炎、白念珠菌性肠炎；以及非感染性疾病，如急性出血性坏死性肠炎、克罗恩病或溃疡性结肠炎急性发作等。② 急性中毒：进食河豚、鱼胆、毒蕈等食物；化学物质重中毒，如铅、汞、磷、砷等。③ 全身性疾病：如败血症、伤寒、过敏性紫癜等 • 慢性腹泻：① 肠源性疾病：慢性细菌性痢疾、肠结核、钩虫病等感染性疾病；克罗恩病、溃疡性结肠炎、肠道肿瘤、缺血性肠病、吸收不良等非感染性疾病。② 胃、胰腺、肝胆源性疾病：如慢性萎缩性胃炎、胃大部切除术后、胃泌素瘤、慢性胰腺炎、胰腺癌、肝硬化门静脉高压、慢性胆囊炎、胆石症、胆囊切除术后等。③ 全身性疾病：甲状腺功能亢进、系统性红斑狼疮、肾上腺皮质功能减退、尿毒症等。④ 神经功能紊乱：如肠易激惹综合征、神经功能性腹泻。⑤ 药物性腹泻：服用利血平、甲状腺素、洋地黄、某些抗肿瘤药物或抗生素等	我现在询问您一些原来的病史，评估腹泻相关的病因和诱因，请您如实告诉我 （评估过程中注意观察和安抚）
评估腹泻的临床表现	• 起病情况：① 急性腹泻：起病急骤，病程较短，多为感染或食物中毒所致。② 慢性腹泻：起病缓慢，病程较长，多见于慢性感染、炎症性肠病等 • 腹泻的特点：① 急性腹泻：排便次数明显增多，每日可达10次甚至数十次以上，便量多而稀薄。排便时常伴有肠鸣音活跃、肠绞痛或里急后重。② 慢性腹泻：每日排便数次或腹泻与便秘交替，伴有或不伴有肠绞痛。③ 渗出性腹泻：便量少，可有黏液或脓血多伴有腹痛与发热。④ 分泌性腹泻：便量大，水样便，无黏液及脓血，与进食无关。⑤ 渗透性腹泻及吸收不良腹泻：粪便中含有未消化的食物、泡沫，可有恶臭，不含黏液、脓血，禁食后可缓解	
评估腹泻的伴随症状	• 腹泻伴发热：常见于急性细菌性感染的急性发作期 • 腹泻伴腹痛：常见于肠道炎症性病变或肠道痉挛 • 腹泻伴里急后重：常见于结肠直肠病变者，如急性痢疾、直肠肿瘤等 • 腹泻伴消瘦：多以小肠病变为主，如胃肠道恶性肿瘤、胃大部切除术后、吸收不良综合征，或由于长期慢性腹泻导致消化吸收障碍导致	

操作流程	操作步骤	沟通与说明
评估腹泻对病人的影响	• 有无脱水、电解质紊乱及代谢性酸中毒:由于肠液为弱碱性,大量腹泻时可引起上述症状 • 有无肛周皮肤破损:排便次数增多,排泄物对肛门皮肤的刺激 • 有无睡眠紊乱:夜间多次腹泻,影响休息 • 有无营养不良:低于机体需要量、消瘦 • 有无情绪问题:焦虑等	腹泻以来您食欲和以前比怎么样? 日常活动受影响吗? 下床、行走需要别人帮忙吗? 晚上睡觉好吗? 肛门周围皮肤觉得有破损和疼痛感吗
整理用物 安置病人	• 协助病人取合适体位 • 整理用物	您好,我现在已经完成评估了,谢谢您的配合。您还有什么需要帮助的吗 那您好好休息,有事可以按呼叫器,我们会及时过来的
洗手记录	• 洗手并记录检查情况	

▶ 自我评价

腹泻评估评价表

▶ 问题探究

1. 急性腹泻和慢性腹泻的区别是什么?

答:急性腹泻指排便次数明显增多,每日可达 10 次甚至数十次以上,便量多而稀薄,排便时常伴有肠鸣音活跃、肠绞痛或里急后重。慢性腹泻指每日排便数次或腹泻与便秘交替,伴有或不伴有肠绞痛。

2. 若粪便中含有未消化的食物、泡沫,可有恶臭,不含黏液、脓血,禁食后可缓解,有可能是哪种腹泻?

答:渗透性腹泻及吸收不良腹泻。

腹泻评估问题测试

▶ 职业精神

一粥一饭,当思来之不易

(李宾宾)

任务五 呕血与黑便评估

▶ 目的

1. 了解相关病因及诱因。
2. 区分是否为呕血或黑便。
3. 掌握疾病特点及判断严重程度。

4. 预防并发症的发生。

▶ 准备

1. **护士准备**　衣帽整洁,七步洗手,戴无菌口罩。
2. **病人准备**　向病人解释,取得配合;安置舒适体位。
3. **用物准备**　呕血与黑便评估单、量杯、快速手消毒液。
4. **环境准备**　室内空气清洁,光线明亮,温度适宜,保护病人隐私。

▶ 实施

操作步骤见表5-2-5。

表 5-2-5　呕血与黑便评估操作步骤

操作流程	操作步骤	沟通与说明
核对解释	• 核对床号、姓名,向病人或家属解释评估的目的,征求其同意	您好,我是您的责任护士小×,请问您叫什么名字?请允许我核对一下您的腕带信息。接下来我要给您进行呕血与黑便的症状评估,需要您配合一下,可以吗?(可以)那我先去准备一下用物,您稍等
携用物至病人床旁	• 再次核对床号、姓名 • 协助病人取舒适体位	您好,用物已经准备好,请允许我再次核对一下您的腕带信息。现在,我开始对您进行评估
评估呕血与黑便的病因与诱因	• 消化系统疾病:① 食管疾病:食管癌、食管异物、食管裂孔疝等。② 胃及十二指肠疾病:消化性溃疡、服用某种药物或应激所致的急性糜烂性出血性胃炎、慢性胃炎、胃癌等。③ 肝胆疾病:肝硬化门静脉高压、食管胃底静脉曲张破裂、肝癌、胆囊或胆道结石、胆囊癌、胆管癌等。④ 胰腺疾病:急性胰腺炎合并脓肿或囊肿、胰腺癌破裂出现等 • 血液及造血系统疾病:血小板减少性紫癜、白血病、再生障碍性贫血、血友病、弥散性血管内凝血等 • 机械性或化学性损伤:食管贲门黏膜撕裂、辅助内镜黏膜切除术和内镜黏膜下剥离术后、吞服腐蚀性物质等 • 其他:流行性出血热、急性重型肝炎、尿毒症等。进食大量动物血、动物肝,服用铋剂、铁剂或某些中药也可出现黑便,要注意判断	我现在询问您一些原来的病史,评估相关的病因和诱因,请您如实告诉我。您既往有以下疾病吗 (评估过程中注意观察和安抚)
评估临床表现	• 呕血:通常胃内潴留血量达到250~300 ml 时可引起呕血。病变位于幽门以上者,若出血量大或在胃内停留时间短,则呕吐物为鲜红色或混有血块,或为暗红色;如出血量少或在胃内停留时间长,则可呈咖啡色或褐色 • 黑便:每日出血量达 50~70 ml 时可有黑便。出血量大,血液在肠道停留时间短时,形成暗红色或紫红色稀便;若血液在肠道内停留时间长,则形成较稠厚的黑便 • 呕血伴黑便:出血量大、速度快时 • 黑便无呕血:出血量小、速度缓慢时 • 粪便隐血试验阳性:每日出血量达 5 ml 以上时	评估出血部位、量、速度

操作流程	操作步骤	沟通与说明
评估伴随症状	• 呕血与黑便伴节律性、周期性上腹痛：多见于消化性溃疡 • 呕血与黑便伴肝脾大、腹壁静脉曲张或腹水：多见于肝硬化 • 呕血与黑便伴皮肤黏膜出血：多见于出血性疾病 • 呕血与黑便伴食欲减退、进行性消瘦：多见于胃癌	
评估对病人的影响	• 有无周围循环衰竭：① 轻度出血：出血量<500 ml，病人出现畏寒、头痛，但无血压及脉搏变化。② 中度出血：出血量800~1 000 ml，病人可有头晕、乏力、面色苍白、四肢厥冷、冷汗、心悸、脉搏增快、血压下降等急性失血症状。③ 重度出血：出血量>1 500 ml，病人可出现脉搏细速、尿量减少、呼吸急促等休克表现 • 有无不良情绪：呕血病人常有紧张、焦虑甚至恐惧等心理反应。长期黑便者易引起贫血，常伴有焦虑情绪 • 有无肛周皮肤完整性受损：与排泄物对肛门周围皮肤的刺激有关 • 有无误吸的风险：与大量、快速呕血时血液误入呼吸道有关	（出血量大时可引起周微循环衰竭） 为病人测脉搏 您食欲和以前比怎么样？吃饭喝水会呛咳吗？日常活动受影响吗？下床、行走需要别人帮忙吗？晚上睡觉好吗？肛门周围皮肤觉得有破损和疼痛感吗
整理用物安置病人	• 协助病人取合适体位 • 整理用物	您好，我现在已经完成评估了，谢谢您的配合。您还有什么需要帮助的吗 那您好好休息，有事可以按呼叫器，我们会及时过来的
洗手记录	• 洗手并记录检查情况	

▶ 自我评价

呕血与黑便评价表

▶ 问题探究

1. 呕血量不同时病人症状有何不同？

答：① 轻度出血：出血量<500 ml，病人出现畏寒、头痛，但无血压及脉搏变化。② 中度出血：出血量800~1 000 ml，病人可有头晕、乏力、面色苍白、四肢厥冷、冷汗、心悸、脉搏增快、血压下降等急性失血症状。③ 重度出血：出血量>1 500 ml，病人可出现脉搏细速、尿量减少、呼吸急促等休克表现。

2. 黑便的颜色和出血量有什么关系？

答：每日出血量达50~70 ml时可有黑便。出血量大，血液在肠道停留时间短时，形成暗红色或紫红色稀便；若血液在肠道内停留时间长，则形成较稠厚的黑便。

呕血与黑便问题测试

▶ 职业精神

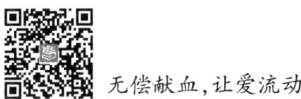
无偿献血，让爱流动

（李宾宾）

模块六

护理风险评估

— ▶▶▶ 模块导航

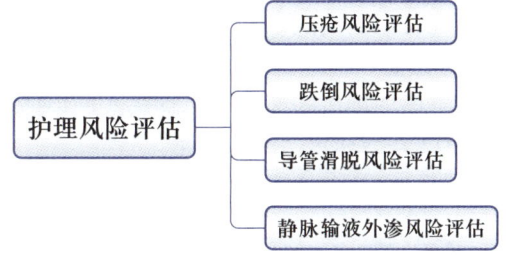

护理风险评估
- 压疮风险评估
- 跌倒风险评估
- 导管滑脱风险评估
- 静脉输液外渗风险评估

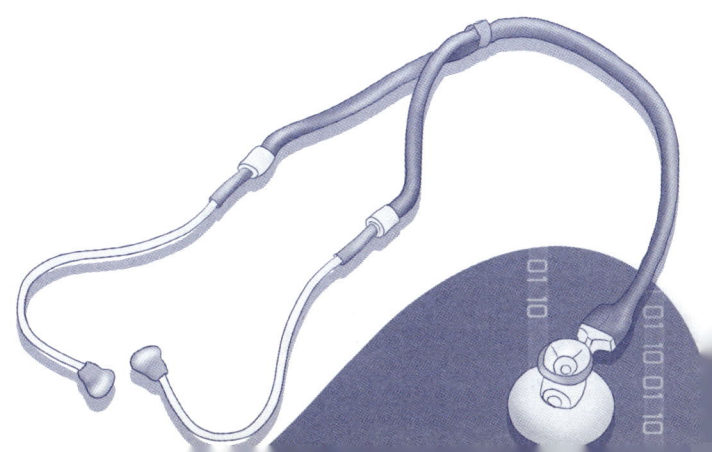

学习目标

知识目标: 1. 熟记引发压疮的危险因素。
2. 熟记引发跌倒的危险因素。
3. 熟记引发导管滑脱的危险因素。
4. 熟记引发静脉输液外渗的危险因素。

技能目标: 1. 掌握压疮风险评估方法。
2. 掌握跌倒风险评估方法。
3. 掌握导管滑脱风险评估方法。
4. 掌握静脉外渗风险评估方法。

素质目标: 1. 具有良好的礼仪规范,行为举止符合礼仪要求。
2. 具有良好的职业道德,谨言慎行,忠于职守。
3. 具有很好的护患沟通能力,与病人沟通融洽。
4. 具有较强的人文关怀理念,对病人关怀备至。

在护理工作中,由于职业的特殊性,疾病的复杂性和医学技术的局限性等,使得护理行业成为高风险的行业,因此进行护理风险管理十分必要。护理风险评估是风险管理的第一步,护士通过准确判断护理风险,并作出相应处理,才能有效地避免护理风险的发生。临床常见护理风险评估包括压疮风险评估、跌倒风险评估、导管滑脱风险评估和静脉输液外渗风险评估等。

临床案例

病人,女,67岁。因左侧乳房肿物2个月入院。查体:体温36.3℃,脉搏86次/分,呼吸18次/分,血压130/84 mmHg。钼靶检查:乳晕后区见团片状、结节状致密阴影,腺体前缘形态不规整,右乳外上象限可见一处高密度钙化灶,范围为1 mm×1 mm。初步诊断:乳腺癌。病人在硬膜外麻醉下行"左侧乳腺癌根治术",术中病理检查:乳腺浸润性导管癌2~3级。术后安返病房,生命体征平稳,病人诉伤口疼痛难以入睡,手术当夜间断入睡1~2 h。伤口敷料干净,引流管通畅,患侧上肢轻微肿胀。现病人精神差,注意力不集中,能进少量普通饮食,但食欲较差。

任务分析

1. 术后病人安返病房,护士为病人进行压疮风险评估。
2. 术后病人安返病房,护士为病人进行跌倒风险评估。
3. 术后病人留置伤口引流管及静脉留置针,护士评估病人导管滑脱风险。
4. 两周后,病人拟行化疗,请评估病人静脉输液外渗风险。

任务一 压疮风险评估

压疮,也称压力性损伤,是指身体局部,尤其是骨突部位,由于压力或者同时有剪切力和(或)摩擦力的作用,而导致皮肤和(或)皮下组织局限性损伤。压疮是老年病人及慢性病病人常见的健康问题。

▶ 目的

1. 评估病人引发压疮的危险因素。
2. 根据评估标准准确判断病人是否存在发生压疮的危险。

▶ 准备

1. **护士准备** 衣帽整洁,七步洗手,戴口罩。
2. **病人准备** 向病人解释,取得配合,安置舒适体位。
3. **用物准备** 压疮危险因素评估量表、笔、快速手消毒液等。
4. **环境准备** 室内空气清新,光线明亮,温湿度适宜。

▶ 实施

操作步骤见表 6-0-1。

表 6-0-1 压疮风险评估操作步骤

操作流程	操作步骤	说明
核对解释	• 核对床号、姓名、腕带 • 向病人自我介绍,解释评估目的,征求病人同意	确保病人信息正确并了解评估的目的
选择合适的评估工具	• 选择合适的压疮危险因素评估量表进行评估	选择具有良好信度与效度的压疮风险评估工具 常用量表布雷登压疮危险因素评估量表(表 6-0-2)、诺顿压疮危险因素评估量表(表 6-0-3)
再次核对	• 再次确认病人信息	
确定评估部位安置体位	• 根据病人病情,确定压疮的好发部位。压疮好发于机体缺乏脂肪组织保护、无肌肉包裹或肌层较薄的骨突部位及受压部位(图 6-0-1) • 协助病人安置合适的体位	随着病人卧位不同,其受压部位也会发生改变

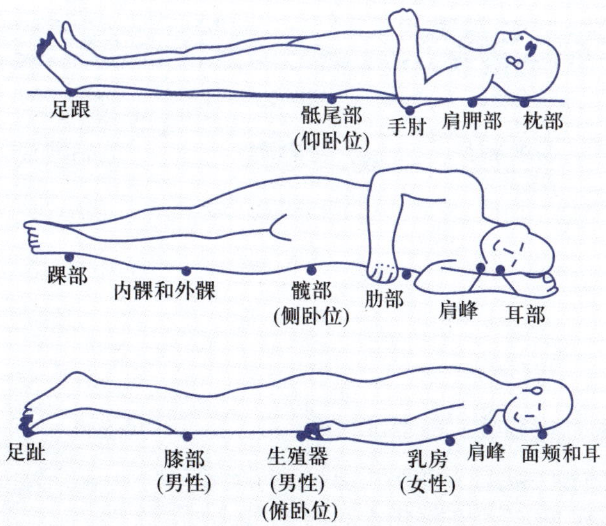

足跟　骶尾部(仰卧位)　手肘　肩胛部　枕部

踝部　内踝和外踝　髋部(侧卧位)　肋部　肩峰　耳部

足趾　膝部(男性)　生殖器(男性)(俯卧位)　乳房(女性)　肩峰　面颊和耳

图 6-0-1 不同卧位压疮易发部位

操作流程	操作步骤	说明
评估危险因素	• 采用询问、观察和检查的方法评估 1. 一问：询问病人或家属其原发病持续时间及治疗效果、日常饮食结构、每日饮食量、每日二便排泄状况等 2. 二视：观察病人对疼痛刺激的反应，观察二便控制情况，观察意识、瞳孔变化 3. 三查：检查病人皮肤温度觉、痛觉、弹性、潮湿度及肢体在平面上的移动能力和空间范围的活动能力等	危险因素包括病人病情、意识状态、营养状况、肢体活动能力、自理能力、排泄情况及合作程度等
记录	• 记录在压疮风险评估单或护理记录单	
判断压疮的风险程度	• 分析病人的主要问题及评估表计分，判断压疮发生的危险性	评估值达危险值时要纳入交接班内容
制订护理计划	• 根据识别的危险因素，制订并实施个体化的护理计划，做到七勤：勤观察、勤翻身、勤按摩、勤擦洗、勤更换、勤整理、勤交班（图6-0-2、图6-0-3） 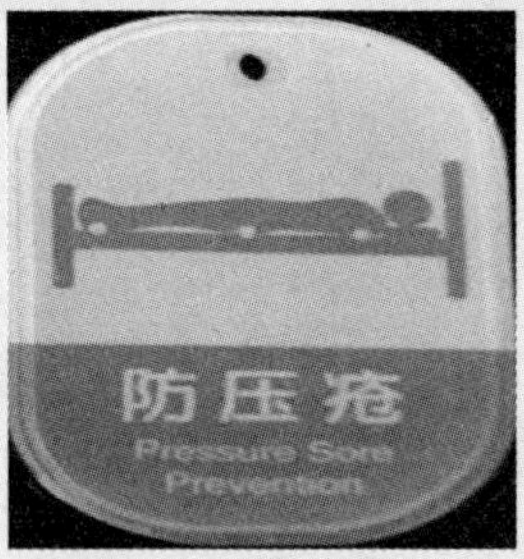 图6-0-2　防压疮标识 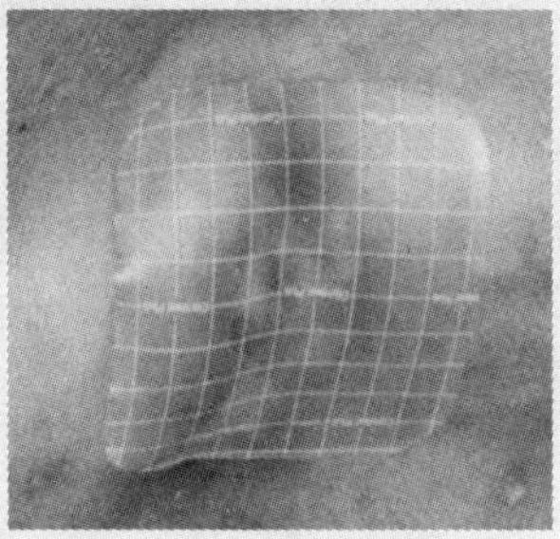　　图6-0-3　防压疮贴膜 • 已经发生的压疮，按其分级进行处理，压疮分级、表现与处置原则见表6-0-4	告知病人及家属评估结果，拟采取的措施及配合要点。提供预防压疮的教育，使病人及家属理解不遵从计划的潜在后果

表 6-0-2　布雷登压疮危险因素评估量表

项目	1分	2分	3分	4分
感觉知觉程度	完全受限	高度受限	轻度受限	未受限
潮湿程度	持续潮湿	经常潮湿	偶尔潮湿	罕见潮湿
活动情况	卧床	局限于轮椅活动	偶尔步行	经常步行
移动能力	完全受限	严重受限	轻度受限	不受限
营养	非常差	可能不足	足够	非常好
摩擦力和剪切力	现存问题	潜在问题	无明显问题	

病人危险程度：□轻危　□中危　□高危　□严重危机

注：布雷登计分结果判断：分值越低，危险越高。16分或以下显示成年住院病人有危机；18分或以下显示老年住院病人有危机；15~18分为轻度危机；13~14分为中度危机；10~12分为高度危机；9分以下为严重危机。

表 6-0-3　诺顿压疮危险因素评估量表

评估项目	4分	3分	2分	1分
营养状况	良好	一般	差	非常差
神志	清醒	嗜睡	模糊	浅昏迷
活动	自如	协助行走	卧床可活动	卧床不可活动
行走	完全	少许限制	非常限制	不能行走
大小便失禁	无	有时失禁	经常失禁	失禁

注：诺顿量表满分24分，分值越低，发生压疮的危险性越高。当评分<16分时，提示有发生压疮的危险；评分≤14分，为易发生压疮危险人群，须采取预防压疮的护理措施。

表 6-0-4　压力性损伤分级、表现与处置原则

分级	表现	处置
1级	表皮损伤，红斑压之不退，解压15 min内不退色（图6-0-4）	勤翻身等减压处理，不可局部按摩

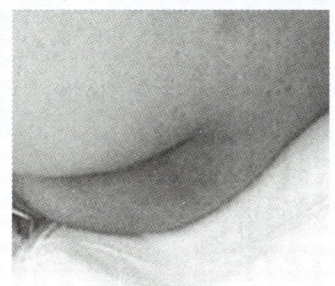

图 6-0-4　1级压力性损伤

分级	表现	处置
2级	部分真皮缺损，浅表开放性溃疡，基底粉红色，无坏死组织，或为血清性水疱（图6-0-5）	保护创面，预防感染

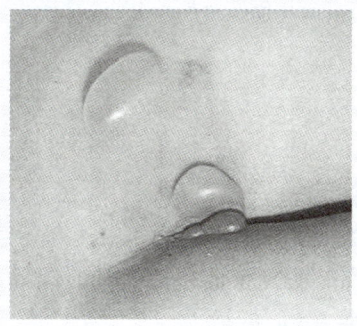

图 6-0-5　2级压力性损伤

分级	表现	处置
3级	全层皮肤缺失,伤及皮下组织,但未累及肌肉、肌腱	解除压迫,控制感染,去除坏死组织,促进肉芽组织生长
4级	全层组织缺失伴有骨、肌腱或肌肉暴露(图6-0-6) 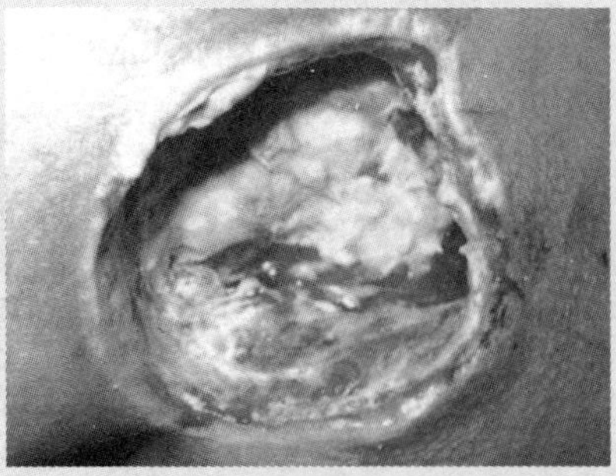  图6-0-6　4级压力性损伤	
无法分级	缺损涉及组织全层,溃疡创面完全被坏死组织或焦痂覆盖,需彻底清创,暴露创面基底部,方可确定分期	确定分级,积极处置
深部组织损伤	压力作用下皮下组织受损,完整的皮肤上出现紫色或褐红色局部变色区域,或形成充血性水疱,给予积极处理后仍迅速发展成深部组织破溃	

▶ 注意事项

1. 评估客观、准确、科学,能够充分体现病人现存或潜在的风险。
2. 对病情出现变化者,要进行动态评估,并给予及时处理。
3. 对于难免性压疮,需进行积极的护理干预。

▶ 自我评价

压疮风险评估评价表

▶ 问题探究

1. 压疮的高风险病人包括哪些?

答:高风险的病人包括瘫痪、意识障碍、神经麻痹、营养不良、贫血、痴呆、病情危重、坐轮椅、强迫体位等长期卧床者,也包括局部皮肤循环不良、脱水、水肿,尿便失禁和出汗等导致皮肤长时间处于潮湿、不洁状态,导管、吸氧管、通气管道、半硬式颈椎项圈等医疗仪器或用具长时间局部接触皮肤的病人。需要特别注意高风险科室(急诊科、手术室、重症监护病房等)的病人。

2. 评估压疮风险的时机和频率是什么?

答:高危病人在入院2 h内进行初次评估,当评估值达危险临界值时,根据不同的危险程度决定每班次、每24~72 h再评估,病情变化或加重时随时再评估。病情危重病人每班评估,直至评估值在正常范围。

压疮风险评估问题测试

▶ 职业精神

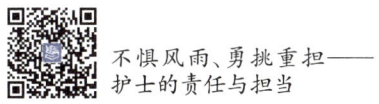

不惧风雨、勇挑重担——
护士的责任与担当

（陈宇清）

任务二 跌倒风险评估

跌倒指突发、不自主的、非故意的体位改变,倒在地上或更低的平面上。住院病人跌倒是医院内发生最为普遍的不良事件之一。住院病人由于疾病、环境及照顾者的改变等原因,跌倒的危险因素增加。跌倒一旦发生,不仅增加了病人的痛苦,延缓了病人的康复,增加了住院费用,还有可能给医院带来法律问题。因此,医护人员应重视防范病人跌倒的发生。

▶ 目的

1. 识别跌倒的高危因素,评估病人跌倒风险。
2. 为防跌倒风险干预提供依据,避免或减少跌倒的发生。

▶ 准备

1. **护士准备** 衣帽整洁,七步洗手,戴无菌口罩。
2. **病人准备** 向病人解释,取得配合,安置舒适体位。
3. **用物准备** 跌倒风险评估量表、笔、快速手消毒液等。
4. **环境准备** 室内空气清新,光线明亮,温湿度适宜。

▶ 实施

操作步骤见表 6-0-5。

表 6-0-5 跌倒风险评估操作步骤

操作流程	操作步骤	说明
核对解释	• 核对床号、姓名、腕带 • 向病人自我介绍,解释评估目的,征求病人同意	确保病人信息正确并了解评估的目的
选择合适的评估工具	• 选择合适的跌倒风险评估量表进行评估	选择具有良好信度与效度的跌倒风险评估工具,识别跌倒危险因素 常用量表有:莫尔斯跌倒风险评估量表(表6-0-6)、约翰霍普金斯跌倒风险评估量表(表6-0-7)
再次核对安置体位	• 再次确认病人信息 • 协助病人安置舒适的体位	

操作流程	操作步骤	说明
评估跌倒风险	• 采用询问、观察和检查的方法评估 1. 一问：询问近期（如近3个月内）跌倒史，询问移动问题及使用辅助装置情况，询问药物使用情况，询问大小便控制能力等 2. 二视：观察周围环境（如病人可能被输液架绊倒），观察病人的精神状态等 3. 三查：检查病人肢体在平面上的移动能力和空间范围的活动能力等；检查病人的精神状态，谵妄、痴呆或精神病病人有跌倒的风险	
记录	• 记录在跌倒风险评估单或护理记录单	
判断跌倒的风险程度	• 分析病人的主要问题及评估表计分，判断跌倒发生的危险性	评估值达危险值时要纳入交接班内容
制订护理计划	• 根据识别的危险因素，制订并实施个体化的护理计划，具体措施如下。 1. 宣教病人掌握正确的防跌倒方法：下床、行走、移动、如厕时有人陪同，行走时穿防滑拖鞋，外出时不穿拖鞋，裤脚长度不超过脚面；向陪护人员讲解预防跌倒措施并交代离开病人时要向护士报告 2. 床头悬挂防跌倒标识（图6-0-7） 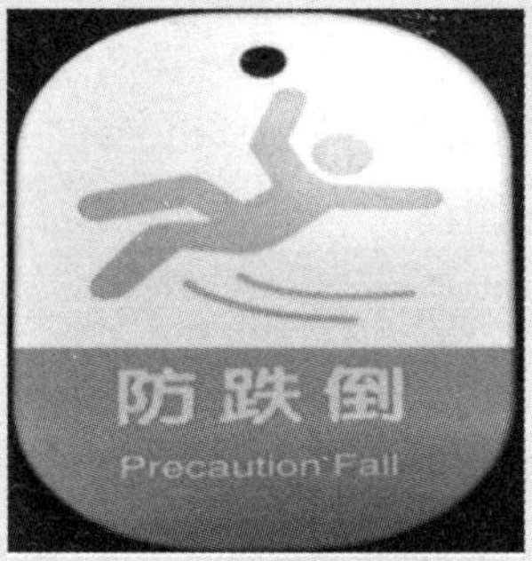 图6-0-7　防跌倒标识 3. 教会病人使用呼叫器并将其放置于病人床头 4. 向使用特殊药物的病人讲解药物的不良反应和注意事项 5. 加床挡并保证其固定好（图6-0-8） 6. 固定病床轮子 7. 确保病人易于拿到随手用物 8. 教会病人"三步"起床法，每步至少30 s 9. 卧床超过1周，下床时确保有人陪护病人 10. 病区内不放置过多的杂物等 11. 保持病区内一定的照明光线 12. 地板光滑或刚拖过的湿地板要有醒目的标志	告知病人及家属评估结果，拟采取的措施及配合要点。提供预防跌倒的教育，使病人及家属理解不遵从计划的潜在后果

操作流程	操作步骤	说明
制订护理计划	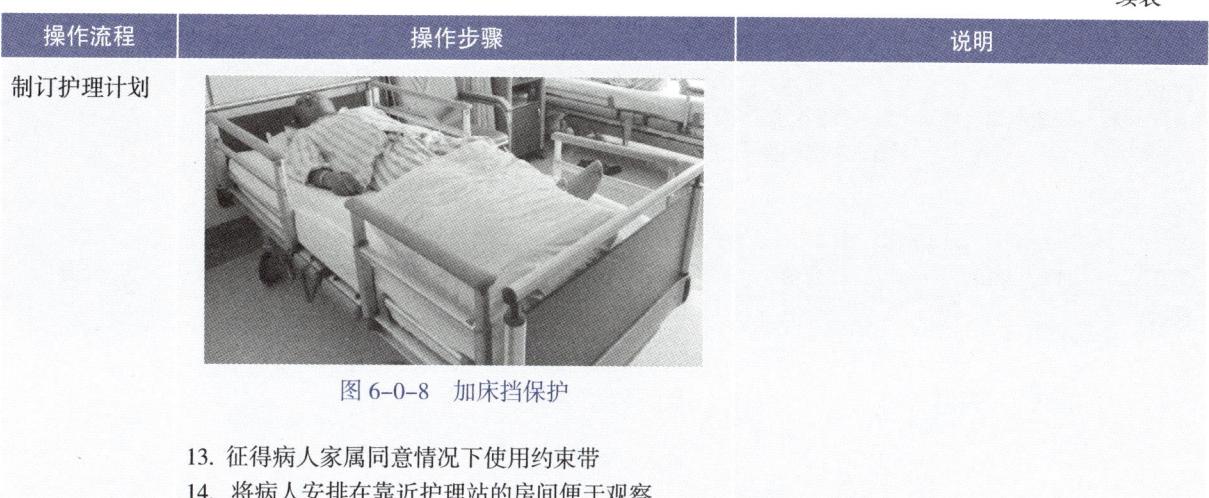 图 6-0-8　加床挡保护 13. 征得病人家属同意情况下使用约束带 14. 将病人安排在靠近护理站的房间便于观察	

表 6-0-6　莫尔斯跌倒风险评估量表

危险因素	评分	评分解读
近 3 个月有无跌倒	无 =0；有 =25	近 3 个月有无跌倒
多于一个疾病诊断	无 =0；有 =15	疾病诊断指两个不同系统的疾病，例如高血压、冠心病同属于心血管系统，属于一个疾病诊断
步行需要帮助	否、轮椅、平车 =0； 拐杖、助步器、手杖 =15	病人有步态问题或移动时需要辅助装置（如手杖或助行器）更可能跌倒
接受药物治疗	否 =0；是 =20	药物指的是护理措施中有跌倒风险的药物
步态 / 移动	正常 / 卧床不能移动 =0； 乏力 =10； 严重乏力 =20	（1）卧床不能移动：指的是纯卧床，不能活动的病人，或者完全由他人抱上抱下，不存在跌倒诱因的病人 （2）乏力：指病人可自行站立，行走时弯腰，但可以抬头行走而不失去平衡，行走时小步态或拖着脚走的情况 （3）严重乏力：指病人站立困难，需要用力扶椅子的把手站立，甚至要尝试几次才能站立，站立后目视地板，平衡差，需要抓住家具或扶靠他人或使用助步器行走
精神 状态	自主行为能力 =0； 无控制能力 =15	（1）自主行为能力：指量力而行，病人能自己认识清楚，能控制自己的行为能力 （2）无控制能力：包括病人躁动状态或其他精神症状（谵妄、痴呆、躁狂）；高估自己的行为能力或者无法控制自己的行为；也包括痴呆病人安静状态下；完全无自理能力；药物镇静状态等

注：莫尔斯跌倒风险评估量表包括六个条目：跌倒史、超过一个诊断、使用辅助器具、静脉输液治疗、步态类型及精神状态。总分 0 分为无跌倒风险；<25 分为低风险；25~45 分为中度风险，>45 分为高风险。

表 6-0-7　约翰霍普金斯跌倒风险评估量表

第一部分	高风险			如果病人情况不符合量表第一部分的任何条目,则进入第二部分的评定
	病人昏迷或完全瘫痪	住院前 6 个月内有 > 1 次跌倒史	住院期间有跌倒史	

第二部分	病人年龄	分值	大小便排泄	分值	病人携带管道数	分值
	60~69 岁	1	失禁	2	1	1
	70~79 岁	2	紧急和频繁的排泄	2	2	2
	≥80 岁	3	紧急和频繁的失禁	4	3 及 3 根以上	3
	活动能力	分值	认知能力	分值	跌倒史	分值
	病人移动/转运或行走时需要辅助或监管	2	定向力障碍	1	最近 6 个月有 1 次不明原因跌倒经历	5
	步态不稳	2	烦躁	2		
	视觉或听觉障碍而影响活动	2	认知限制或障碍	4		

高危药物		分值
高危用药如镇痛药(病人自控镇痛和阿片类药)、抗惊厥药、降压利尿剂、催眠药、泻药、镇静剂和精神类药物	1 个高危药物	3
	2 个及以上	5
	24 h 内有镇静史	7

第二部分得分范围为 0~35 分,为 3 个等级,<6 分为低度风险,6~13 分为中度风险,>13 分为高度风险。

▶　注意事项

1. 评估客观、准确、科学,能够充分体现病人现存或潜在的风险。
2. 对病情出现变化者,要进行动态评估,给予积极的处置。

▶　自我评价

跌倒风险评估评价表

▶　问题探究

1. 药物治疗过程中,哪些药物导致跌倒风险?

答:① 病人服用大量药物;② 病人服用可能引起镇静、意识模糊、平衡受损或体位性血压改变的药物,如使用镇痛药、抗精神病药物、抗惊厥药、镇静药、降压药、抗心律失常药、抗抑郁药、利尿剂等。

2. 哪些疾病诊断提示病人有更高的跌倒风险？

答：① 神经系统疾病：帕金森病、外周神经系统病变、糖尿病周围神经病变等；② 心血管系统疾病：高血压、直立性低血压或餐后低血压、心律失常等；③ 骨骼肌肉系统：骨质疏松风险或者诊断、骨吸收、骨密度、骨关节疾病等；④ 脑血管疾病：卒中、小脑疾病等；⑤ 泌尿系统疾病：夜尿增多、尿失禁、男性前列腺增生等。

 跌倒风险评估问题测试

▶ **职业精神**

 使命召唤，"疫"不容辞

（陈宇清）

任务三 导管滑脱风险评估

导管滑脱也称非计划拔管（UE）是指插管意外脱落或未经医护人员同意，病人将插管拔除，也包括医护人员操作不当所致拔管。发生导管滑脱可能造成损伤，延长住院天数，甚至导致病人死亡。病人常见的置管包括静脉导管（图 6-0-9）、气管插管（图 6-0-10）、胃管、导尿管、专科引流管（图 6-0-11）等，做好留置导管护理，避免导管滑脱是临床安全护理的重要内容。

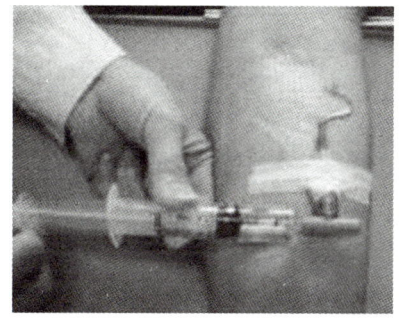

图 6-0-9　外周中心静脉导管

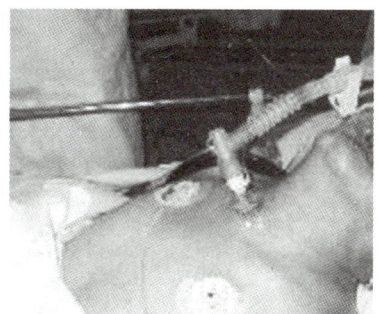

图 6-0-10　气管切开导管

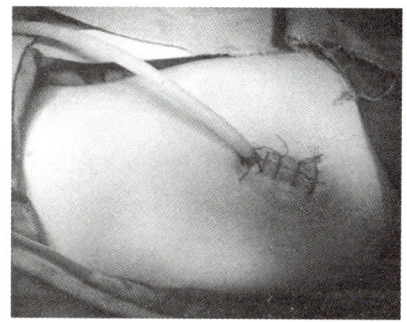

图 6-0-11　切口引流管

▶ **目的**

1. 识别病人导管滑脱的危险因素，评估导管滑脱风险。
2. 为预防导管滑脱风险提供依据，保证病人置管安全。

▶ **准备**

1. **护士准备**　衣帽整洁，七步洗手，戴口罩。
2. **病人准备**　向病人解释，取得配合，安置舒适体位。
3. **用物准备**　评估量表、笔、快速手消毒液等。
4. **环境准备**　室内空气清新，光线明亮，温湿度适宜。

▶ **实施**

操作步骤见表6-0-8。

表 6-0-8　导管滑脱风险评估操作步骤

操作流程	操作步骤	说明
核对解释	• 核对床号、姓名、腕带 • 向病人自我介绍,解释评估目的,征求病人同意	确保病人信息正确并了解评估的目的
选择合适的评估工具	• 选择合适的评估工具,识别可能发生导管滑脱的高危人群	目前尚缺乏统一的评估工具,导管滑脱风险评估表6-0-9为参考
再次核对安置体位	• 再次确认病人信息 • 协助病人安置舒适的体位	
评估导管滑脱风险	• 采用询问、观察和检查的方法评估 1. 一问:询问病人有无焦虑、情绪紧张等;询问病人有无疼痛、体位不当等舒适状态改变;询问病人的活动情况 2. 二视: (1) 观察病人情况:是否处于躁动、谵妄等意识不清状态,观察病人的舒适程度 (2) 观察置管情况:评估管道固定是否严格按照护理规范并结合病人实际情况选择固定方式,是否保证管道的放置处于安全位置;观察管道是否有清晰的标识,是否注明管道的名称和日期;观察置管连接情况,各种管道的接头连接是否紧密 3. 三查:检查病人的意识状态	必要时使用图片、画板和手势与病人交流,减轻其焦虑与紧张 每班记录有关管道(如气管插管、鼻胃管等)外露刻度
评估护理操作风险	• 评估执行护理操作的风险	在执行口腔护理、翻身、吸痰、移动病人时,至少双人合作,不可过度牵拉导管
记录	• 记录在管道滑脱风险评估单或护理记录单	
判断导管滑脱的风险	• 分析病人的主要问题及评估表计分,判断导管滑脱发生的风险	评估值达危险值时要纳入交接班内容
制订护理计划	• 根据识别的危险因素,制订并实施个体化的护理计划,具体措施如下 1. Ⅰ度风险:① 悬挂警示牌;② 进行预防导管滑脱宣教,告知导管滑脱的注意事项;③ 固定导管保持通畅,并有导管标识;④ 加强巡视,每班床旁交接;⑤ 每周评估一次,情况变化随时评估 2. Ⅱ度风险:① 悬挂警示牌;② 进行预防导管滑脱的宣教,告知导管滑脱的注意事项;③ 导管保持通畅,并有导管标识,必要时按要求使用约束带;④ 加强巡视,每班床旁交接;⑤ 每天评估一次 3. Ⅲ度风险:① 悬挂警示牌;② 进行预防导管滑脱的宣教,告知导管滑脱的注意事项;③ 固定导管保持通畅,并有导管标识,必要时按要求使用约束带;④ 加强巡视,每班床旁交接;⑤ 每班评估一次,制定脱管预案	告知病人及家属评估结果,拟采取的措施及配合要点。提供有关预防导管滑脱的教育,使病人及家属理解不遵从计划的潜在后果

表 6-0-9　导管滑脱风险评估表

项目	危险分	项目	危险分
年龄		**疼痛**	
7 岁以下	2	可耐受	1
70 岁以上	2	难以耐受	3
意识		**管道种类**	
嗜睡	2	气管插管	3
朦胧	2	胃管	2
躁动	3	鼻饲管	2
活动		中心静脉导管	2
可自主活动	2	外周中心静脉导管	2
不能自主活动	1	外周静脉输液管	1
术后 3 天内	3	尿管	1
沟通		* 专科导管	
一般,能理解	1	合计评分	
差,不配合	3		

注:① 专科导管由各专科根据病人留置的专科导管性质进行评分,按照导管的重要性及脱出后的危险性分为 3 分、2 分、1 分(分值越高,风险度越大),同时留置多个专科导管的按照各导管的总评分填写;② 风险判断:Ⅰ 度,合计评分<8 分;Ⅱ 度,合计评分 8~12 分;Ⅲ 度,合计评分>12 分。

▶ 注意事项

1. 评估客观、准确、科学,能够充分体现病人现存或潜在的风险。
2. 对病情出现变化者,要进行动态评估。
3. 一旦发生导管滑脱,立即启动处置预案,启动上报流程,减少不良后果。

▶ 自我评价

导管滑脱风险评估评价表

▶ 问题探究

1. 如何识别可能发生导管滑脱的高危人群?

答:将置有气管内插管、各种深静脉置管、鼻胃管、导尿管、各种引流管的病人及格拉斯哥昏迷评分 8 分以上病人视为发生非计划拔管的高危人群。

2. 对意识处于躁动、谵妄状态的病人,应如何防范导管滑脱?

答:对意识处于躁动、谵妄状态等一些不配合治疗护理的病人及对留置管道不能耐受的病人,可使用保护性身体约束,比如手套式的保护性约束,防止病人无意识地拔除管道。特别烦躁的病人应报告医生,与医生共同评估,可能发生意外拔管的病人应给予适当镇静,并做好应急处理准备。

导管滑脱风险评估问题测试

▶ 职业精神

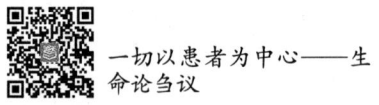 一切以患者为中心——生命论刍议

（陈宇清）

任务四　静脉输液外渗风险评估

外渗是指由于输液管理疏忽造成腐蚀性、刺激性等高危药物或溶液进入周围组织。因病人自身血管条件、输注药液、输注液量等因素影响，静脉输液过程有可能出现药物外渗，从而影响病人治疗，严重者出现不良后果。因此，对静脉输液病人进行外渗风险评估并进行相应干预具有十分重要的意义。

▶ 目的

1. 识别病人静脉输液环节液体外渗的危险因素，评估药物外渗风险。
2. 为预防静脉输液外渗护理干预提供依据。

▶ 准备

1. **护士准备**　衣帽整洁，七步洗手，戴口罩。
2. **病人准备**　向病人解释，取得配合，安置舒适体位。
3. **用物准备**　评估量表、笔、快速手消毒液等。
4. **环境准备**　室内空气清新，光线明亮，温湿度适宜。

▶ 实施

操作步骤见表 6-0-10。

表 6-0-10　静脉输液外渗风险评估操作步骤

操作流程	操作步骤	说明
核对解释	• 核对床号、姓名、腕带 • 向病人自我介绍，解释评估目的，征求病人同意	确保病人信息正确并了解评估的目的
选择合适的评估工具	• 运用静脉输液外渗评估工具对病人进行风险评估	选择合适的评估工具，目前尚缺乏统一的评估工具，静脉输液外渗危险因素评估表（表 6-0-11）可作为参考
再次核对 安置体位	• 再次确认病人信息 • 协助病人安置舒适的体位	
评估输注药物的理化性质	• 外渗高危药物包括发泡剂、强酸性、强碱性、高渗性、阳离子和血管活性药等腐蚀性和刺激性药物	高渗性药物是渗透压 ≥600 mOsm/L 的药物；强酸性药物是指 pH ≤5 的药物；强碱性药物是指 pH ≥9 的药物

操作流程	操作步骤	说明
评估病人基本情况	• 如疾病、病情及严重程度、年龄、神志及认知能力、皮肤、血管状况和肢体活动情况等	病人血管弹性差、烦躁、皮肤烧伤或瘢痕，或外周静脉置管在关节部位等情况不建议选用外周静脉短导管
评估治疗方案	• 评估治疗方案，包括输注时间、速度、液体总量、是否使用辅助加压工具(输液泵、注射泵、高压注射器)、穿刺部位、既往输液情况等	
记录	• 记录在静脉输液外渗危险因素评估表或护理记录单	
判断静脉输液外渗的风险	• 分析病人的主要问题及评估表计分，判断静脉输液外渗发生的风险	评估值达危险值时要纳入交接班内容
制订护理计划	• 对于存在静脉输液外渗风险的病人，制订并实施个体化的护理计划，避免不良事件的发生，具体措施如下 1. 选择相对粗直的静脉进行穿刺，尽量避免在下肢或末梢处进行穿刺 2. 确保静脉穿刺成功后，再输入对血管有刺激的特殊药物 3. 加强穿刺针头固定，防止滑动或脱出 4. 向病人及家属讲解预防液体外渗的方法及外渗后的判定方法 5. 加强交接班，认真交接静脉穿刺部位有无外渗和液体输入通畅情况 6. 加强巡视，发现穿刺部位有异常及时处理，并报告护士长 7. 病人出现躁动或不配合等情况时，给予适当的肢体约束 8. 加强对病人和家属的指导，减少输液肢体的活动，保护好穿刺部位 9. 特殊药物输入完毕后，用等渗溶液冲管后再拔出输液管 10. 必要时进行中心静脉置管	输注外渗高危药物不建议选用头皮钢针、浅静脉留置针等外周静脉短导管进行输注

表 6-0-11　静脉输液外渗危险因素评估表

评估内容	危险因素
年龄	≥65 岁；≤6 岁
穿刺针类型	头皮针，小静脉留置套管针
穿刺部位	下肢静脉，远端小静脉，关节易活动部位
局部皮肤状况	皮肤疾患、水肿等
穿刺血管条件	弹性下降、脆性增强、充盈差、静脉炎等
肢体活动状况	躁动或肢体无意识运动

评估内容	危险因素
意识状况	意识差,无法配合护理操作
输入液体种类	化疗药、血管活性药、高渗液体、较高浓度电解质溶液
既往输液情况	既往输液有外渗史
输液时间、量	输液时间大于 3 h 或输液量大于 1 500 ml

注:存在两项以上危险因素时应制定相应的预防措施。

▶ **注意事项**

1. 评估客观、准确、科学,能够充分体现病人现存或潜在的风险。

2. 对病情出现变化者,要进行动态评估。

3. 责任护士尤其要关注化疗药物外渗的发生,一旦出现,需要立即启动应急处置预案,启动上报流程,减少不良后果。

▶ **自我评价**

静脉外渗风险评估评价表

▶ **问题探究**

问题:静脉液体渗出该如何分级?

答:美国静脉输液护理学会的渗出分级标准如下。

(1) 1 级:皮肤发白,水肿范围的最大处直径<2.5 cm,皮肤发凉,伴有或不伴有疼痛。

(2) 2 级:皮肤发白,水肿范围的最大处直径 2.5~15 cm,皮肤发凉,伴有或不伴有疼痛。

(3) 3 级:皮肤发白,半透明状,水肿范围的最大处直径>15 cm,皮肤发凉,轻到中等程度的疼痛,可能有麻木感。

(4) 4 级:皮肤发白,半透明状,皮肤紧绷,有渗出,皮肤变色,有瘀伤,肿胀,水肿范围的最小处直径>15 cm,可凹陷性水肿,出现循环障碍,中度到重度的疼痛,任何容量的血液制品、刺激性或腐蚀性的液体渗出。

静脉外渗风险评估问题
测试

▶ **职业精神**

敢用善用新技术

(陈宇清)

[1] 刘华平,王玉玲,绳宇.护理评估技能实训[M],北京:科学出版社,2014.

[2] 刘成玉,健康评估[M].4版.北京:人民卫生出版社,2018.

[3] 孙玉梅,张立力.健康评估[M].4版.北京:人民卫生出版社,2017.

[4] 万学红,卢雪峰.诊断学[M].9版.北京:人民卫生出版社,2018.

[5] 罗先武,王冉.全国护士执业资格考试轻松过[M].北京:人民卫生出版社,2022.

[6] 常爱莲,任雪莲,刘冬梅,等.护理技术操作规程手册[M].石家庄:河北科学技术出版社.2012.

[7] 刘晓红,李小妹.心理护理理论与实践[M].2版.北京:人民卫生出版社,2018.

[8] 徐江华,王宁,程利.健康评估实训教程[M].北京:科学出版社,2018.

[9] 范保兴,孙菁.健康评估[M].4版.北京:高等教育出版社,2019.

[10] 谢玉琳,王春桃.健康评估[M].2版.北京:高等教育出版社,2017.

[11] 李正姐,吴学华.护理心理学[M].北京:中国中医药出版社,2018.

[12] 谭静,韩江全,胡春婷,等.脑卒中后抑郁管理的最佳证据总结[J].护理学报,2020,27(23):42-48.

[13] 王少石,周新雨,朱春燕.卒中后抑郁临床实践的中国专家共识[J].中国卒中杂志,2016,11(08):685-693.

[14] 汪凯,董强,郁金泰,等.卒中后认知障碍管理专家共识2021[J].中国卒中杂志,2021,16(04):376-389.

郑重声明

读者意见反馈

为收集对教材的意见建议,进一步完善教材编写并做好服务工作,读者可将对本教材的意见建议通过如下渠道反馈至我社。

咨询电话　400-810-0598
反馈邮箱　gjdzfwb@pub.hep.cn
通信地址　北京市朝阳区惠新东街 4 号富盛大厦 1 座
　　　　　高等教育出版社总编辑办公室
邮政编码　100029

责任编辑:夏宇

高等教育出版社　高等职业教育出版事业部　综合分社
地　　址:北京市朝阳区惠新东街 4 号富盛大厦 1 座 19 层
邮　　编:100029
E-mail: chenpk@hep.com.cn
高教社高职医药卫生教师QQ群:191320409
　　　　　　　　　　　　(申请配套教学课件请联系责任编辑)